플로차트
정형외과진단

플로차트 정형외과 진단

지은이 후지이 다쓰야(藤井達也)
옮긴이 이병렬·양기영·김용세

1판 1쇄 발행 2022. 06. 30
1판 2쇄 발행 2023. 11. 15

발행처_물고기숲 • 발행인_임민수 • 등록번호_제406-2012-000004호 • 등록일자_2012. 01. 03. • 주소_(우10323) 경기도 고양시 일산동구 위시티2로 11번길 11, 102-1001 • 전화_031)943-2090 • 팩시밀리_031)943-2091 •

값은 뒤표지에 있습니다. • ISBN 978-89-98038-80-9 93510 • 카카오톡 ID_fishwood • 카카오스토리_http://story.kakao.com/fishwood • 이메일_ fishwoodbook@naver.com • 블로그_http://blog.naver.com/fishwoodbook • 물고기숲은 독자 여러분의 의견에 귀 기울여 좋은 책을 만들겠습니다.

플로차트 정형외과진단

후지이 다쓰야 지음 이병렬·양기영·김용세 옮김

물고기숲

저자 서문

이 책을 손에 든 모든 분에게

정형외과 질환의 진단에 도달하기 위한 한 권의 책

이 책을 손에 든 당신은 어떤 사람입니까? 응급실에서 정형외과 질환을 보는 1차 진료의거나 수련의입니까? 초임 정형외과 전문의입니까? 또는 뜻한 바가 있는 의대생입니까? 모두 정형외과 영역의 진단학에 흥미가 있는 사람이라고 생각합니다. 정형외과에서 일하는 간호사와 물리치료사도 대환영입니다.

"어깨나 허리가 아픈 환자를 진료할 때 어떻게 응대하는 것이 좋은지 모르겠습니다."

"무릎 통증을 호소하는 환자에게서 놓쳐서는 안 될 질환은 무엇일까요?"

이러한 과제를 해결하기 위해 이 책이 있습니다.

저는 11년 차 정형외과 전문의입니다. 종합병원에서 외래, 입원, 수술을 담당하였고, 응급실에서도 근무하고 있습니다. 정형외과 외래를 시작한 3년 차 무렵에는 대부분의 감별질환이 어려워 불안했습니다.

당시 다양한 서적과 인터넷상의 2차 문헌을 접하였습니다. 거기에는 정형외과 질환 자체를 설명하는 것은 많이 존재합니다. 그러나 병력, 증상, 신체소견으로부터 어떻게 그 질환에 접근할 수 있는지를 설명하는 것은 거의 없었습니다.

이 책에는 저의 10년 치 노하우가 응축되어 있습니다. 이 노하우는 지금까지의 진료경험에 더해서, 200여 문헌 및 원외 세미나 등에서 일반의 및 구급대원들과 관계를 유지하면서 쌓은 지식을 기초로 하였습니다.

내용은 크게 〈증후편〉과 〈특별편〉으로 나누었고, 〈증후편〉에서는 경부통에서 족통까지 여덟 부분으로 나누었으며, '통증'을 주소증으로 내원하는 환자의 진료 과정을 플로차트(정형외과 전문의가 머릿속에서 생각하고 있는 것)를 이용해서 소개하였습니다. 〈특별편〉에서는 자주 사용하는 진통제의 사용 구분과 스플린트 고정을 설명하였습니다.

난이도는 전문의용이 아니라, 정형외과 관련 진료에 종사하는 1차 진료의, 응급실 내원 환자를 보는 수련의, 신참 정형외과 전문의를 대상으로 하였습니다. 따라서 숙련된 정형외과 전문의에게는 당연한 내용입니다.

다만 이해의 편의를 추구하느라 설령 처음으로 정형외과 질환을 보는 의사라도 '알 만한' 내용을 일부러 넣기도 하였습니다. 특히 해부구조와 감별질환의 연결이 이해하기 쉽도록 그림은 뼈뿐만 아니라 체표에서 내부의 뼈가 이미지화될 수 있도록 하였습니다.

또 정형외과라고 하면 개방골절을 긴급수술로 외부고정……이라고 하는 3차 응급처치를 떠올리는 사람도 있을지 모르지만, 여기서는 지역 병원 응급실이나 일반 개원의가 접하는 상황을 떠올리시면 됩니다. 본문에 나오는 R은 지역 병원에서 근무하는 수련의입니다. ●는 경험 있는 정형외과 전문의를 이미지화했습니다.

언급한 증례는 비교적 빈도가 높은 질환과 자주 놓치는 질환을 주로 선택하였습니다(일부 소아질환도 포함). 대단한 케이스라기보다는 수수하지만 중요한 증례입니다.

이 책을 계기로 조금이나마 정형외과질환의 진단에 다가가는 경험을 했으면 합니다. 저 자신 또한 수행자와 같습니다. 여러분과 함께 연구 성과를 거둘 수 있다면 정말 기쁩니다.

마지막으로 그동안 많은 신세를 진 아사히병원, 지바대학병원, 나라시노다이이치병원, 국립지바의료센터, 나리타적십자병원, 가토리오미가와의료센터, 산노병원, 사카병원의 선생님들과 의료관계자 여러분께 감사의 마음을 전합니다. 그리고 스승이신 고시 다카나(古志 貴和) 선생님께 많은 것을 배웠습니다. 그 내용은 이 책에도 충분히 반영하였습니다. 진심으로 감사드립니다.

2020년 12월

후지이 다쓰야(藤井達也)

역자 서문

역자들은 10~30년간 한방병원에서 근무하였습니다. 특히 침구의학을 전공한 만큼 척추와 관절 질환 위주의 진료를 해왔기에 그 경험 역시 일천하지 않다고 자부합니다. 한방병원의 특성상 1차 진료현장에 계신 분들에 비해 영상의학 및 임상병리검사를 의뢰하고 활용하는 데 그다지 낯설지 않습니다. 하지만 동료 한의사들의 공통적인 고민은 역시 현대의학, 특히 진단검사 부분을 적극적으로 활용할 수 없다는 경우가 많습니다. 이는 이원화된 의료체계의 문제이기도 하지만, 한편으로는 활용의 폭을 넓혀 보려고 하는 시도 역시 부족하지 않았나 생각합니다.

이런 문제를 공유하고 해결할 방안을 찾던 중 이 책을 접하게 되었습니다. 1차 진료현장에서 만날 수 있는 환자 사례를 위주로, 풍부한 경험을 가진 정형외과 전문의와 막 입문한 전공의가 실제 환자를 맞이한 상황에서 오갈 수 있는 대화형식으로 풀어나가는 것에 상당히 흥미를 느꼈습니다. 병력, 증상, 신체소견을 플로차트의 형식을 빌려 검토하면서 검사와 치료, 투약과 재활까지 자연스럽게 이어나가는 과정에서, 무조건적인 암기가 아니라 과정의 이해를 통해서 체득시키겠다는 저자의 의도를 읽을 수 있었습니다. 이는 임상교육의 현장에 있는 역자들에게 아주 강한 인상을 남겼습니다.

21세기를 융합의 시대라고들 합니다. 비록 한의학과 현대의학이 서로의 경계가 견고한 듯하지만, 환자에게는 그 구분이 의미가 없습니다. 고통받는 환자에게는 적재적소의 치료가 필요할 뿐이고, 합리적이고 효율적인 사후관리가 중요합니다. 적절한 치료기회를 놓치고 이른바 닥터 쇼핑에 매몰되는 분들이 더이상 없기를 간절히 바라며 이 글을 마무리합니다. 마지막으로 영상의학 부분을 감수해주신 영상의학과 전문의 김경래 선생님께 지면을 통해 감사를 전합니다.

2022년 봄
오봉산 자락에서

차 례

A 증후편

1 경부통

2 견통

3 주통

4 수지통과 수관절통

5 요통

6 고관절통

7 슬통

8 족관절통과 족부통

B 특별편

1 진통제 사용 구분

2 고정방법

플로차트
정형외과진단

1 경부통

선생님, 목이 아프다고 합니다.

평생 두 명 가운데 한 명(48.5%)이 목 통증을 경험한다고 합니다. 응급실에서는 수막염이나 심근경색, 추골동맥박리(VAD) 등의 내인성 질환과도 감별진단할 필요가 있습니다. 여기서는 정형외과적인 관점에서 근골격계, 신경계의 진단에 대해서 해설합니다. PMID: 18519100

목이 아픈 환자를 보면 무엇을 생각해야 할까?

▶견통이 아닌가

한마디로 경부통에 관해서도 환자는 어깨결림을 포함한 견관절질환이나 두통도 〈경부통〉을 주소증으로 진료를 받습니다. 우선 어디가 아픈지 확인을 합니다. 경부통을 그대로 받아들이면 견관절 질환을 미처 떠올리지 못하고, 진단을 놓치는 경우가 종종 있습니다.

▶외상인가

외상에서는 전락❶(이하 굴러떨어짐), 추락❷, 교통사고 등의 고에너지외상❸도 자주 경험합니다. 환자가 도움 없이 내원(walk in)❹했다고 해서 고에너지외상이 아니라고 보증할 수 없고, 병력으로 확인하는 것 외에는 없습니다. 외상이 있다면 골절이나 경수 손상을 염두에 두고 신속한 진단이 필요합니다.

❶ 전락(轉落): 몸의 한 부분이 바닥에 닿은 상태에서 키 높이 이상의 높이에서 떨어진 것인데, 예를 들어 계단 등에서 떨어진 것이다. 그에 비해 전도(轉倒)는 키 높이에서 지면에 넘어진 것을 가리키는데, 예를 들어 평지 등에서 넘어진 것이다.

❷ 추락(墮落): 몸의 한 부분이 바닥에 닿지 않은 상태에서 키 높이 이상의 높이에서 떨어진 것으로, 몸이 공중에 떴다 떨어지는 것이다.

❸ 고에너지외상(High energy injury): 높은 곳에서 추락하거나 차에서 튕겨 나감, 동승자의 사망 사고 등 심각한 손상을 일으키는 외상이다. JATEC(p.52)에 자세히 기재되었다.

❹ walk in: 걸어 들어오는 외래환자. 걸어온다고 해서 심각한 질환이 없는 것은 아니다. 예를 들어 걸어온 심근경색 등이 있다.

▶상지증상이 있는가

'상지증상'은 상지가 아프거나 저림이 있는 상태를 말합니다. 이 경우 신경계(척수, 신경근) 이상을 떠올립니다.
PMID: 24994052

척수와 신경근의 차이

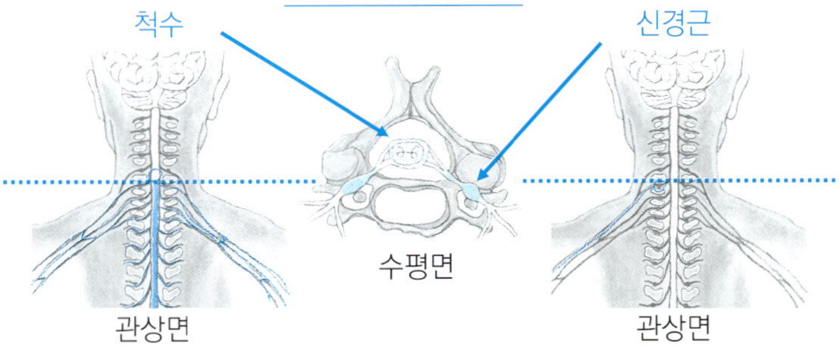

Flowchart

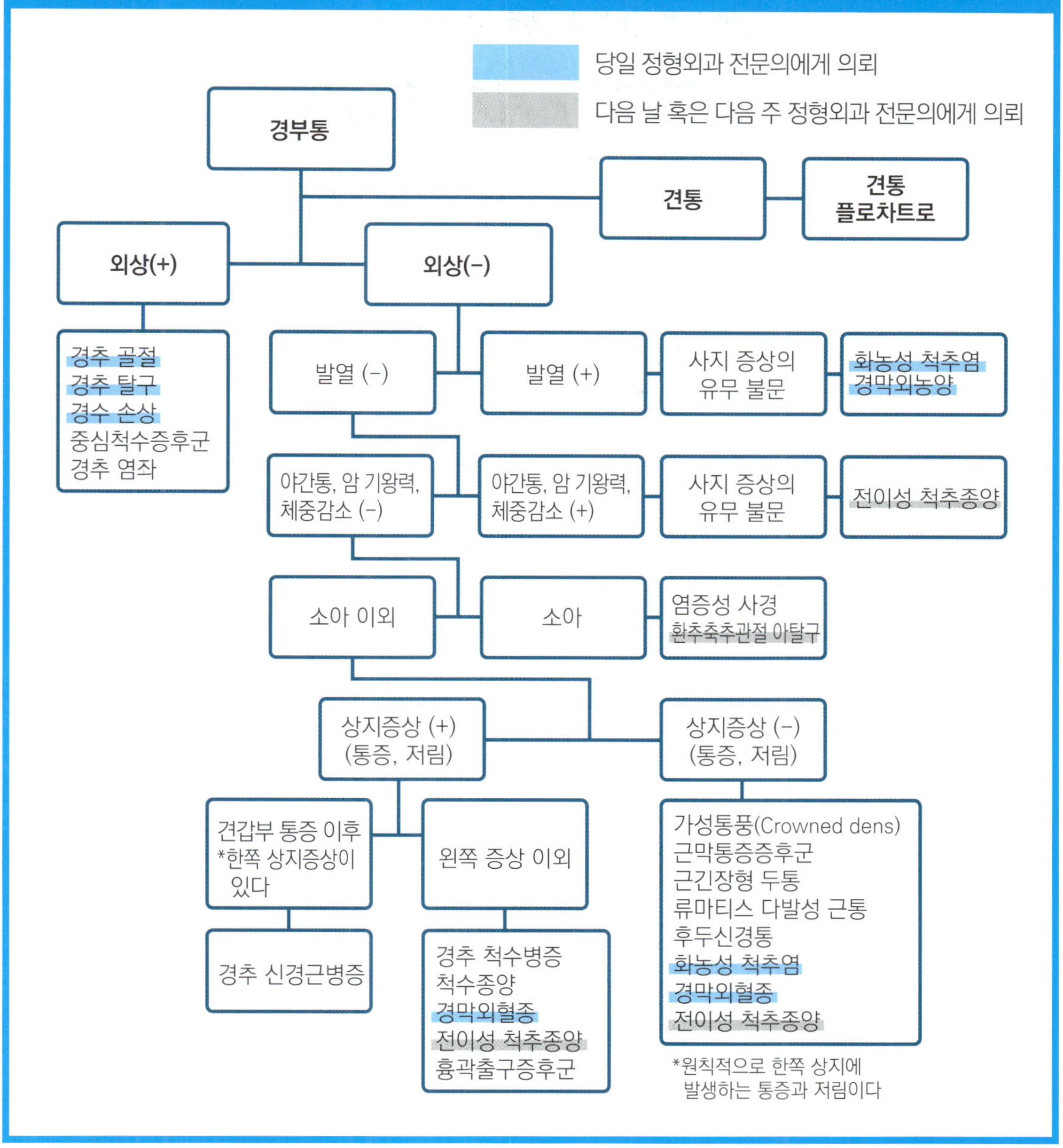

응급실에서는 **뇌막염**과 **심부 종양**(인후 종양 등) 등의 **감염**, **심근경색과 경추동맥박리** 등의 **혈관계**, **식도·폐** 등의 내인성 질환을 잊어서는 안 된다!

증례❶ 25세 남성

교통사고 후 목이 아프다

Case 01:

특별한 기왕력이 없는 25세 남성. 진료 하루 전에 경차를 운전하던 중 교차로에서 정차하였을 때, 후방에서 트럭이 추돌하였다. 자력으로 차에서 탈출한 후 구급차로 다른 병원으로 이송되었고, 별 이상이 없다는 말을 들었다. 오늘까지 경부통이 지속되어 내원하였다.

R 선생님, 경추 보호대❺를 하고 내원하였습니다.

● 그렇군요, 순서대로 가볼까요?

❺ 경추 보호대(cervical collar): 경추 고정장치. 플라스틱 소재로 만든 단단한 것부터 스펀지로 만든 부드러운 것도 있다 (p.15).

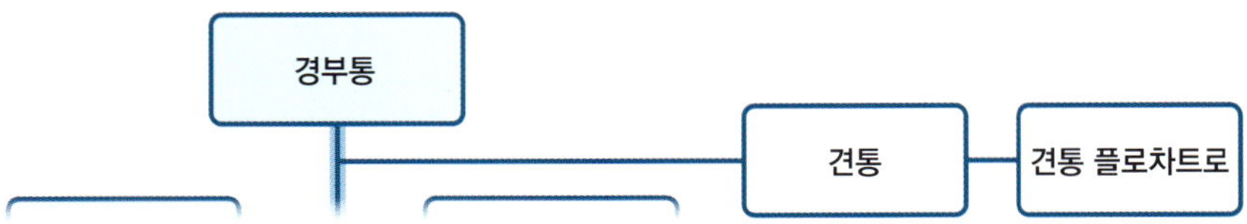

● 일단은 어깨가 아픈 것은 아니군요, 그렇죠?

R 후경부통입니다. 따라서 어깨 통증은 아닌 것 같습니다. 다음으로 가겠습니다.

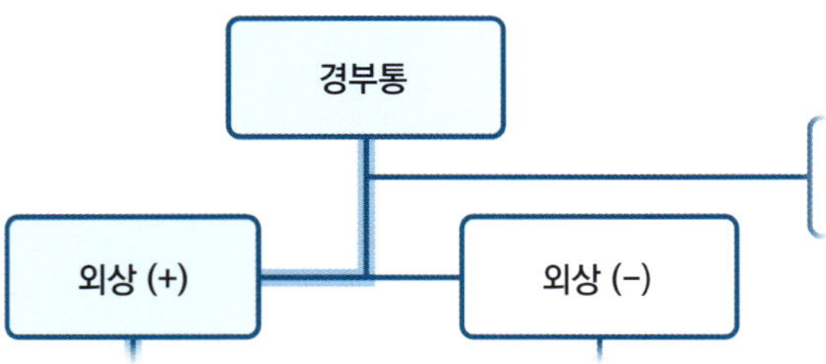

● 네.

R 다음으로, 이번 교통사고로 외상이 있습니다.

● 그렇군요.

외상 (+)

- 경추 골절
- 경추 탈구
- 경수 손상
- 중심척수증후군
- 경추 염좌

즉각 의뢰해야 할 경우의 수(푸른색)가 많습니다.

그렇습니다. 골절, 경수 손상, 경추 염좌 등을 감별해야 합니다.

네, 병력부터 확인해보겠습니다.

질환명(빈도)	병력
경추 골절 빈도 ★★☆☆☆	외상력(굴러떨어짐, 추락, 교통사고 등) 상하지증상(경수 손상의 합병증)
경추 탈구 빈도 ★☆☆☆☆	외상력(굴러떨어짐, 추락, 교통사고 등) 상하지증상(경수 손상의 합병증)
경수 손상 빈도 ★★☆☆☆	외상력(굴러떨어짐, 추락, 교통사고 등) 상하지증상
중심척수증후군 빈도 ★★★☆☆	외상력(굴러떨어짐, 추락, 교통사고 등) 손끝의 저림❻
경추 염좌 빈도 ★★★★★	외상력(굴러떨어짐, 추락, 교통사고 등) 후경부 묵직함

PMID: 3046446

❻ 손끝의 저림: 외상에 의한 중심척수증후군의 특징적 신경 소견.

병력은 다음과 같습니다.

- 교통사고(추돌 외상력)
- 다른 병원에서 진료, X-Ray상 이상이 없다고 들음
- 후경부에 묵직함이 조금 있음
- 양측 손끝이 저림

정말 외상력으로 손끝 저림이 있다면, 손끝 저림은 상지증상❼으로 보는 것이 옳겠습니다. 다른 병원에서 X-Ray상 이상이 없다고 들었다지만, 혹시 모르니 확인해봅시다.

❼ 상지증상: 척수와 신경근이 원인으로 상지 지배영역에 나타나는 통증과 저림.

R 네, 알겠습니다. 묵직함이 있어서 경추 염좌 가능성도 있을 듯합니다.

● 그렇습니다. 이 경계가 확실히 구분할 수는 없지만, 경수 손상이 일어날 정도의 외상이라면 당연, 경부 근육과 인대에도 부담이 실리는 경추 염좌와 같은 병태가 있을 수 있음을 고려하는 것이 자연스럽습니다.

질환명	신체소견	LR[8] +	LR-
경추 골절 빈도 ★★☆☆☆	후경부통 ROM[9]제한(통증으로 인해)	1.75~1.92 2.28~2.5	0.19~0 0.15~0
경추 탈구 빈도 ★☆☆☆☆	후경부통 ROM 제한(통증으로 인해)	-	-
경수 손상 빈도 ★★☆☆☆	cervical line(p.7) 신경레벨진단(p.9)	-	-
중심척수증후군 빈도 ★★★☆☆	손끝의 감각장애	-	-
경추 염좌 빈도 ★★★★★	후경부통 ROM 제한(통증으로 인해)	-	-

PMID: 3046446, PMID: 11597285, PMID: 16721296

[8] ROM: 운동범위, Range of Motion의 약칭.

[9] LR(likelihood ratio): 가능도비. LR+는 양성 가능도비를 가리킨다. 이 소견이 양성일 때, 그 질환이 어느 정도인지를 가리킨다. LR-는 그 반대.

LR+ = 감도 / (1-특이도)

LR- = (1-감도) / 특이도

POINT 1 경추 운동범위

경추는 다음 세 가지 움직임이 있습니다.

- **측굴(lateral flexion)**
- **굴곡(flexion)/신전(extension)**
- **회전(rotation)**

각각 표와 같은 동작입니다.

측굴	굴곡 / 신전	회전
측굴 35°~50°	굴곡 60° 신전 50°	좌우 60°
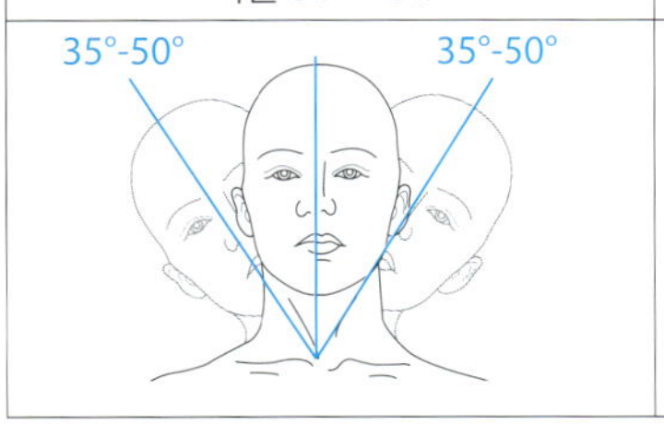	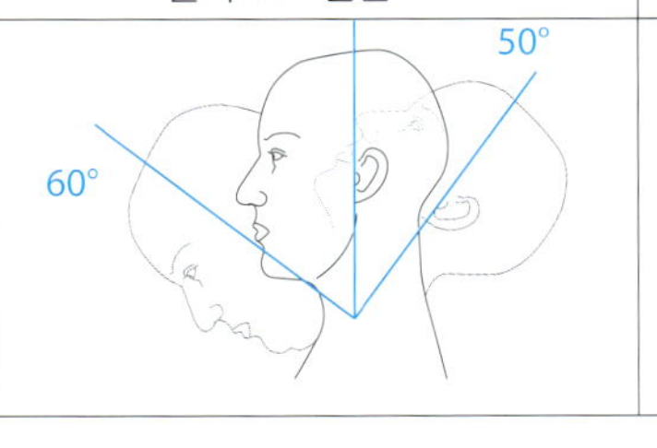	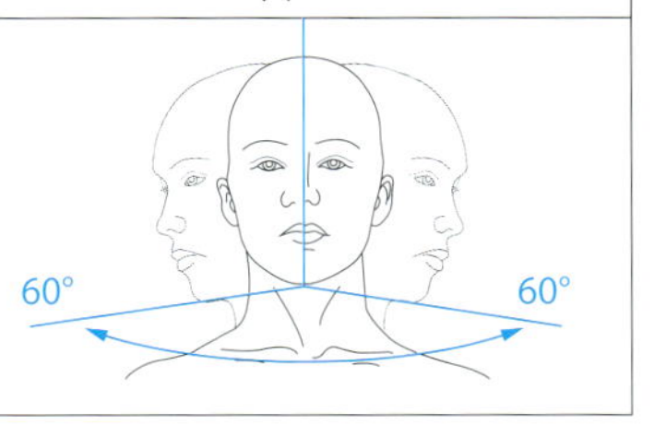

신체소견은 다음과 같습니다.

- 후경부 압통 있음
- 회전할 때 통증 있음
- 경수 손상이 의심되는 소견(cervical line, 신경레벨진단에 해당하는 근력저하나 건반사 이상, 감각장애)는 없음

POINT 2 Cervical line

경수 손상에서는 경수 영역의 감각은 있지만 흉수 영역의 감각이 없습니다. 흉부에서는 감각이 피부분절을 따라 T2에서 C4로 건너뛰는(T2 영역은 통증을 느끼지 않지만, C4 영역은 느끼는 상태) 부분이 있습니다. 이 경계를 cervical line이라고 합니다. 먼 곳부터 이쑤시개 등으로 긁어가면 가슴에서 갑자기 통증을 호소합니다. 양성의 경우는 흉수보다 위의 척수병변을 떠올려야 합니다.

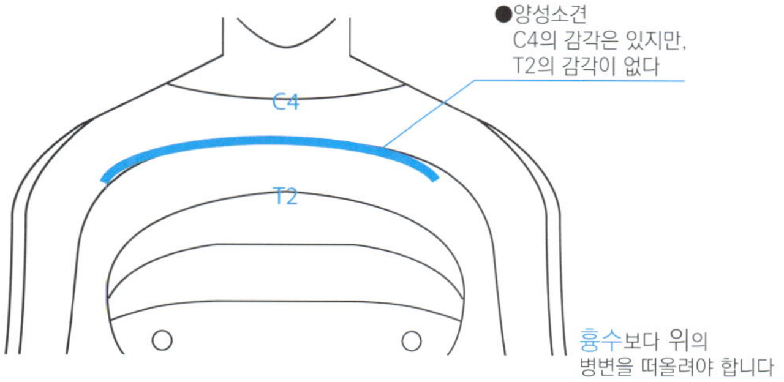

※ 이해하기 어려울 때는 얼굴과 비교한다
※ 정확하게는 T2보다 위의 병변을 떠올린다

中村耕三 監修，コンパクトガイド整形外科検査法，協和企劃；2008을 참고해서 작성

POINT 3 경추척수증(경수 손상)과 신경근병증의 차이

경추척수증(경수 손상)에서는 장애(손상) 레벨 이하의 척수, 신경근이 전반적으로 영향을 받습니다. 한편 신경근병증은 척수에는 영향이 없고, 손상 신경근 한쪽만 장애가 발생합니다. 이런 차이는 중요하므로 기억해야 합니다. 각각 신경레벨진단에 따라 고려해야 할 것이 다릅니다(경수 손상의 신경레벨진단은 p.9, 신경근장애의 신경레벨진단은 p.20를 참조).

경추척수증(Myelopathy) 또는 경수 손상(Cervical spinal cord injury)

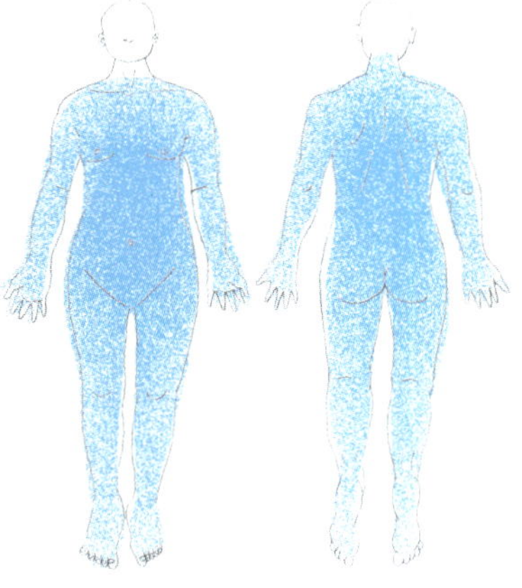

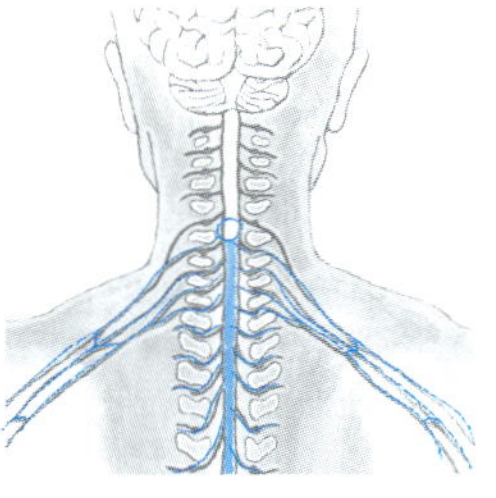

신경근병증(Radiculopathy)

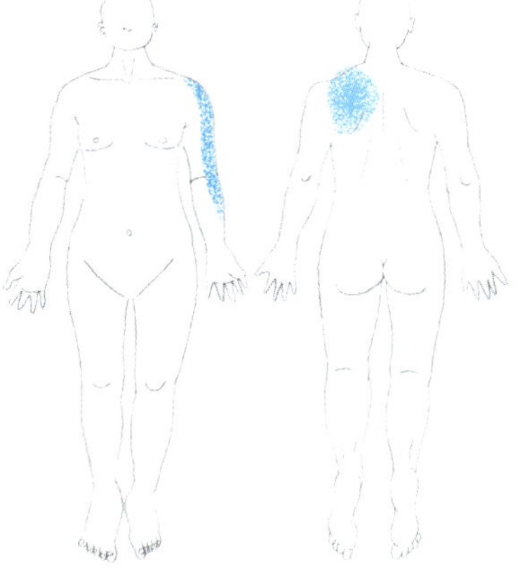

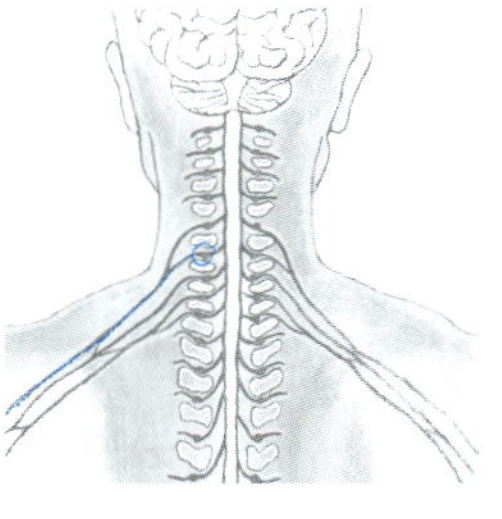

POINT 4 경수 손상의 신경레벨진단

'경추의 골절부위와 경수 손상의 신경레벨진단[10]이 맞지 않는다'는 경험은 없습니까? 표에 나온 손상 척추체 신경 레벨과 척수 레벨은 다릅니다. 여기서는 경수 손상(척수 손상)에서 신경레벨진단에 필요한 근력과 감각장애, 건반사의 평가방법을 소개하겠습니다.

해부로 이해하는 경수 손상의 신경레벨진단

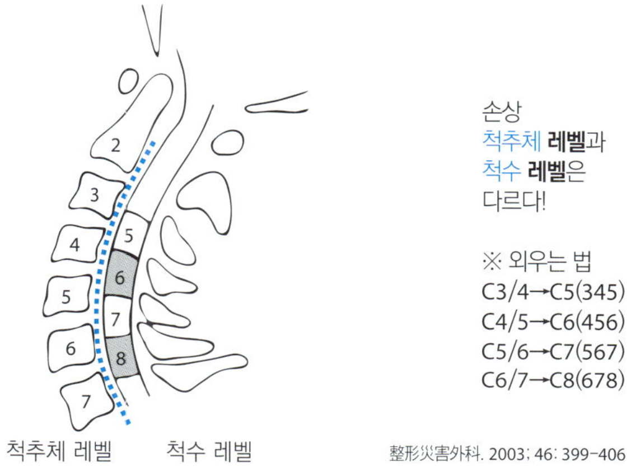

整形災害外科. 2003; 46: 399-406

경수 손상과 핵심 근육[11]

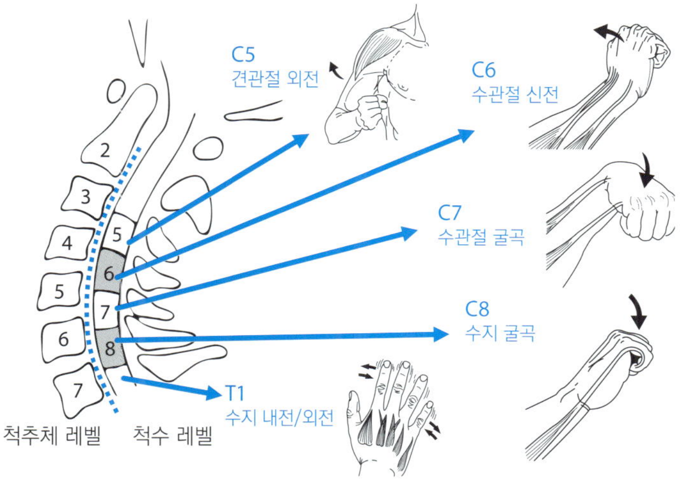

예를 들어 C5/6 추체에서의 경수 손상은 C7의 척수병변입니다. 이어서 근력평가입니다.

예를 들어 C7의 척수 병변에서는 수관절 장굴 장애가 나타나는지 검사합니다. 참고로 차트에는 마지막에서 유지되는 레벨을 기록합니다. 따라서 C7에서 수관절 장굴 장애가 있고, C8에서 손가락 굴곡이 되면 C8의 경수 손상이 됩니다.

[10] 신경레벨진단(level diagnosis): 척수가 어느 부분(높이)에서 장애를 입었는지를 진단하는 것.

[11] 핵심 근육(key muscle): 경수 부위를 대표하는 지배 근육, C4 이상에서는 횡격막이 핵심 근육이 되므로, 손상을 입으면 호흡이 정지된다.

감각장애로 판단하는 신경레벨진단

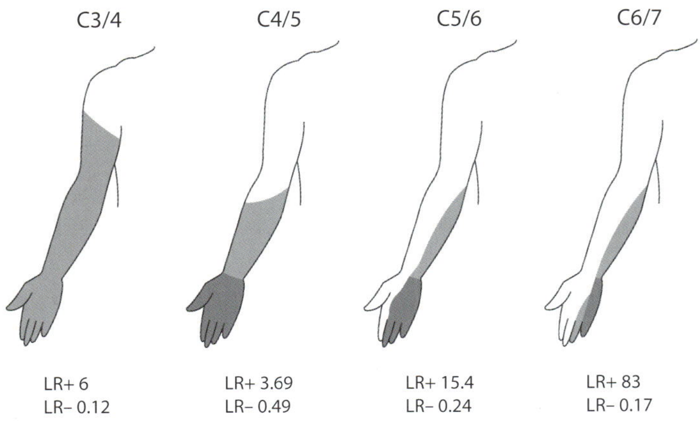

PMID:16721296

예를 들어 C5/6에서는 C7의 척수장애가 되고, 그림처럼 손목보다 먼 척측과 전완 내측의 감각장애(sensory disturbance)가 생깁니다. 물론 척수 손상 레벨은 전후로 오버랩되기도 해서, 똑 부러지게 나눌 수 있는 것은 아닙니다.

마지막으로 건반사와 관련해서입니다. 장애부위와 건반사의 항진과 저하로 정리했습니다.

건반사로 판단하는 신경레벨진단

	C3/4	C4/5	C5/6	C6/7
이두근반사(BTR) 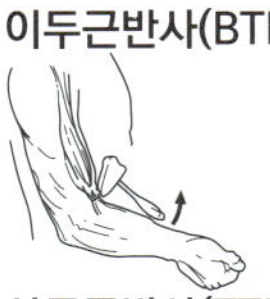	↑	↓→	→	→
삼두근반사(TTR) 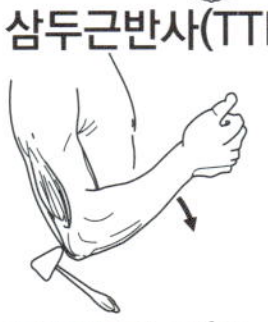	↑	↑	↓→	→
호프만반사(Hoffmann r.) 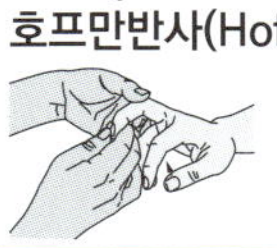			↑	↓
	LR+ 7.92 LR− 0.06	LR+ 2.52 LR− 0.38	LR+ 5.1 LR− 0.54	LR+ 7.92 LR− 0.06

PMID : 16721296

그렇지만 경수 손상 초기는 척수 쇼크(spinal shock)라고 해서 이런 건반사가 전혀 나타나지 않을 때가 있습니다. 특히 구해면체반사(bulbocavernous r.)가 없는 경우, 3일 이상 경과하고 나서 비로소 심부건반사 평가가 가능해지기도 합니다. 그래서 응급실에서 심부건반사에 의지해서 신경레벨진단을 해서는 안 됩니다.

척수 쇼크

	0~1일 반사소실 반사저하	1~3일 반사회복 시작	1~4주 반사항진 시작	1~12월 반사항진
구해면체반사	(+) ~(-)	(+ +)	(+ +)	(+ +)
바빈스키징후	(-)	(+)	(+ +)	(+ +)
심부건반사	(-)	(+) ~(-)	(+ +)	(+ + +)

PMID: 16721296, PMID: 15037862

정말 그렇다면 상지증상은 손가락 저림뿐이므로 중심척수증후군이 더 의심되는군요.

네, 다음은 영상검사입니다. 압통이나 회전제한도 있지만, 골절은 제외해도 되겠습니다.

네.

질환명(빈도)	검사
경추 골절 빈도 ★★☆☆☆	X-Ray C/S(AP, Lat & APOM) CT MRI(척수평가를 위해)
경추 탈구 빈도 ★☆☆☆☆	X-Ray C/S(AP & Lat) CT MRI(척수평가를 위해)
경수 손상 빈도 ★★☆☆☆	X-Ray C/S(AP & Lat) CT MRI
중심척수증후군 빈도 ★★★☆☆	X-Ray C/S(AP & Lat)
경추 염좌 빈도 ★★★★★	X-Ray C/S(AP & Lat)

PMID: 10437836

경추 골절을 보기 위해 C/S AP, Lat & Odontoid view[12](이하 APOM)를 촬영하는군요.

그렇습니다. 치아돌기 골절을 보기 위해서는 APOM이 필요합니다.

[12] Odontoid view: X-Ray 촬영 방법의 하나. 입을 벌리고 제2경추(축추)의 치아돌기를 촬영한다(p.13). 'peg projection' 혹은 'open mouth AP projection'이라고 하며 국내에서는 주로 APOM이라고 한다.

POINT 5 외상환자에게 경추 X-Ray를 시행하는 결정 기준

경상의 경우, 경추 X-Ray를 시행해야 할지 고민할 때도 있지만, 아래의 기준을 참고하면 불필요한 검사를 줄일 수 있습니다. 감도가 높으므로 각 항목에 해당하지 않는 경우, X-Ray의 필요성이 내려갑니다.

- **NEXUS[13](LR+ 1.44 LR− 0.25)**
  - 후경부통 정중압통
  - 의식장애
  - 중독
  - 신경학적 소견
  - 주의를 딴 데로 돌려야 하는 통증

  ※ 해당 사항이 없으면 X-Ray의 필요성이 낮아진다.

- **CCR[14](LR+ 1.74 LR− 0)**

  【위험인자의 존재가 하나도 없다】
  - 65세 이상
  - 위험한 수상 기전(100km/h 이상의 자동차 사고, 전복, 차에서 튕겨 나옴, 자전거 충돌, 1m 이상 굴러떨어짐 등)
  - 사지에 감각이상이 있다

  【저위험인자가 있다】
  - 단순한 충돌사고(전복, 고속 주행, 버스나 트럭의 충돌 등은 단순하지 않은 사고에 해당)
  - 보행 가능
  - 경추 정중앙에 압통이 없다
  - 지연성 경부통
  - 좌위 가능

  【경부를 좌우 45° 회전할 수 있다】

  위 세 가지 사항에 모두 해당하는 경우는 X-Ray가 대부분 필요없다.

PMID: 14695411

[13] NEXUS: National Emergency X-radiography Utilization Study.

[14] CCR: Canadian C-spine Rule.

POINT 6 경추 X-Ray 확인 포인트

외상환자의 경추 X-Ray의 기본은 세 방향입니다. 정면(AP)과 측면(Lat)에다 제2경추 치아돌기를 평가하는 APOM이라는 촬영 방법을 추가합니다.

AP	Lat	APOM
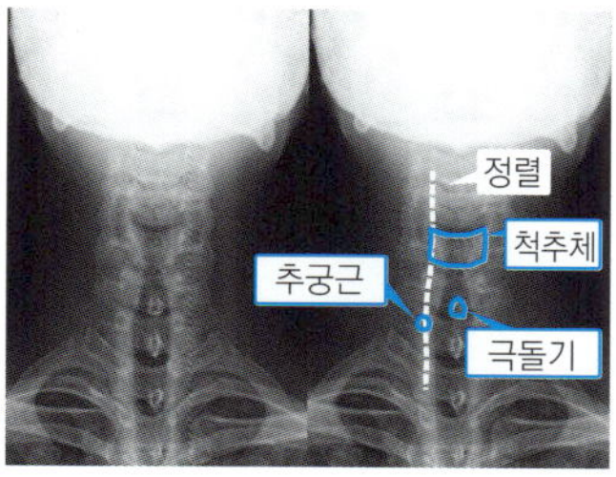	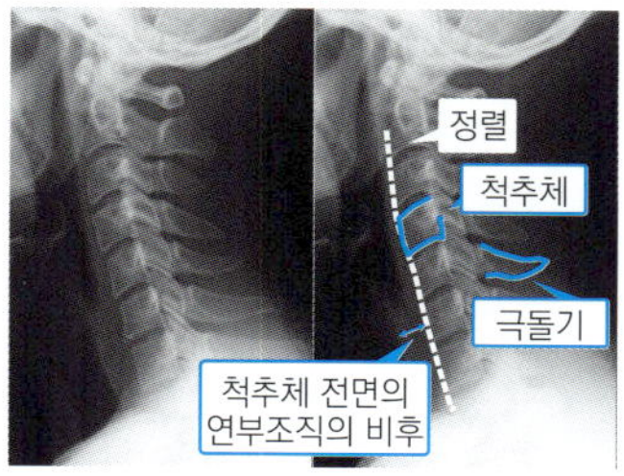	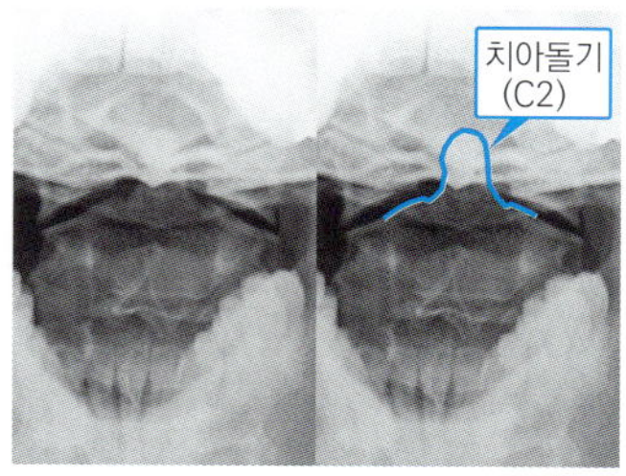
추간관절의 정렬을 평가	측면에서 척추체의 정렬에 더하여, 경추 전면의 연부조직 종창⑮을 평가	치아돌기 골절을 평가

X-Ray상으로 골절은 없는 듯합니다.

분명한 골절이나 탈구는 없군요.

그래서 중심척수증후군이 잠정 진단입니다. 경추 보호대를 착용하게 하고, 외래로 내원하라고 할까요?

그러세요. 일반 내과로 내원하게 하고, 좀처럼 나아지지 않을 때는 정형외과로 의뢰하는 쪽이 좋지 않을까요?

알겠습니다.

⑮ 경추 전면의 연부조직 종창: 경추 골절에 수반하는 출혈 등으로 인한 것으로, Lateral view로 판독한다. C3에 7mm 이하, C6에서 21mm 이하(환추 치아돌기 사이 거리 3mm 이하)라는 지표가 있지만, X-Ray의 확대율에 따라 과소·과대 평가될 수 있으므로 주의가 필요하다.

POINT 7 경추 보호대 해제 기준

경추 보호대 제거 순서

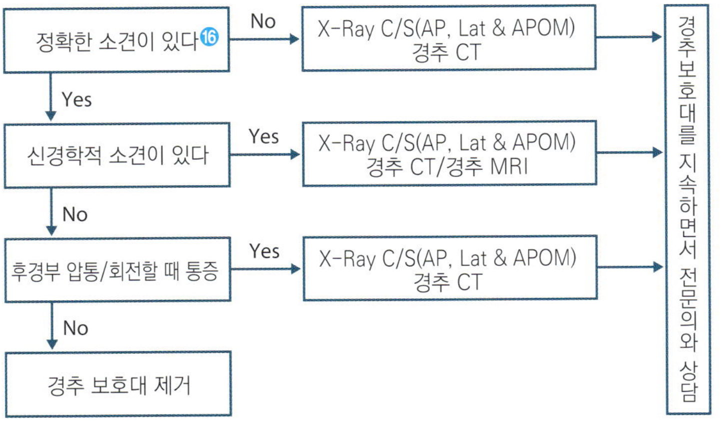

日本外傷學會, 他監修. 外傷初期診療ガイドラインJATEC. 改訂第5版. 2016을 참고하여 작성

[16] 정확한 소견이 있다: 의식이 또렷해서 인지기능에 문제가 없고, 획득한 신체소견을 신뢰할 수 있는 상황. 의식장애나 주취상태에서는 정확한 소견을 얻을 수 없다.

POINT 8 교통사고에서 발행하는 두 종류의 진단서

- **경찰제출용 진단서(병원서식)**

(원칙적으로 초진을 한) 병원에서 진단서를 작성합니다. 진단명과 예상 진료기간의 기재가 필요하고, 이것을 참고해서 교통사고의 형사처분과 행정처분(면허점수)을 검토합니다. 진료기간에 관련해서는 초진 시에 판단이 어려운 경우도 있으므로 신중한 기재가 요구됩니다.

진단서와 행정처분의 관계

항목	가해자의 부주의로 인한 경우	행정처분
사망사고	20점	면허취소
3개월	13점	면허정지 90일
30일 이상 3개월 미만	9점	면허정지 60일
15일 이상 30일 미만	6점	면허정지 30일
15일 미만	3점	

※ 상대방에게도 잘못이 있는 경우는 점수가 달라집니다.

- **보험회사제출용 진단서(보험회사서식)**

원칙적으로 보험회사 서식의 서류를 받아서 기재합니다. 초진 병원이 아니더라도, 통원처 의료기관에서 후일 기재가 가능합니다. 진단명 이외, 입원, 수술, 고정 유무와 기간, 후유증 등에 관해서도 기재합니다.[17]

[17] 위 내용은 일본을 기준으로 한 것이고, 한국과는 다를 수 있습니다—역자 주.

POINT 9 두 종류의 경추 보호대

- **필라델피아 칼라(Philadelphia collar)**

응급구조대가 착용시키는 것입니다. 높이 조절이 가능해서 견고한 고정성이 좋은 반면, 피부 트러블도 있습니다. 2시간마다 욕창 체크가 필요하고, 호발부위는 후두부, 턱, 쇄골, 어깨입니다. 골절이 의심스러운 경우는 전문의의 진찰을 받을 때까지 착용합니다.

PMID: 24662882

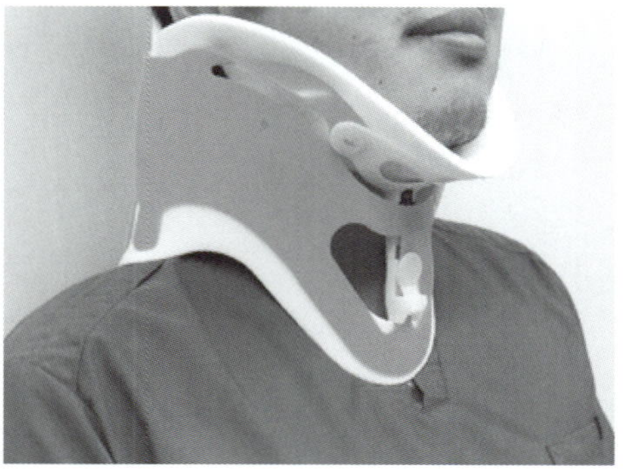

- **소프트 칼라(Soft collar)**

부드러운 스펀지가 주재료입니다. 고정성이 떨어지지만, 피부 트러블이 적어서 장기간 사용하기에 적당합니다. 골절에는 사용하지 않고 경부통이 지속되는 경우 등에 사용합니다.

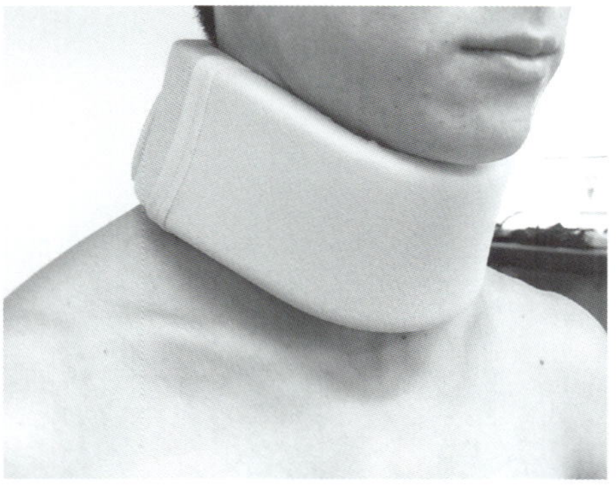

Diagnosis ●진단●

診斷 중심척수증후군

기왕력이 없는 25세 남성이 추돌사고를 당했다. 경부통을 주소로 내원하였다. 후경부에 압통이 있고, 양측 손가락에 저림이 있다. X-Ray에서 골절 소견은 없고, 중심척수증후군 진단을 받았다. 통증조절과 소프트 칼라를 착용하고 경과를 관찰하고 있다.

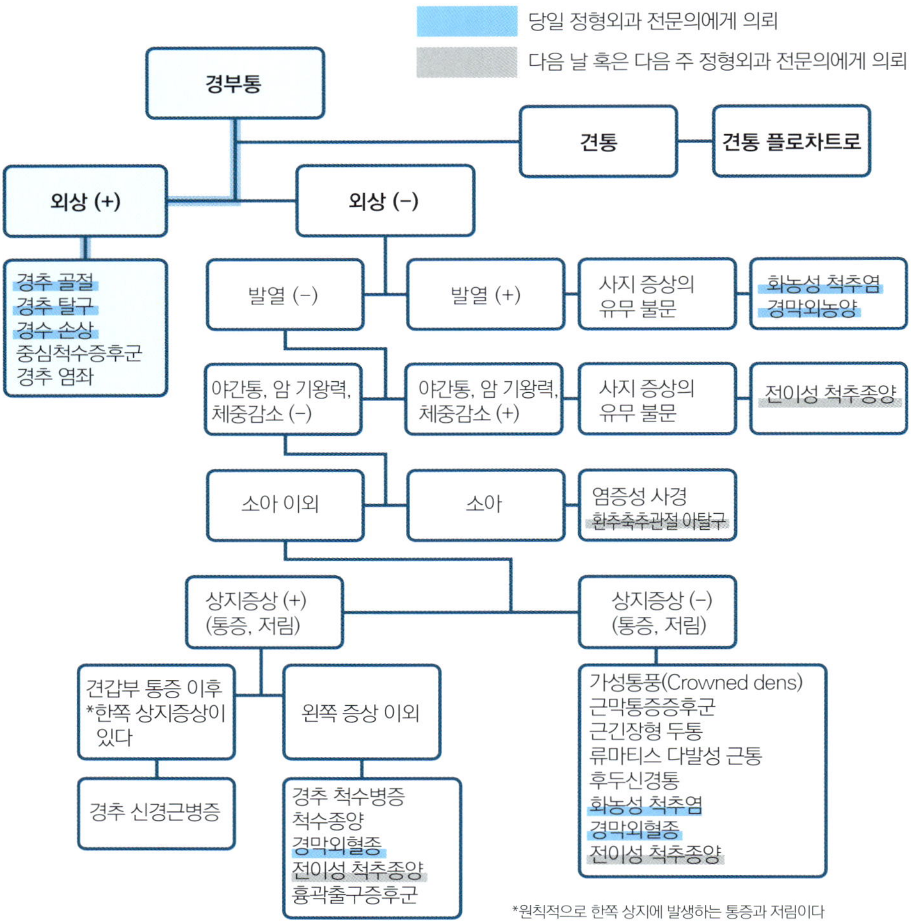

*원칙적으로 한쪽 상지에 발생하는 통증과 저림이다

Advanced 만약 내가 외래진료를 한다면

중심척수증후군(Central cord syndrome)

보존치료로 자연치유가 소견인 질환입니다. 그러나 상지증상이 2주 이상 개선이 없거나 악화되는 경우는 정형외과에 의뢰가 바람직합니다.

- **보존치료**

비스테로이드 항염증제(NSAIDs), 위산분비억제제(PPI), 아세트아미노펜, 파스, 재활

- **생활지도**

필자는 '통증을 유발하는 움직임을 피하면서 평소대로 생활하세요'라고 지도합니다.

PMID: 23702634

증례❷ 46세 여성

3일 전부터 왼쪽 목통증

Case 02:

특별한 기왕력이 없는 46세 여성, 3일 전부터 경부통이 있어서 밤에도 못 자고, 금요일 밤에 응급실로 내원하여 진료 받았습니다.

3일 전부터 목이 아팠습니다.

그렇군요. 많이 아픈지 흐름대로 진행해봅시다.

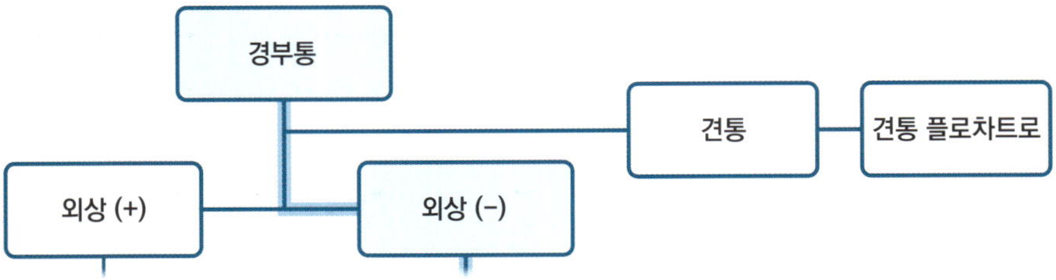

네. 우선 견통의 가능성이 있는지 왼쪽 견갑부[18]에 통증이 있지만, 어깨를 움직일 때 특별히 통증을 악화시키지는 않았습니다.

그러면 경부통으로 진행하면서 진단이 나오기 전까지 어깨통증을 염두에 두고 갑시다.

알겠습니다. 다음은 외상의 유무입니다. 외상은 없습니다.

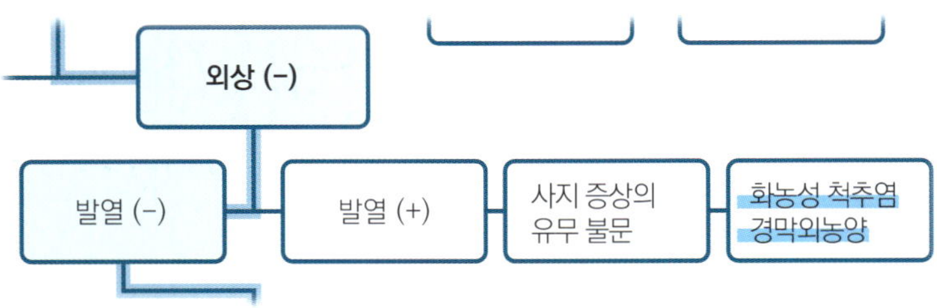

OK, 그러면 외상은 음성이고, 다음으로 감염 가능성은 어떤가요?

발열은 없습니다. 바이탈 사인은 맥박수 65/분, 혈압 123/82mmHg, 호흡수 14/분, 산소포화도 99%(실내공기), 체온 36.2℃입니다.

그렇다면 감염 가능성도 내려가네요.

[18] 견갑부: 견갑골 주변. 경추 신경근병증(radiculopathy)으로 신경증상에 의한 통증을 호소하는 부위.

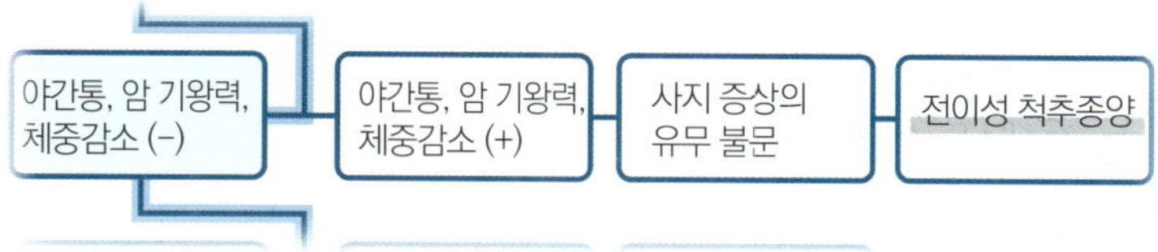

야간통⑲이라든가 암 기왕력은 어떻습니까?

그런 증상은 없습니다.

OK

⑲ 야간통(hypnalgia): 종양을 의심하는 병력의 하나. '몸부림 이런 게 아니라 통증으로 깨나요?'라고 묻는 것을 추천한다.

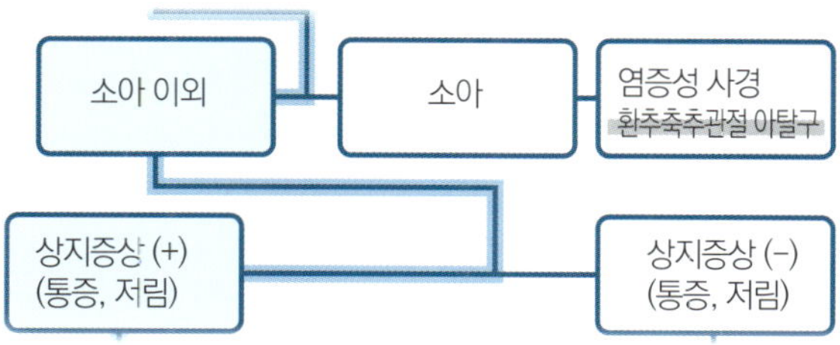

소아가 아니므로, 상지증상⑳의 유무를 확인하였습니다.

그래요, 상지증상(상완과 전완의 통증과 저림)은 어떻습니까?

왼팔의 통증과 저림이 있습니다. 즉 상지증상이 있습니다.

⑳ 상지증상: 척수나 신경근이 원인으로, 상지 지배영역에 나타나는 통증이나 저림.

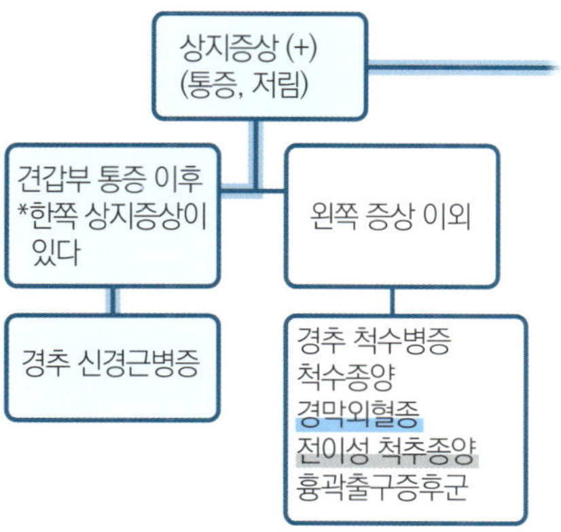

네, 아까 견갑부에 통증이 있다고 하지 않았습니까?

네. 1주일 전부터 견갑부에 통증이 있고, 며칠 후 왼팔에 통증이라고 할까, 저림이라고 할까, 뭐라고 말하기 어려운 느낌이 나타났다고 합니다.

정말 그렇다면 경추 신경근병증이 가장 의심되는군요.

그렇습니다.

질환명(빈도)	병력
경추 신경근병증 빈도 ★★★★★	(견갑부 통증이 선행한다) 한쪽 상지증상 C6 상지에서 요측 증상(손가락은 엄지) C7 상지에서 뒤쪽 증상(손가락은 3지) C8 상지에서 척측 증상(손가락은 5지)

PMID: 3046446

병력은 아래 기록과 같습니다.

- 견갑부 통증 → 좌상지증상
- 상지의 요측 증상이 있는데 아픈 것인지 저린 것인지 알 수 없다

POINT 10 경추 신경근병증의 신경레벨진단(빈도와 상지통)

신경근병증의 빈도는 아래 표와 같습니다.

경추 신경근병증의 빈도

C4	C5	C6	C7	C8
10% 미만	10%	20~25%	45~60%	10%

신경레벨진단은 방산통의 부위로 판단하면 빠릅니다. C5는 삼각근 부위만입니다. 해부학적 자세로 섰을 때, C6는 상지 외측(손가락은 무지), C7은 뒤쪽(손가락은 중지), C8은 내측(손가락은 5지)에 증상이 나타납니다.

상지통으로 진단하는 신경근병증

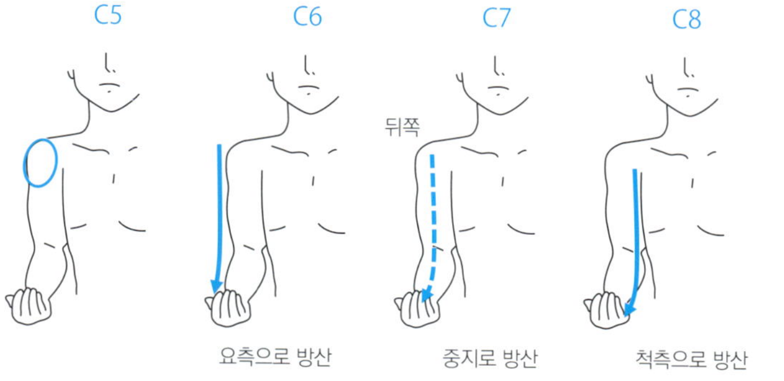

脊椎脊髄ジャーナル. 1999; 12(8)을 기본으로 작성

PMID: 13491305, PMID: 27155111, PMID: 25659245

그렇다면 C6의 경추 신경근병증 같군요.

이것만으로 신경레벨진단까지 갈 수 있군요!

질환명	신체소견	LR+	LR-
경추 신경근병증 빈도 ★★★★★	스펄링 검사(p.23)	2.67-12	0.71-0.42
	견관절 외전 검사(p.23)	2-5	0.75-0.56
	감각장애 부위 확인		
	C5 삼각근 근력저하, 상완이두근 건반사저하	-	-
	C6 수관절신전 근력저하, 상완요골근 건반사저하	-	-
	C7 수관절굴곡 근력저하, 삼완삼두근 건반사저하	-	-
	C8 수지굴곡 근력저하	-	-

PMID: 27155111, PMID: 25659245

POINT 11 경추 신경근병증의 신경레벨진단(근력과 건반사)

- **근력저하**

통증부위에 해당하는 신경근이 자극을 받으면, 신경근에 일치하는 근력저하를 확인할 수 있습니다.

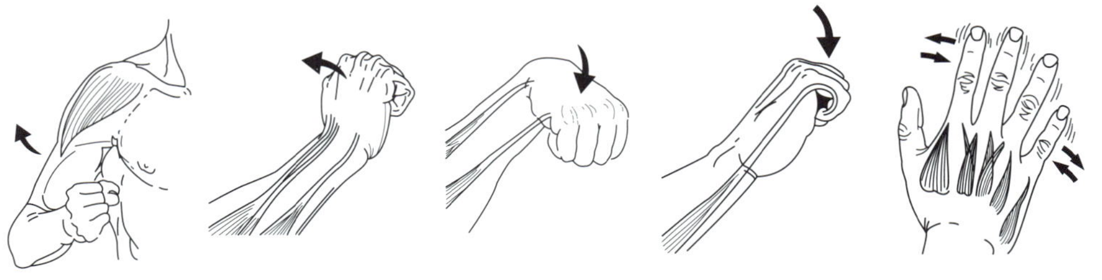

- **건반사**

마찬가지로 신경근에 일치하는 건반사의 저하(좌우 차이)를 확인할 수 있습니다.

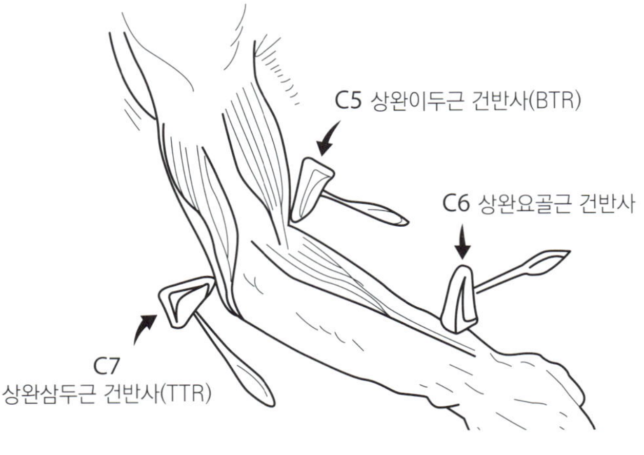

PMID: 27155111

신체소견은 다음과 같습니다.

- 스펄링 검사 Lt (+)
- 왼팔을 들어 올리면 편하다(견관절 외전 검사 (+))
- 근력저하 (–), 건반사 좌우 차이 (–)

특히 건반사의 좌우 차이가 없습니다.

네, 나이나 압박의 정도 등으로 신체소견이 변하니까 그걸로 된 것 같군요.

POINT 12 스펠링 검사와 견관절 외전 검사

- **스펠링 검사(Spurling test)**

신경근이 나오는 척수신경구 주변을 좁혀서, 일부러 신경근을 압박하는 수기입니다. 상지 이하에 통증이나 저림을 확인하면 양성입니다.

머리를 신전①② + 아픈 쪽으로 측굴하고③, 머리를 아래쪽으로 압박한다.

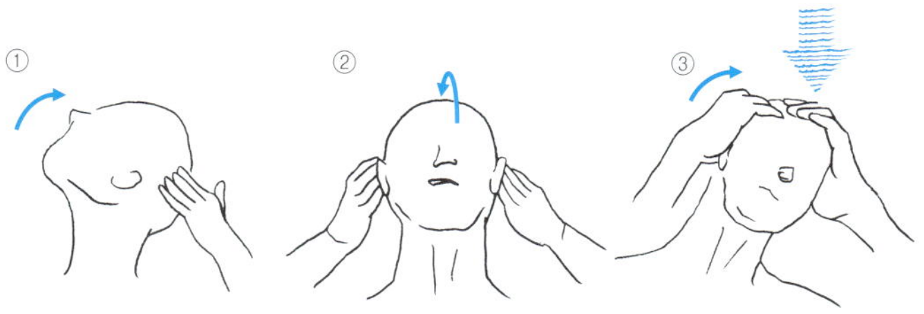

- **대상질환**
  경추 신경근병증
- **양성소견**
  상완 이하에 통증이나 저림을 느낀다
- **진단정도**
  LR+ 2.67~12
  LR− 0.71~0.42

PMID: 11805661

- **견관절 외전 검사(Shoulder abduction relief test)**

같은 원리로 상지를 들어 올려 척수신경구 주변을 넓혀서, 상지증상이 가벼워지는 신체소견입니다.

아픈 팔을 들어 올린다(능동이든 수동이든 상관없음)

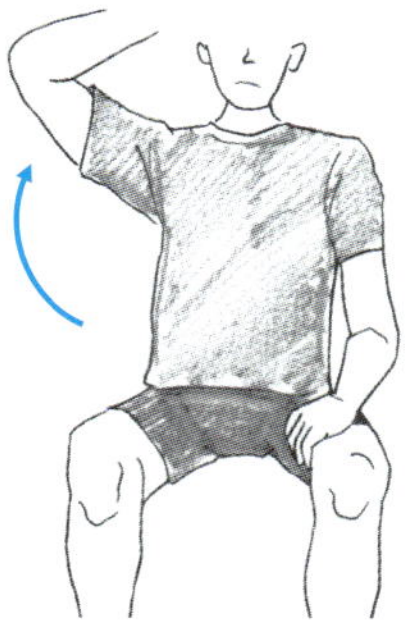

- **대상질환**
  경추 신경근병증
- **양성소견**
  상지를 들어 올려서 상지증상이 개선된다
- **진단정도**
  LR+ 2.0~5.0
  LR− 0.75~0.56

PMID: 17013656

정말 경추 신경근병증의 가능성이 커지네요.

네! 다음은 영상검사입니다.

질환명(빈도)	검사
경추 신경근병증 빈도 ★★★★★	X-Ray C/S(AP & Lat) MRI

R 오늘 여기서 할 수 있는 것은 X-Ray입니다.

● 그렇군요. 확진은 어쨌든 어렵습니다.

R 네. 검사 전에 본인에게 확진은 어렵다고 설명하겠습니다.

▶X-Ray AP & Lat

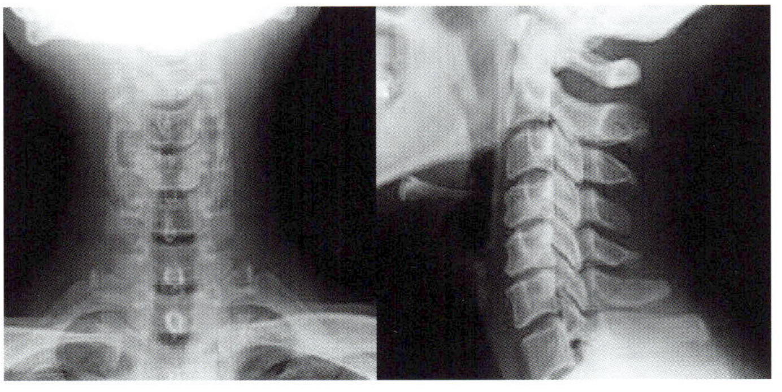

● X-Ray는 정상범위네요.

R 네. 오늘 상황은 경추 신경근병증의 가능성이 크다고 전달하였고, 진통제를 처방하였습니다.

● 그렇군요. 다음 주에 정형외과 진료를 의뢰합시다. 증상개선이 없거나 근력저하, 이번 경우처럼 C6가 의심스러워서 왼쪽 팔꿈치가 잘 구부러지지 않거나 할 때는 MRI 같은 정밀검사가 필요할 수도 있습니다.

Diagnosis •진단•

경추 신경근병증

특별한 기왕력이 없는 46세 여성. 1주일 전부터 견갑부 통증이 있고, 그 후 왼쪽 C6 영역에 통증과 저림이 나타났다. 신체소견에서 스펄링 검사와 견관절 외전 검사가 양성이고, X-Ray는 정상 범위다. 경추 신경근병증이 의심스럽다고 설명하였고, 증상개선이 없는 경우는 정형외과 진료를 받도록 안내하였다.

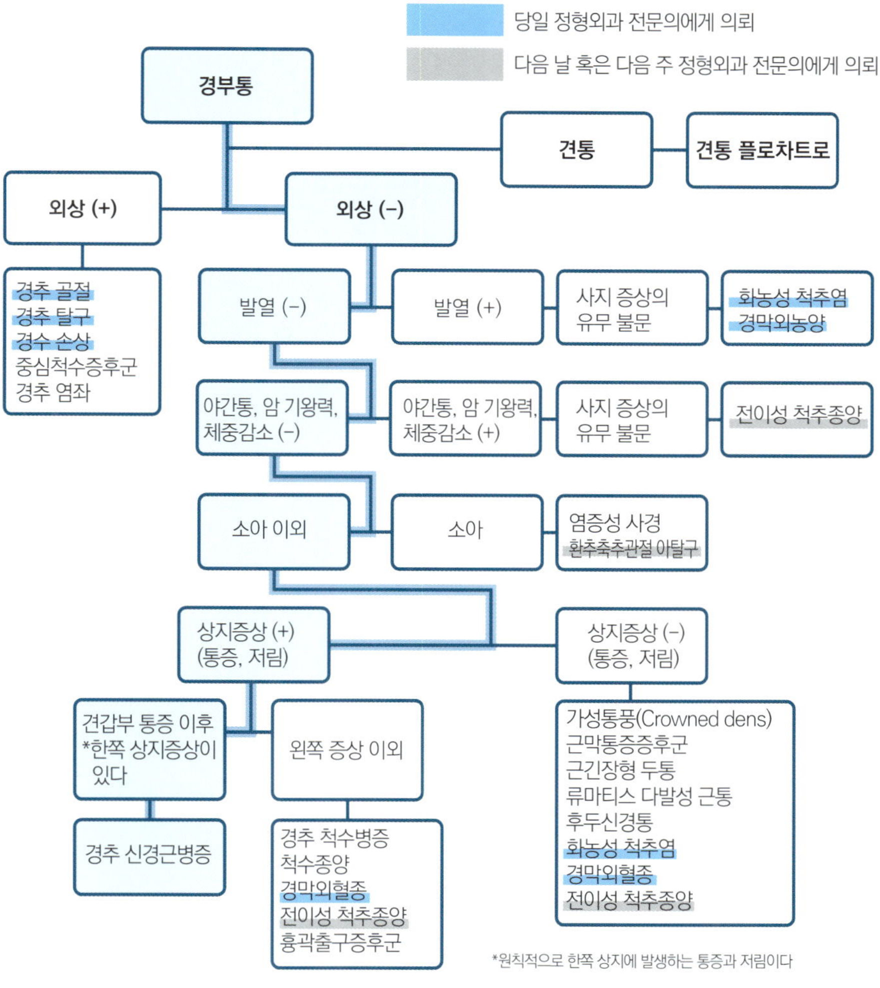

Advanced 만약 내가 외래진료를 한다면

경추 신경근병증

보존치료로 자연스레 가벼워지는 것을 볼 수 있는 질환입니다. 대체로 발병 3개월~반년 정도에서 낫습니다. 원인의 대부분은 경추 추간판탈출에 따른 신경근 압박입니다. 보존치료를 시작해서 비교적 빠르게 일상생활로 돌아갈 수 있는 경우가 대부분입니다. 물론 1개월 보존치료에 개선이 없으면 MRI 검사가 필요합니다.

- **보존치료**

비스테로이드 항염증제(NSAIDs), 위산분비억제제(PPI), 아세트아미노펜, 약한 마약성 진통제, 파스, 사각근간 상완신경총 차단술[21], 재활

- **수술치료**

신경근 증상은 보존치료가 원칙이고, 명확한 수술 적응증을 기재한 문헌은 없습니다. 필자는 정밀운동장애[22]나 심한 통증이 있거나, 보존치료가 효과가 없거나, 거기에다 환자가 희망하는 경우 검토하고 있습니다.

PMID: 24994052

[21] 사각근간 상완신경총 차단술(Interscalene Brachial Plexus block, ISB): 상완신경총 차단술 방법의 하나. 초음파 가이드로 사각근 사이에서 상완신경총을 찾아내는 차단술이다.

[22] 정밀운동장애(Fine motor disability): 손끝의 정밀한 움직임을 하기 어려운 증상. 문진에서 '젓가락을 쓸 수 있습니까?', '글을 쓰기 어렵지 않습니까?', '단추를 풀 수 있습니까?' 세 가지로 확인한다.

▶경부통의 감별질환과 개관

질환명(빈도)	병력	신체소견	검사	치료
경추 골절 빈도 ★★☆☆☆	외상력(굴러떨어짐, 추락, 교통사고 등) 상하지증상(경수 손상의 합병증)	후경부 압통 ROM 제한(통증으로 인해) (p.6)	X-Ray C/S(AP, Lat & APOM) CT MRI (척수평가를 위해)	보존(경추 보호대, 헤일로 보조기 등) 수술
경추 탈구 빈도 ★☆☆☆☆	외상력(굴러떨어짐, 추락, 교통사고 등) 상하지증상(경수 손상의 합병증)	후경부 압통 ROM 제한(통증으로 인해)	X-Ray C/S(AP & Lat) CT MRI(척수평가를 위해)	견인, 보존(경추 보호대, 헤일로 보조기 등) 수술

질환명(빈도)	병력	신체소견	검사	치료
경수 손상 빈도 ★★☆☆☆	외상력 (굴러떨어짐, 추락, 교통사고 등) 상하지증상	cervical line(p.7) 신경레벨진단(p.9) C2/3(C4 척수레벨) 이상 호흡정지 C3/4(C5) 삼각근 근력저하(어깨가 올라가지 않음), 상완이하 감각장애, BTR/TTR 항진 C4/5(C6) 상완이두근 근력저하(팔꿈치가 굽혀지지 않음), 수관절 이하 감각장애, TTR 항진 C5/6(C7) 상완삼두근 근력저하(팔꿈치가 펴지지 않음), 수관절 이하 척측 감각장애, 호프만 반사 항진 C6/7(C8) 수지 외전근력저하(손가락이 펴지지 않음), 호프만 반사 저하	X-Ray C/S(AP & Lat) CT MRI	보존 (경추 보호대, 헤일로 보조기 등) 수술
중심척수증후군 빈도 ★★★☆☆	외상력(굴러떨어짐, 추락, 교통사고 등) 손끝의 저림	손끝의 감각장애	X-Ray C/S(AP & Lat)	보존 (경추 보호대는 해도/안 해도 괜찮음)
경추 염좌 빈도 ★★★★★	외상력(굴러떨어짐, 추락, 교통사고 등) 후경부 묵직함	후경부 압통 ROM 제한(통증으로 인해)	X-Ray C/S(AP & Lat)	보존 (경추 보호대는 해도/안 해도 괜찮음)
화농성 척추염 빈도 ★☆☆☆☆	당뇨병이나 스테로이드 사용 등으로 감염되기 쉬움 안정시 통증 발열	후경부 압통	혈액검사, 배양검사 X-Ray C/S(AP & Lat) 심장 초음파 MRI	항생제 수술
경막외농양 빈도 ★☆☆☆☆	당뇨병이나 스테로이드 사용 등이 감염되기 쉬움 안정시 통증, 발열 대소변 장애 상하지증상	경수 손상 신경레벨진단을 따른다	혈액검사, 배양검사 X-Ray C/S(AP & Lat) 심장 초음파 CT MRI	항생제 수술
전이성 척추종양 빈도 ★☆☆☆☆	야간통 암 기왕력 체중감소 대소변 장애 상하지증상	후경부 압통 경수 손상 신경레벨진단을 따른다	혈액검사 X-Ray C/S(AP & Lat) MRI	원인치료 수술
염증성 사경(소아) 빈도 ★★☆☆☆	원인 없음 최근 감염력이나 발열(인두염 등) 목이 꺾이고 아파서 움직일 수 없다	사경위 경부 림프절 종창 ROM 제한(통증으로 인해)	X-Ray C/S(AP & Lat)	보존 (경과관찰, 최대 2주)
환추축추관절 아탈구(소아) 빈도 ★☆☆☆☆	사경이 2주 이상 지속 (외상력, 감염력 확인) 목이 꺾이고 아파서 움직일 수 없다	사경위 ROM 제한(통증으로 인해)	X-Ray C/S(AP & Lat) CT	견인 수술

질환명(빈도)	병력	신체소견	검사	치료
경추 신경근병증 빈도 ★★★★★	(견갑부 통증이 선행한다) 한쪽 상지증상 C6 상지의 요측 증상(엄지) C7 상지의 뒤쪽 증상(3지) C8 상지의 척측 증상(5지)(p.22)	스펄링 검사(p.23) 견관절 외전 검사(p.23) 감각장애부위 확인 C5 삼각근 근력저하, 상완이두근 건반사저하 C6 수관절신전 근력저하, 상완요골근 건반사저하 C7 수관절굴곡 근력저하, 상완삼두근 건반사저하 C8 수지굴곡 근력저하(p,22)	X-Ray C/S(AP & Lat) MRI	보존 (통증조절, 사각근간 상완신경총 차단술) 수술
경추 척수병증 빈도 ★★★☆☆	55세 이상 경추신전으로 상지증상 악화 정밀운동장애(젓가락, 손글씨, 단추) 보행장애(발걸음 엉킴, 계단 못 오름) 상지증상	finger escape sign Grip and release test(≤20회/10초가 양성) 보행장애(광폭, 경직 보행) 경수 손상 신경레벨진단을 따른다	X-Ray C/S(AP, Lat & Flx/Ext) MRI	보존 (통증조절) 수술
경수종양 빈도 ★☆☆☆☆	원인 없음 상하지증상	경수 손상 신경레벨진단을 따른다	X-Ray C/S(AP & Lat) MRI	보존 (경과관찰) 수술
경막외혈종 빈도 ★☆☆☆☆	항혈소판제, 항응고제 내복 상하지증상	경수 손상 신경레벨진단을 따른다	혈액검사 X-Ray C/S(AP & Lat) CT MRI	보존 (경과관찰)
가성통풍 (crowned dens s.) 빈도 ★★☆☆☆	70~80대 원인 없음 급격한 경부통, 목을 돌릴 수 없음 안정시 통증	ROM 제한(통증으로 인해)	혈액검사 X-Ray C/S(AP, Lat & APOM) CT	보존(NSAIDs)
근막통증증후군 빈도 ★★★★★	어깨 결림 등으로 여긴다 누르면 아픈 곳이 있다	경부~견갑부 압통	X-Ray C/S(AP & Lat)	보존(통증조절, 트리거 포인트 주사, 근막 이완)
근긴장형 두통 빈도 ★★★☆☆	사무직 등의 전경자세의 업무 악화되면 후두부 통증으로 발전	경부~견갑부 압통	X-Ray C/S(AP & Lat)	보존 (통증조절)
류마티스 다발성 근통 빈도 ★★☆☆☆	70~80대 경부~견부 통증 양측 요배통 통증으로 잘 수가 없다	경추, 어깨 ROM 제한 (통증으로 인해)	혈액검사 X-Ray C/S(AP & Lat) 초음파검사 (어깨, 윤활막염)	스테로이드 내복
후두신경통 빈도 ★★★☆☆	이개후부~후두부에 전격통	이개후부 압통	X-Ray C/S(AP & Lat)	보존(통증조절, 후두신경 차단술)
흉곽출구증후군 빈도 ★☆☆☆☆	어깨 이상 높이의 작업으로 팔이 뻐근해진다	wright test roos test	X-Ray C/S(AP & Lat) MRI	보존(통증조절, 재활) 수술

2 견통

선생님, 어깨가 아프다고 합니다.

견통은 요통, 경부통에 이어서 3번째로 많은 운동기 질환의 주소증입니다. 그중에서 절반이 회전근개❶와 관련한 질환입니다. 그렇지만 어깨 주변은 구조가 복잡해서 어디에 무엇이 있는지 알기가 어렵습니다.

여기서는 임상에 필요한 구조를 비교하면서, 견통 환자가 외래에 왔을 때 무엇을 고려해야 하고, 병력과 신체진찰에서 어떻게 감별질환을 좁혀 나갈 것인지, 어떤 검사를 선택하는지를 중심으로 해설하겠습니다.

PMID: 21824582, PMID: 12160496

어깨가 아픈 환자를 보면 무엇을 생각해야 할까?

▶움직일 수 있는가?

어깨를 움직일 수 있다(스스로 어깨를 들어 올려도 통증이 한결같다)는 것은 견관절❷이 아닌 그 주변에 이상이 있다는 것을 대개 상기시킵니다. 예를 들어 경추질환 등입니다. 움직일 수 없는 경우(스스로 들어 올리면 통증이 심해진다)는 견관절이나 견쇄관절❸ 이상을 고려해야 합니다.

▶외상력은?

외상력(어깨를 부딪히거나 넘어짐)이 있으면 골절이나 탈구를 감안해야 합니다. 40세 이상에서는 외상에 의한 회전근개 파열도 고려해야 합니다. 외상력이 없는 경우는 염증이나 감염, 원인미상의 회전근개 파열 등을 떠올려야 합니다.

PMID: 18326164

▶아픈 곳은?

어느 관절이든 그렇지만, 통증부위는 가장 중요한 진찰항목입니다. 주의 깊게 진찰하여 통증부위를 구분해야 합니다. 핵심은 쇄골 근위(체간에 가까운 쪽)부터 촉진하는데, 쇄골의 외측부터 '견쇄관절'을 촉진하고, '견갑골', '오구돌기❹', '상완골'을 촉진해 나갑니다. 상완골에서는 '대결절❺', '소결절❻'이 중요합니다.

❶ 회전근개(rotator cuff): 어깨를 움직이는 근육 가운데 견갑하근, 극상근, 극하근, 소원근 4개를 총칭해서 회전근개라고 한다.

❷ 견관절(shoulder j., glenohumeral j.): 상완골과 견갑골 관절와가 이루는 관절.

❸ 견쇄관절(acromioclavicular j.): 견갑골과 쇄골이 이루는 관절.

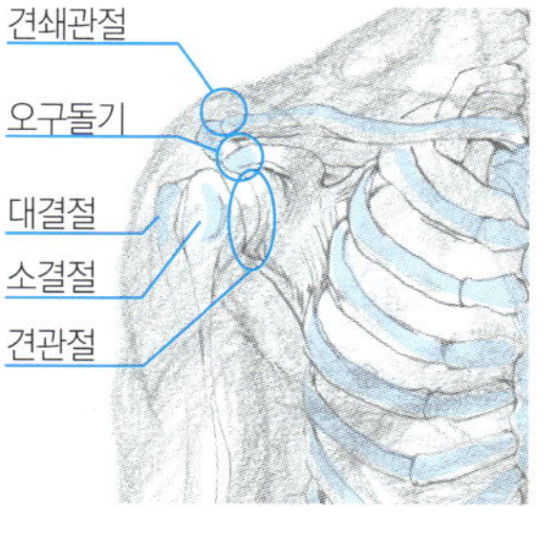

❹ 오구돌기(coronoid process): 견갑골의 일부. 전방에 있는 돌기로 상완이두근의 부착부. 견관절 주사를 할 때 지표로 삼는다.

❺ 대결절(greater tuberosity): 상완골 근위의 일부. 회전근개 중 극상근의 부착부.

❻ 소결절(lesser tuberosity): 상완골 근위의 일부. 회전근개 중 견갑하근의 부착부.

Flowchart

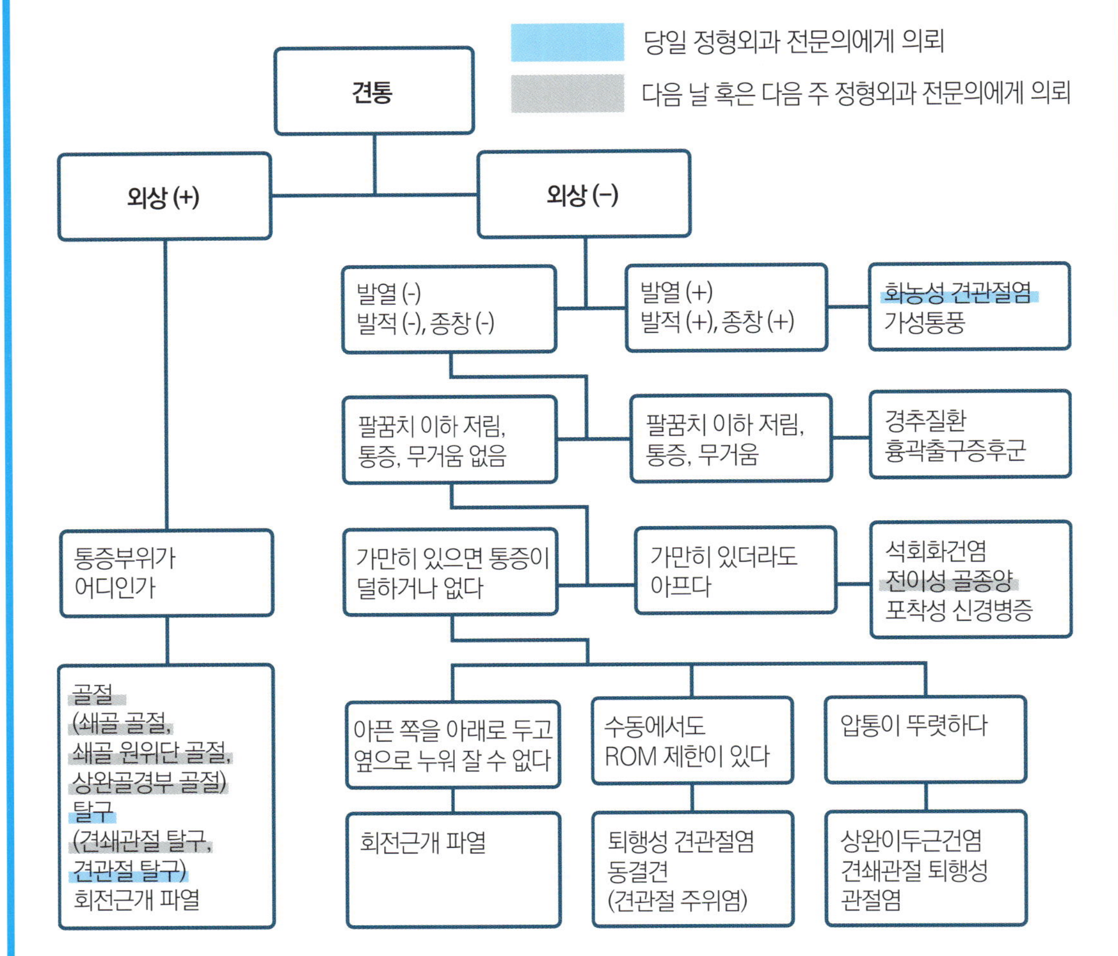

당일 정형외과 전문의에게 의뢰
다음 날 혹은 다음 주 정형외과 전문의에게 의뢰
견통
외상 (+)
외상 (–)
발열 (-)
발적 (-), 종창 (-)
발열 (+)
발적 (+), 종창 (+)
화농성 견관절염
가성통풍
팔꿈치 이하 저림,
통증, 무거움 없음
팔꿈치 이하 저림,
통증, 무거움
경추질환
흉곽출구증후군
가만히 있으면 통증이
덜하거나 없다
가만히 있더라도
아프다
석회화건염
전이성 골종양
포착성 신경병증
통증부위가
어디인가
골절
(쇄골 골절,
쇄골 원위단 골절,
상완골경부 골절)
탈구
(견쇄관절 탈구,
견관절 탈구)
회전근개 파열
아픈 쪽을 아래로 두고
옆으로 누워 잘 수 없다
수동에서도
ROM 제한이 있다
압통이 뚜렷하다
회전근개 파열
퇴행성 견관절염
동결견
(견관절 주위염)
상완이두근건염
견쇄관절 퇴행성
관절염

▶통증부위와 감별질환

※ 푸른 부분은 체표에서 촉진 가능

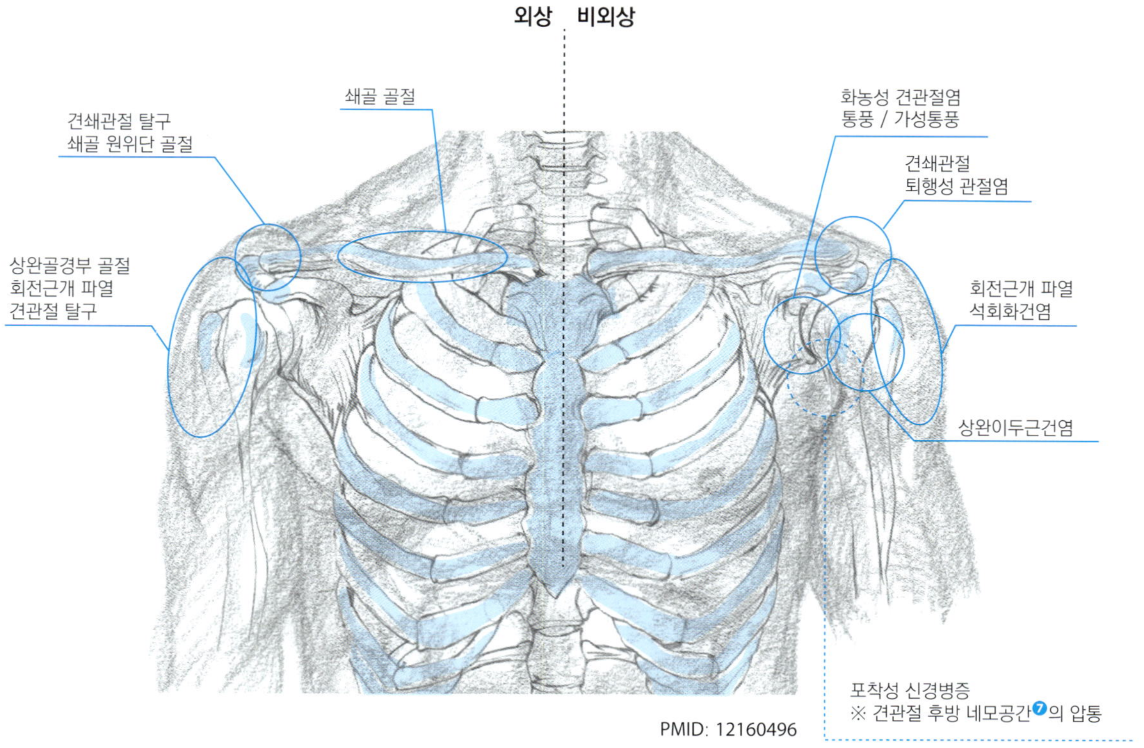

PMID: 12160496

❼ 네모공간(quadrilateral space): 어깨를 뒤에서 볼 때, 상완골, 상완삼두근 장두, 대원근, 소원근이 이루는 틈. 액와신경과 후상완회선동·정맥이 여기를 통과한다.

응급실에서는 **견통**으로 걸어오는 **급성심근경색** 등의
내인성 질환을 잊지 마라!

증례❸ 72세 남성 어깨가 아프다

Case 03:

특별한 기왕력이 없는 72세 남성입니다. 2주 전부터 왼쪽 어깨통증이 나타났습니다. 오늘 아침부터 통증으로 왼쪽 어깨를 전혀 올릴 수 없었습니다. 공휴일이라 응급실에서 진료를 받았습니다.

R 선생님, 꽤 많이 아파하고 있습니다. 밤에 잘 수가 없어서 일찍 내원하였습니다.

● 그렇군요.

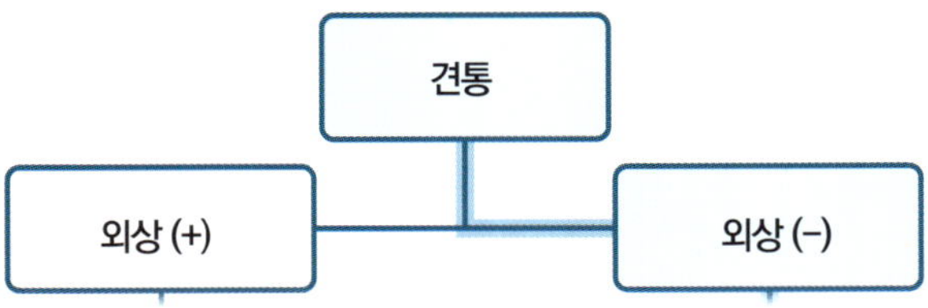

R 외상이 있었는지 확인하였는데, 특별한 계기(넘어지거나 부딪혔다든지)는 없었다고 합니다.

● 그렇군요.

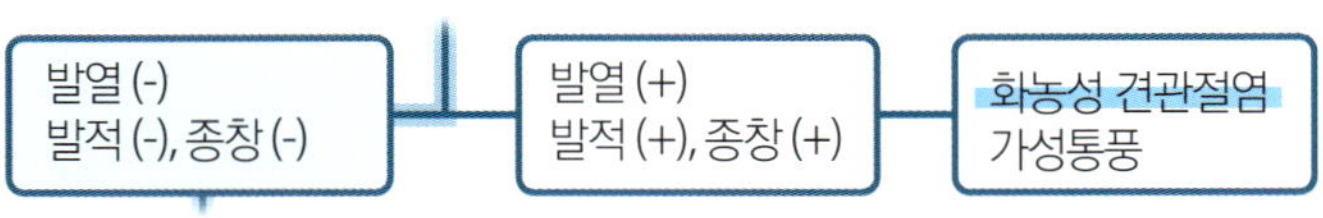

R 발열이나 어깨에 발적, 종창은 있나요?

● 발열은 없습니다. 어깨에 발적과 종창도 없었습니다.

R 네, 그렇다면 염증성 질환❽의 가능성은 낮군요.

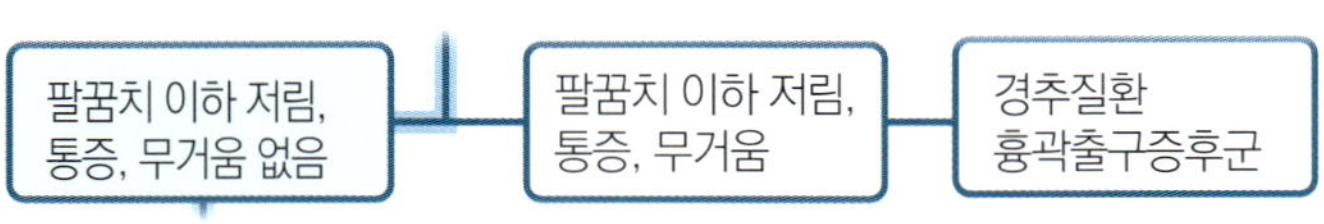

❽ 염증성 질환: 화농성 관절염 같은 감염성 염증 질환과 가성통풍과 같은 비감염성 염증 질환을 아우르는 질환의 총칭

팔꿈치나 전완의 저림은요? 신경통 같은 느낌은 있나요?

팔꿈치까지는 없습니다. 다만 삼각근의 상완골 부착부❾는 아프다고 하였습니다.

❾ 삼각근의 상완골 부착부: 삼각근은 견봉과 쇄골에서부터 상완골 골간부 외측으로 부착한다.

네, 그러면 다음으로.

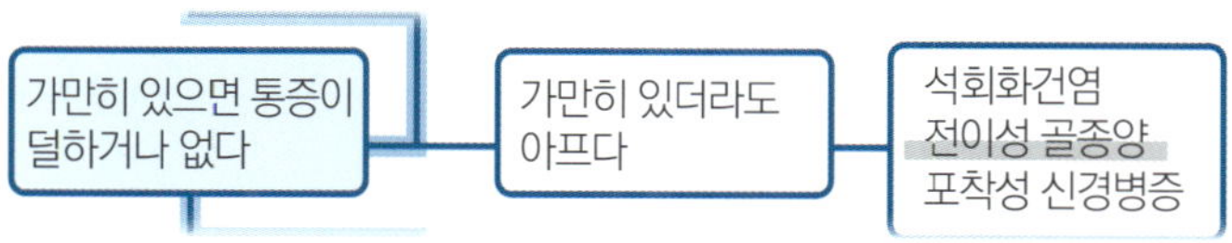

가만히 있을 때 아프지는 않나요?

안정시 통증 말씀입니까?

그렇습니다. 특히 석회화건염은 진찰실에서 가만히 있다가도 아픈 경우가 많지만, 전이성 골종양은 '야간에 통증으로 잠을 깬다'라는 병력이 중요합니다.

그렇군요! 진찰실에서는 가만히 있으면서 아프지는 않다고 하셨습니다. 밤에도 통증은 없는 것 같습니다.

좋습니다. 그러면 계속 갑시다.

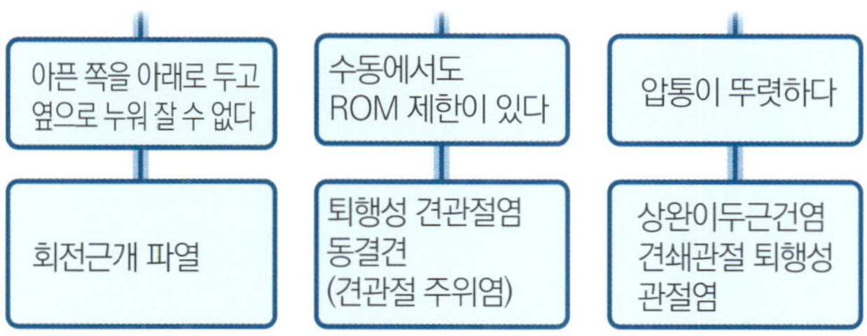

플로차트에서도 여기가 가장 많습니다. 이것을 감별하는 데에 병력과 신체소견을 확인하고 갈까요?

네, 제가 들은 병력과 확인한 신체소견은 다음과 같습니다.

- 아픈 쪽을 아래로 두고 옆으로 누워 잘 수가 없다
- 통증으로 ROM 제한이 있다
- 압통이 뚜렷하지 않다

POINT 1 견관절 운동범위

견관절에는 6가지 움직임이 있습니다.

- 굴곡 / 신전
- 외전 / 내전
- 내회전 / 외회전

굴곡을 전방거상(AE: Anterior Elevation)이라고 하거나, 외전을 측방거상(LE: Lateral Elevation)이라고도 합니다.

또 내회전과 외회전을 팔꿈치를 90°로 굽히고 외전 0°에서의 내회전/외회전을 IR1/ER1(Internal/External Rotation 1), 외전 90°에서 내회전/외회전을 IR2/ER2라 하기도 합니다.

굴곡 / 신전	외전 / 내전	내회전 /외회전
굴곡 180° 신전 50°	외전 180° 내전 40°	내회전 80° 외회전 60°
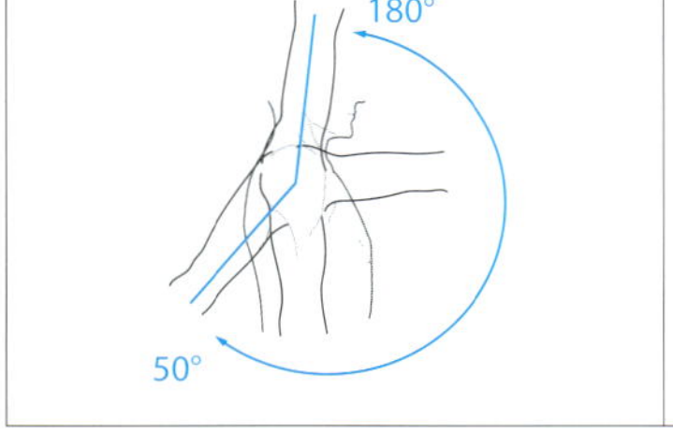	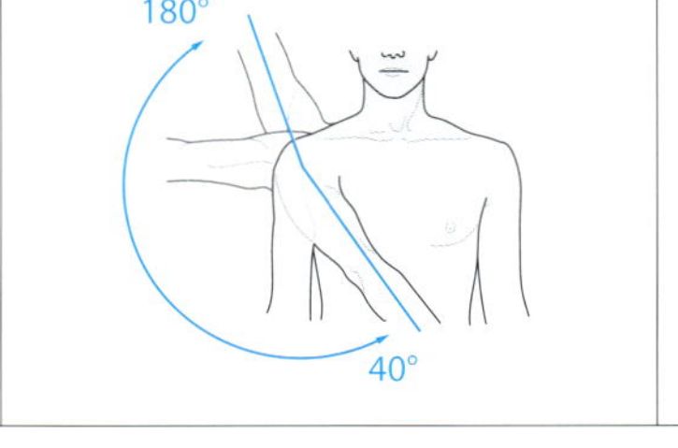	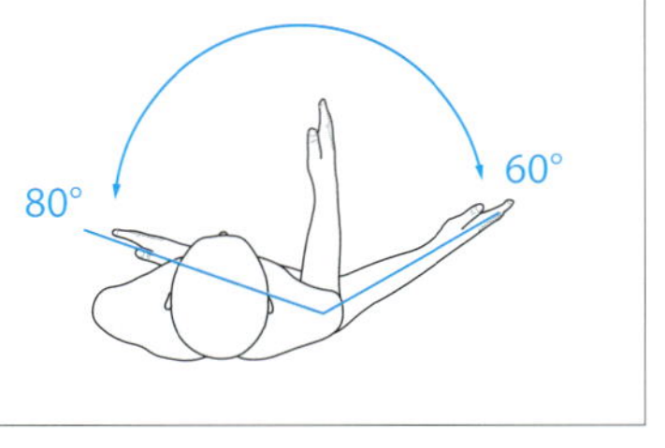

※ 일본정형외과학회에서는 내전 0°를 기준으로 해서 시행합니다.

이외에도 ROM을 확인하는 방법으로, 문진에서는 '결대동작[10]'이나 '머리에 손이 닿는가?' 등이 있습니다.

그렇다면, 회전근개 파열과 동결견, 퇴행성 관절염을 감별하는 통증부위는 어디입니까?

[10] 결대동작(belt-tying movement): 허리에서 띠를 묶는 동작. 견관절 내회전 90° 이상을 요구하는 중요한 일상생활동작 가운데 하나.

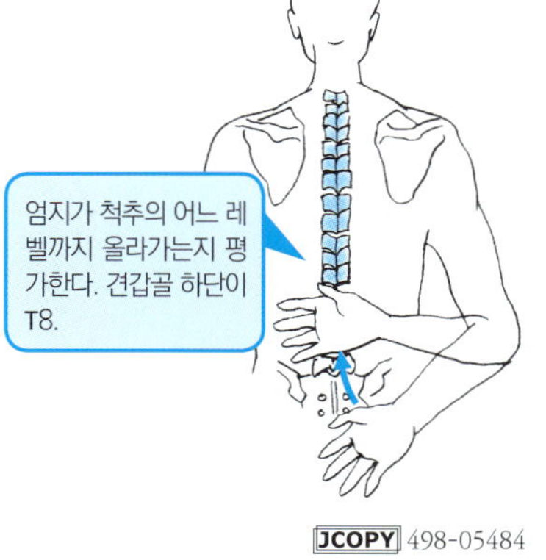

▶ 통증부위와 감별질환(비외상)

※ 푸른 부분은 체표에서 촉진 가능

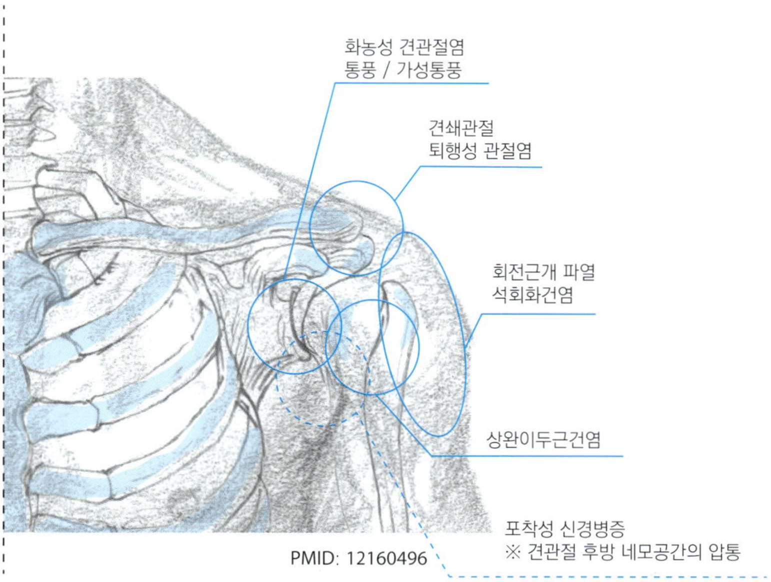

회전근개 파열⑪, 석회화건염⑫의 부위를 아파하고 있습니다.

OK, 병력을 상세하게 살피면서 갑시다.

⑪ 회전근개 파열: 회전근개를 구성하는 근육이 상완골 부착부 주변에서 파열되는 질환. 그중에서도 극상근과 견갑하근이 파열되기 쉽다.

⑫ 석회화건염: 어떤 원인으로 회전근개에 석회가 침착하고 거기에 수반하는 염증을 일으키는 질환(p.59).

질환명(빈도)	병력
회전근개 파열 빈도 ★★★★★	40세 이상 넘어져서 어깨를 부딪쳤다 야간통(아픈 쪽을 아래로 두고 옆으로 누워 잘 수가 없다) 삼각근의 상완골 부착부 주변의 통증, 어깨 전체가 아픈 경우도
동결견(견관절 주위염) 빈도 ★★★★★	40세 이상 오십견이라고도 한다 당뇨병·갑상선 질환의 기왕력
퇴행성 견관절염 빈도 ★★☆☆☆	40세 이상 상지에 힘을 주기 어려워 힘을 쓸 수가 없다

PMID: 18326164, PMID: 1260497, PMID: 27155111

병력은 다음과 같습니다.

- 40세 이상
- 외상력 없음
- 삼각근 부위의 어깨 전체 통증
- 아픈 쪽을 아래로 두고 옆으로 누워 잘 수가 없다(야간통?)
- 오십견이라고 생각하고 있다
- 당뇨병, 갑상선 질환의 기왕력이 없다
- 상지에 힘을 주기 어려워 올릴 수 없다

외상력이 없다면, 현재 병력이라면 회근근개 파열이나 퇴행성 견관절염이 의심되는군요. 신체소견은 어떻습니까?

질환명	신체소견	LR+	LR-
회전근개 파열 빈도 ★★★★★	페인풀 아크 검사 엠프티 캔 검사 드롭 암 검사	1.65～3.74 0.86～8.9 1.75～∞	0.84～0.36 1.14～0.12 0.9～0.73
동결견(견관절 주위염) 빈도 ★★★★★	ROM 제한(능동/수동)	-	-
퇴행성 견관절염 빈도 ★★☆☆☆	ROM 제한(능동/수동) 압통	-	-

PMID: 23982370, PMID: 20890250, PMID: 18326164

아프지만 수동적 운동범위 제한은 없는 것 같습니다(검사자가 잡고 올리면 어쨌든 올라간다). 압통은 뚜렷하지 않지만, 견봉 약간 앞쪽이 아픈 듯합니다. 페인풀 아크, 엠프티 캔 및 드롭 암 검사는 양성입니다.

POINT 2 회전근개 파열을 추정하는 세 가지 검사

- **페인풀 아크 검사 (Painful arc test)**

견관절을 외전시켜서(능동으로 어려우면 검사자가 서포트) 60°~120°에서 통증이 나타나고 120°를 넘으면 편해지는가로 양성을 판단합니다.

ROM 제한이 있는 경우에는 무리하게 시행하지 않아야 합니다.

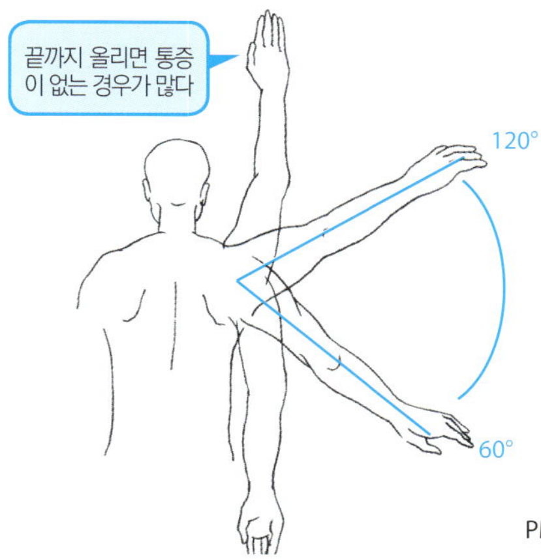

- **대상질환**
  회전근개 파열
- **양성소견**
  거상 도중(60°~120°)에 통증을 느낀다
- **진단정도**
  LR+ 1.65~3.74
  LR− 0.84~0.36

PMID: 23982370, PMID: 12160496

- **엠프티 캔 검사(Empty can test)**

견관절을 외전 90°, 수평굴곡(수평내전) 30° 상태에서 내회전시켜 엄지를 아래로 향하게 합니다. 그리고 위에서 아픈 팔을 누르고, 환자에게는 위로 들어 올리게 합니다. 어깨에 통증이 나타나면 양성입니다.

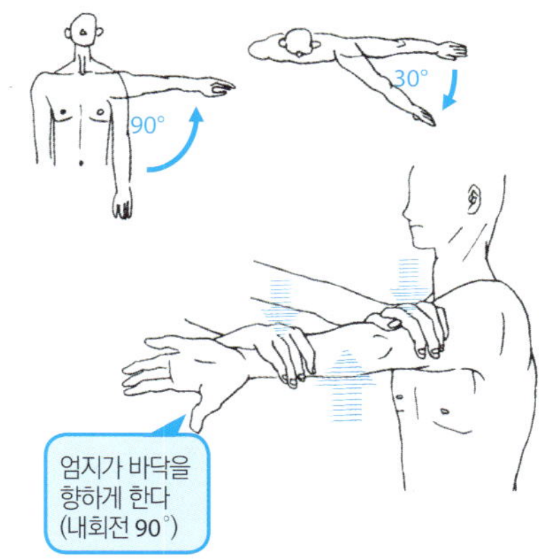

- **대상질환**
  회전근개 파열
- **양성소견**
  견관절에 통증을 느낀다
- **진단정도**
  LR+ 0.86~8.9
  LR− 1.14~0.12

PMID: 18326164

- **드롭 암 검사(Drop arm test)**

Empty can과는 반대로 환자의 팔을 검사자가 잡고 있다가, 예고 없이 빠르게 환자의 팔에서 떼어버립니다. 이 순간 환자가 팔이 내려가는 것을 버티려고 하다 어깨에 통증이 나타나면 양성입니다.

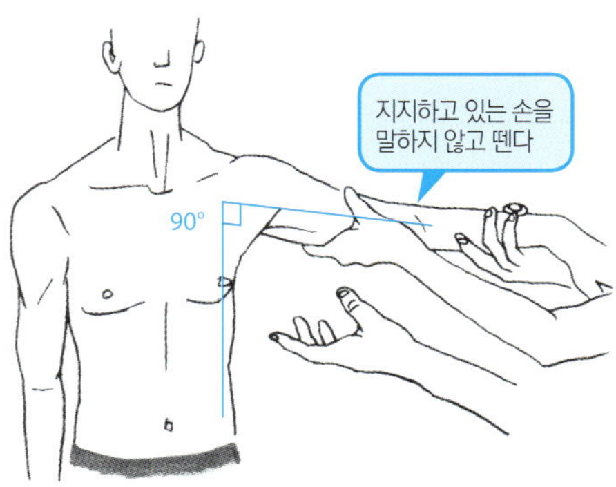

- **대상질환**
  회전근개 파열
- **양성소견**
  견관절에 통증을 느낀다
- **진단정도**
  LR+ 1.75~∞
  LR− 0.9~0.73

PMID: 18326164

정말 회전근개 파열인 듯하군요, 검사는?

질환명	검사	LR+	LR-
회전근개 파열 빈도 ★★★★★	X-Ray Shoulder(Int & Ext Rotation) 초음파검사(파열의 크기에 따라) MRI	- 7.44~25 4.4~12.71	- 0.36~0 0.62~0.12
동결견 (견관절 주위염) 빈도 ★★★★★	X-Ray Shoulder(AP & Scapular Y) 초음파검사	- 13.17~40.5	- 0.22~0.19
퇴행성 견관절염 빈도 ★★☆☆☆	X-Ray Shoulder(AP & Scapular Y)	-	-

PMID: 20875523, PMID: 16822450

오늘 가능한 것은 X-Ray와 초음파입니다.

그래요, 우선 초음파를 해봅시다.

POINT 3 견관절의 초음파 영상

회전근개 파열을 의심할 때는 그림처럼 (팔꿈치를 당겨서) 환자의 어깨를 가볍게 신전시켜서 탐촉자(probe)를 대고, 회전근개의 장축 영상을 평가합니다.

• **탐촉방법**

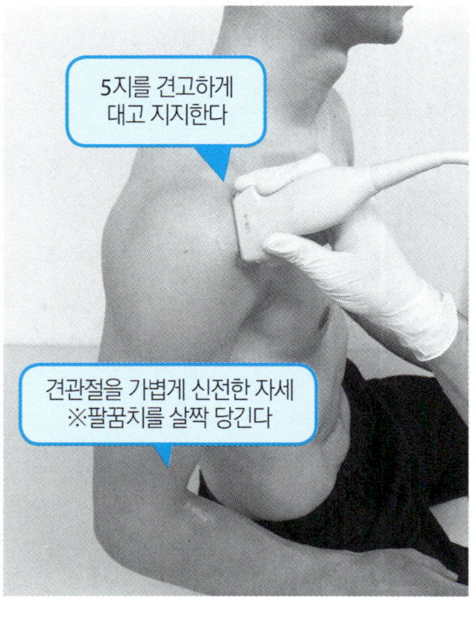

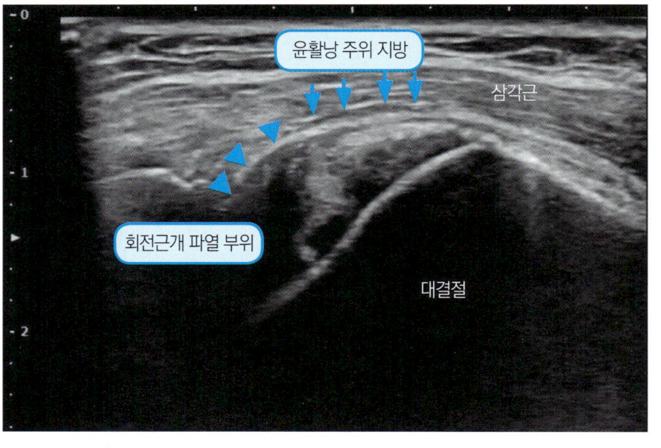

회전근개 파열의 초음파 영상

윤활낭 주위 지방[13]의 모양에 주목합니다. 회전근개 파열이 있는 곳의 지방 모양이 함몰되어 있습니다.

※ 자세히 공부하고 싶은 독자는 〈더 배우고 싶은 사람들을 위해서〉(p.249)를 참조

선생님, 초음파로 극상근⑭을 어떻게든 스캔할 수 있었지만, 저는 이렇다 할 이상은 알 수 없었습니다.

지금이라도 X-Ray로 퇴행성 관절염이 아니라는 것을 확인해 둡시다.

네! 회전근개 파열이라 가정하고 X-Ray는 Internal & External Rotation view를 찍겠습니다.

그렇습니다. 외회전했을 때에 극상근이 부착한 대결절 주변이 잘 잡히므로 Internal & External Rotation으로 촬영하는 경우가 많습니다. 물론 견관절 AP view에서도 어느 정도 판독할 수 있어요.

그렇군요!

⑬ 윤활낭 주위 지방(peribursal fat): 회전근개와 삼각근의 사이에 있는 견봉하낭의 머리 쪽에 있는 지방층.

⑭ 극상근(supraspinatus m.): 회전근개를 구성하는 근육 가운데 하나. 견갑골부터 상완골 대결절로 부착하고, 견관절 외전을 담당한다.

POINT 4 견관절의 X-Ray 촬영 방법

견관절에는 여러 가지 촬영방법이 있어서, 어느 것을 선택해야 할지 모를 수 있습니다. 일반적으로 2방향이라고 하면 'AP + Scapular Y'이지만, 대결절을 평가하거나 석회화건염 등을 의심하는 경우는 'Internal & External Rotation'이 평가하기 쉬운 경우가 많습니다.

AP	Scapular Y
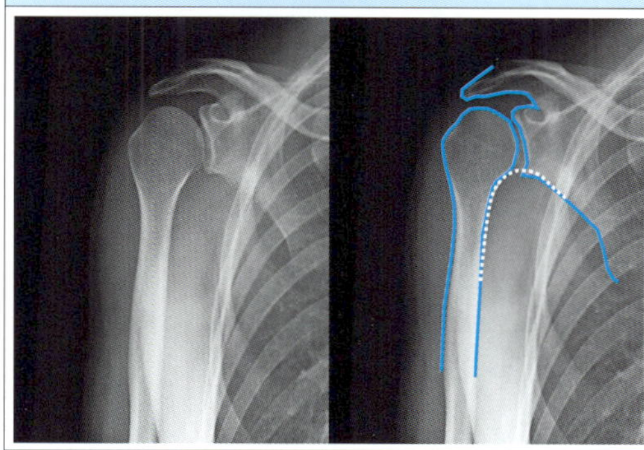	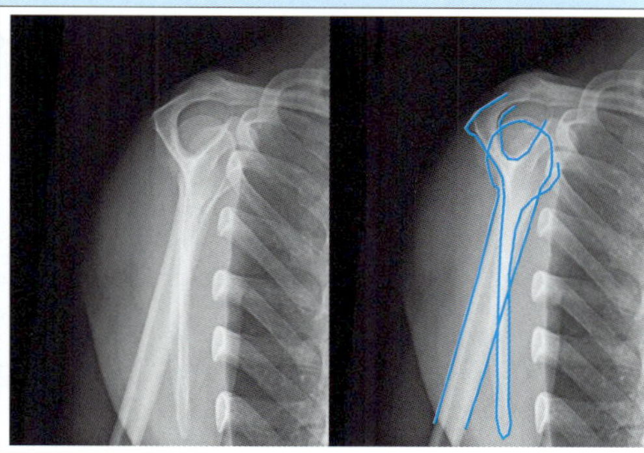
상완골과 견갑골의 위치관계를 봅니다. 탈구나 회전근개 파열이 진행하는 경우에는 높낮이 차이가 생깁니다.	탈구와 견갑골 골절을 봅니다. 견갑골이 이 각도에서 보면 Y자 모양을 한 데서 이름을 지었습니다.

Internal Rotation	External Rotation
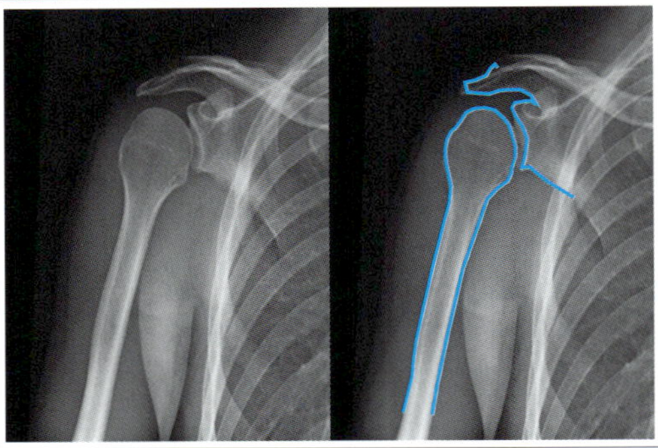	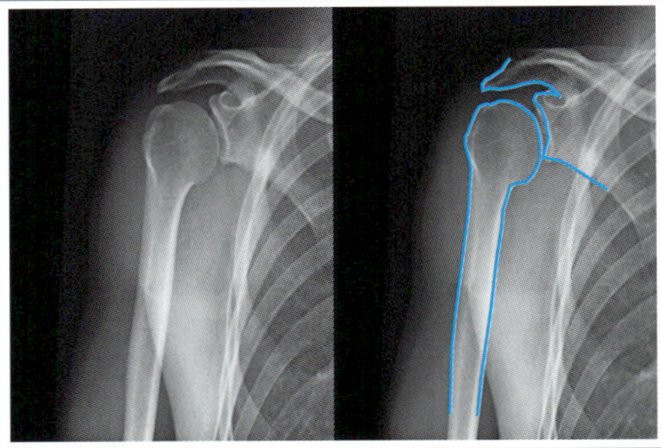
상완골두 후외측부를 봅니다. 대결절 후방은 극하근과 소원근 부착부입니다.	대결절을 봅니다. 회전근개 파열이 가장 많은 극상근 부착부입니다. 석회화건염도 이 영상으로 구분하기가 쉽습니다.

POINT 5 X-Ray Shoulder Axial view

X–Ray 빈도가 높은 촬영방향으로 AP & Lat과 AP & Axial이 있습니다. 견관절의 'Axial view'에서는 주의가 필요합니다. 왜냐하면 촬영 시에 어깨를 거상(외전 90°)해서 촬영해야 합니다.

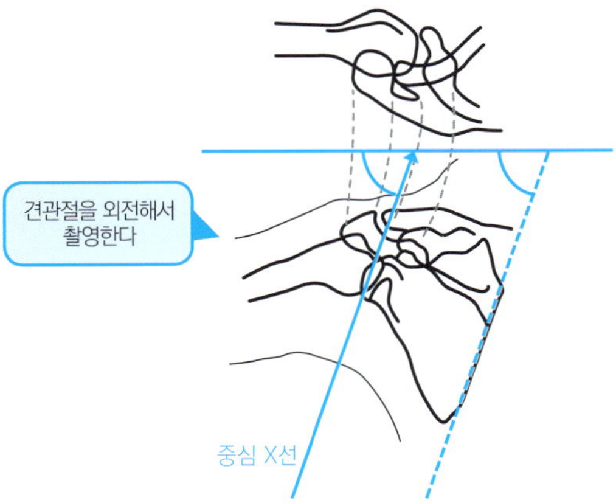

이 촬영방법을 모른 채 상왈골 경부 골절 환자에게 'AP & Axial'을 지시하면…….

이제 알 수 있겠죠? 방사선사가 '선생님, 이렇게 아파하는데 Axial은 무리입니다!'라고 연락할 겁니다.

저도 정형외과 1년 차 시절 멋모르고 골절 환자에게 AP & Axial을 지시한 씁쓸한 경험이 있습니다. 여러분도 어떤 자세로 촬영하는지 알고 있는 것이 좋습니다.

R X-Ray에서 관절간격이 좁아지지는 않았습니다. MRI를 나중에 촬영하므로, 오늘은 일단 통증조절만 하겠습니다.

● 그렇게 하세요. 오늘은 일단 가능성을 설명하고 귀가시킵시다.

Diagnosis ●진단●

왼쪽 어깨 회전근개 파열

70대 남성이 2주 전부터 어깨가 아팠다. 어깨를 움직이면 아프고, 외상은 없다. 삼각근 부위에 통증이 있고, 아픈 쪽을 아래로 두고 옆으로 누워 잘 수가 없다. 신체소견으로는 페인풀 아크와 엠프티 캔 검사가 양성으로 회전근개 파열이 의심된다. 국소 종창이나 전신증상(발열 등)은 없고, X-Ray로 위험신호(red flag)를 확인하고서, 석회화건염도 제외시켰다. 환자에게 회전근개 파열의 가능성을 설명하고, 며칠 후 정형외과로 의뢰하기로 안내하고 귀가시켰다.

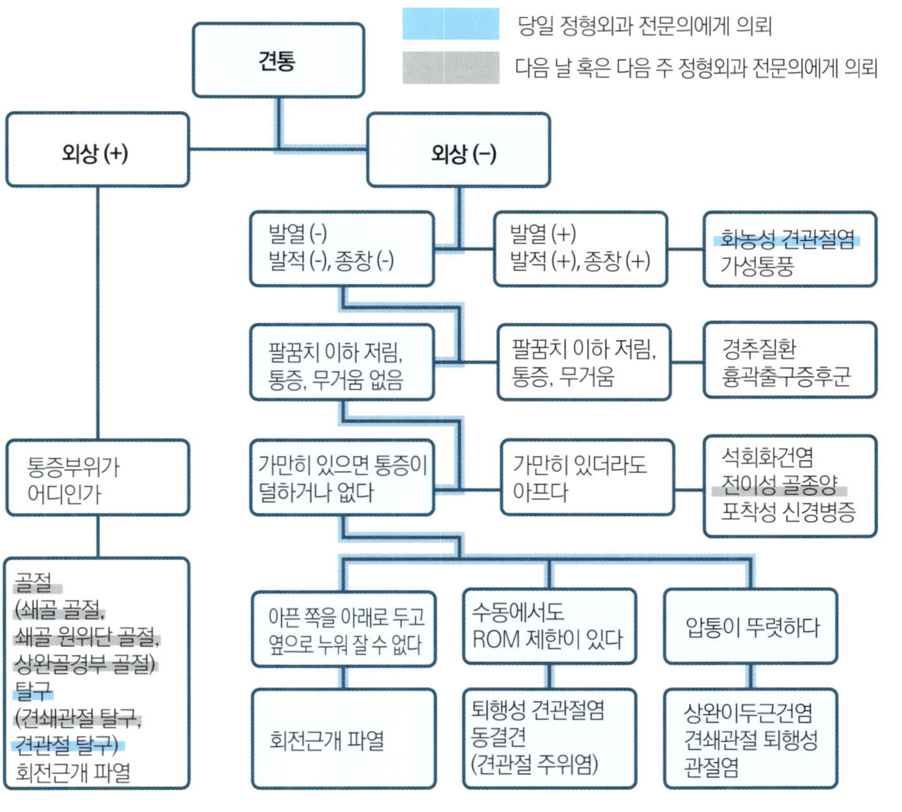

Advanced 만약 내가 외래진료를 한다면

회전근개 파열의 치료법

- 보존치료를 할지, 외과적 치료를 할지는 2014년의 리뷰에서는 결말이 나지 않았습니다.
- 응급실에서 할 수 있는 보존치료로는 통증을 완화시키는 것만 됩니다.

- **보존치료**

  RICE, 비스테로이드 항염증제(NSAIDs), 위산분비억제제(PPI),
  아세트아미노펜, 재활(ROM 훈련과 자율훈련 지도),
  관절내주사(스테로이드)

- **수술적응 가능성**

  대파열, 탈구후 회전근개 파열, 스포츠 등 활동강도가 높은 사람

  ※필자는 야간통(밤에 아파서 못 잔다)을 기준으로 환자와 수술 상담을 하고 있습니다.

PMID: 25123244, PMID: 24043432

외래 지도 사례(불완전 파열)

핵심은 회전근개 파열을 계기로 동결견의 발병을 예방하는 것입니다. 왜냐하면, 통증으로 어깨를 움직일 수 없으면 견봉하낭이 주변의 삼각근과 회전근개와 쉽게 유착되어 ROM 제한을 초래합니다. 이른바 오십견이라 불리는 상태입니다. 필자는 외래에서 다음과 같이 설명을 합니다.

- 진통제를 사용해서라도 어깨를 움직일 것
- 통증이 1개월 이상 지속되는 경우, 어깨가 올라가지 않는 경우, 밤에 아파서 잘 수 없는 경우(수술적응 가능성도 있으므로)는 상담해보자

POINT 6

▶견관절 주사

보존치료의 하나로 견관절 관절내주사가 있습니다. 사용하는 약제는 다양하지만, 저용량의 스테로이드(트리암시놀론⑮을 리도카인⑯을 이용하여 전부 10ml로 용해)와 히알루론산⑰을 사용합니다.

견관절주사

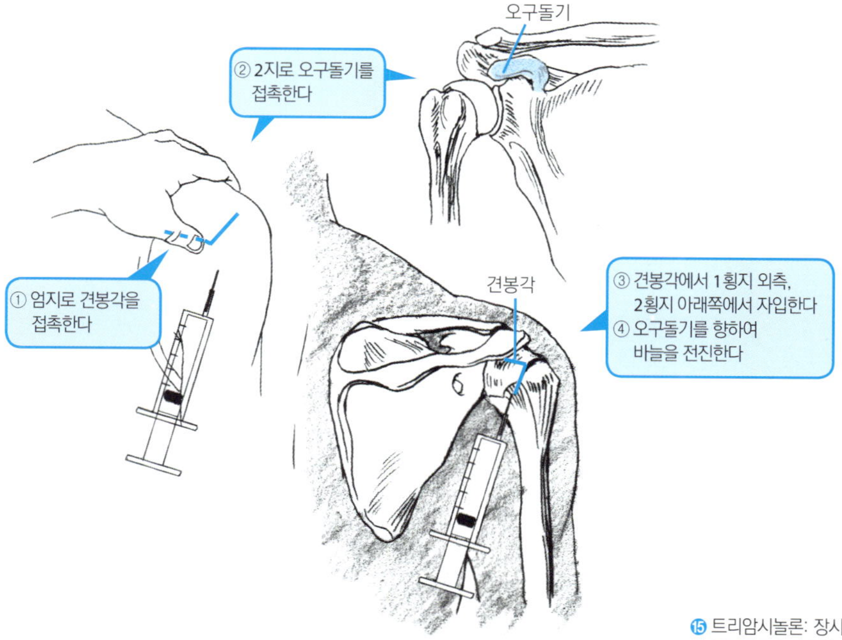

- 우측 견관절주사 후방
  - 사용하는 바늘은 약제를 넣을 수만 있다면 23G로 충분하다.
    - ① 왼쪽 엄지로 견봉각을 접촉한다
    - ② 왼쪽 2지로 오구돌기를 접촉한다
    - ③ 견봉각에서 1횡지 외측, 2횡지 하방에서 자입한다
    - ④ 오구돌기를 향하여 바늘을 전진한다

⑮ 트리암시놀론: 장시간 작용하는 합성 코르티코스테로이드로써, 구강, 주사, 흡입, 투약, 크림의 방법으로 복용할 수 있다. 저자는 Kenacort-A®를 사용하였다—역자주.

⑯ 리도카인: 국소 마취제이자 항부정맥제이다. 저자는 Xylocaine®을 사용하였다—역자주.

⑰ 히알루론산: 동물 등의 피부에 많이 존재하는 생체 합성 천연 물질로 보습 작용을 한다. 저자는 Artz®를 사용하였다—역자주.

증례④ 55세 남성

갑자기 어깨가 아파 잠을 잘 수가 없다

Case 04:

특별한 기왕력이 없는 55세 남성. 내원 하루 전 낮부터 오른쪽 어깨가 아프기 시작하였다. 오늘이 되어도 통증이 사라지지 않았고, 잠자리에 들어도 통증이 심해서 잠들지 못해 23시경 응급실을 찾아왔다.

꽤 아픈 듯하네요.

그렇습니다. 골절이거나 탈구가 아닐까요? X-Ray가 필요할 것 같습니다.

자, 순서대로 따라가봅시다.

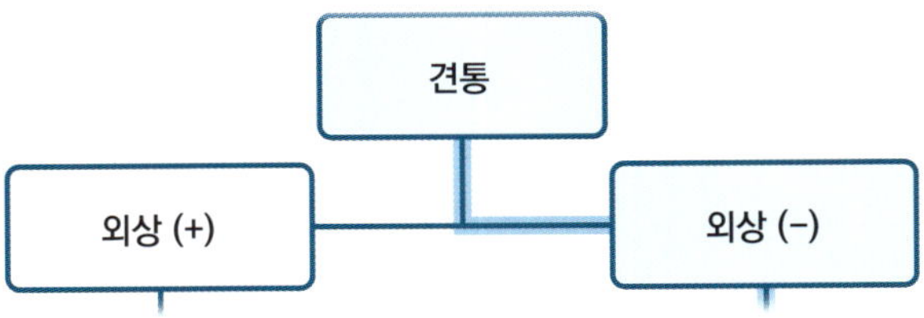

외상력(넘어지거나 부딪치거나)은 없다고 합니다.

네.

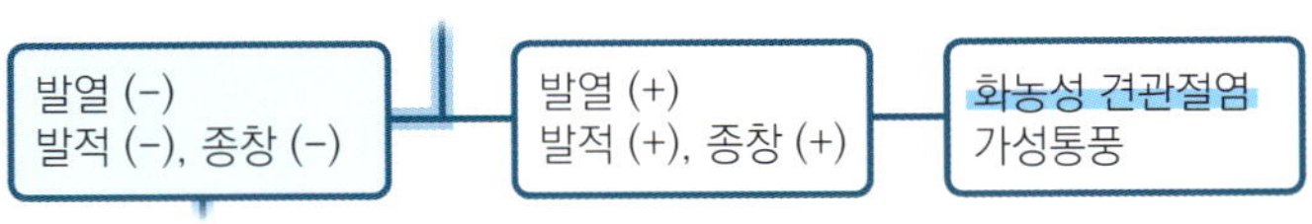

어제부터 아팠고, 최근 몇 시간 사이에 갑자기 더 아파서 왔다고 합니다. 발열이나 어깨의 발적과 종창은 없습니다.

네.

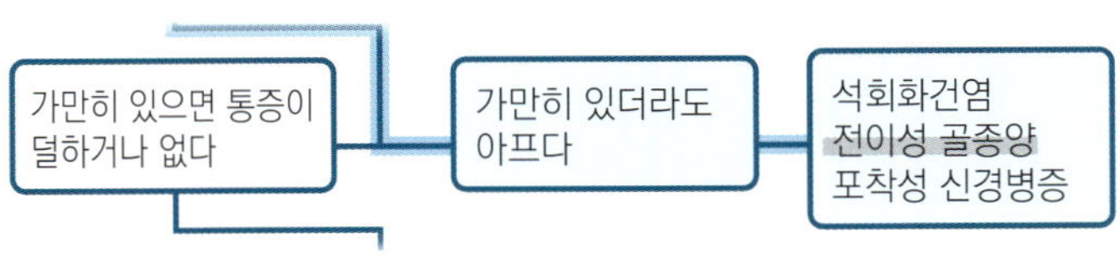

가만히 있는데도 아픈가요?

네. 진료실에서 앉아만 있는 것만으로도 몹시 아픈 듯했습니다.

그렇다면 석회화건염, 전이성 골종양 등을 감별해야겠군요. 통증 부위는요?

▶통증부위와 감별질환(비외상)

※ 푸른 부분은 체표에서 촉진 가능한 부위

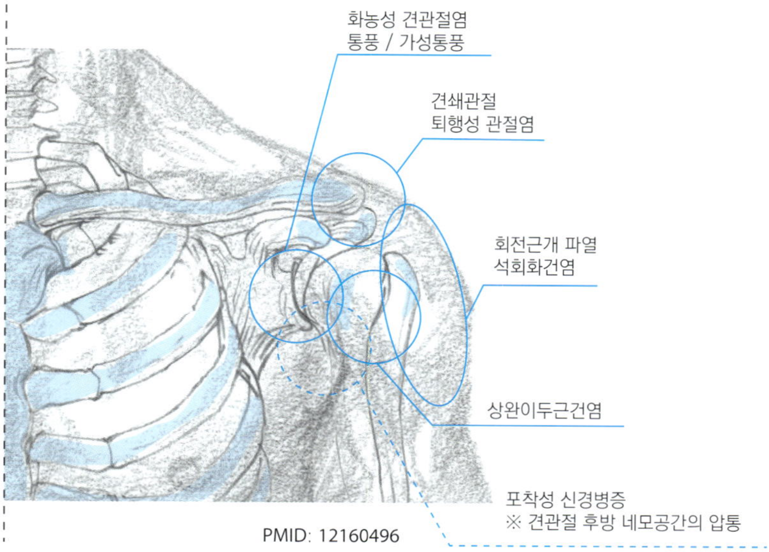

PMID: 12160496

그렇습니다. 삼각근 부위(회전근개 파열, 석회화건염)를 아파하고 있습니다. 또 견관절 전체가 아픈 듯한 느낌[18]도 있습니다.

[18] 견관절 전체가 아픈 듯한 느낌: 경험적으로 회전근개에 관련한 질환에서는 어깨 전체에 뭐라고 말할 수 없는 아픔을 호소하는 경우가 있다.

네, 석회화건염과 전이성 골종양, 포착성 신경병증에서는 환자 스스로 어디가 아픈지 확실하게 말하지 못하는 때도 많아요. 그러면 병력을 확인해볼까요?

질환명(빈도)	병력	LR+	LR-
석회화건염 빈도 ★★★☆☆	40세 이상 가만히 있어도 아프다 원인 없음	-	-
전이성 골종양 빈도 ★☆☆☆☆	야간통 암 기왕력	-	-
포착성 신경병증 (견갑상신경, 액와신경) 빈도 ★☆☆☆☆	원인 없이 갑자기 어깨가 아팠다 스포츠 이력(배구, 체조, 야구 등) (외상력이 있는 경우도 있다)	-	-

PMID: 11043092

R 병력은 다음과 같습니다.

- 가만히 있어도 아프다
- 야간통 있다
- 원인 없다
- 어떤 자세에서도 아프다
- 암 기왕력 없다
- 스포츠 이력 없다

● 매우 아픈가 보군요?

R 그렇습니다. 잠을 잘 수 없을 정도로 아파서 왔다고 말하였습니다.

● 네, 그렇다면 전이성 종양보다는 석회화건염이나 포착성 신경병증이고, 이렇게 아파하는 양상은 석회화건염 쪽이군요.

R 그렇습니다.

● 갑자기 아픈 경우가 많을 듯하군요. 신체소견은 어때요?

질환명(빈도)	신체소견	LR+	LR-
석회화건염 빈도 ★★★☆☆	ROM 제한(통증으로 인해)	-	-
전이성 골종양 빈도 ★☆☆☆☆	압통 (상완골 골간부에서 아픈 경우도 있다)	-	-
포착성 신경병증 (견갑상신경, 액와신경) 빈도 ★☆☆☆☆	네모공간[19] 의 압통	-	-

PMID: 11043092

[19] 네모공간(quadrilateral space): 어깨를 뒤에서 볼 때, 상완골, 상완삼두근 장두, 대원근, 소원근이 이루는 틈. 액와신경과 후상완회선동정맥이 여기를 통과한다.

R 통증으로 ROM 제한이 있습니다. 수동적으로도 너무 아파서 움직일 수가 없어요. 압통점은 딱히 없었습니다. 어깨 전체가 아픈 느낌입니다.

● 정말 그렇다면 가능성으로는 역시 석회화건염이네요. 영상은 어떻습니까?

질환명(빈도)	신체소견	LR+	LR-
석회화건염 빈도 ★★★☆☆	X-Ray Shoulder(Int & Ext Rotation) ※ AP & Scapular Y도 가능 초음파검사	-	-
전이성 골종양 빈도 ★☆☆☆☆	X-Ray Shoulder(AP & Scapular Y) MRI	-	-
포착성 신경병증 (견갑상신경, 액와신경) 빈도 ★☆☆☆☆	X-Ray C/S(AP & Lat) MRI	-	-

PMID: 21843213

R 이러면 석회화건염을 의심하므로 Internal & External Rotation 촬영입니다.

● 그렇습니다. 석회화가 일어나는 곳이 극상근[20]과 극하근[21] 사이가 많다고 알려져 있고, 외회전했을 때에 극상근 부착부인 대결절이 노출되므로 판독하기 쉬워져요.

R 네, 알겠습니다.

[20] 극상근(supraspinatus m.): 회전근개를 구성하는 근육 가운데 하나. 견갑골에서 상완골 대결절에 부착하고, 견관절 외전을 담당한다.

[21] 극하근(infraaspinatus m.): 회전근개를 구성하는 근육 가운데 하나. 견갑골에서 상완골 대결절에 부착하고, 견관절 외회전을 담당한다.

▶ X-Ray Shoulder Internal Rotation view

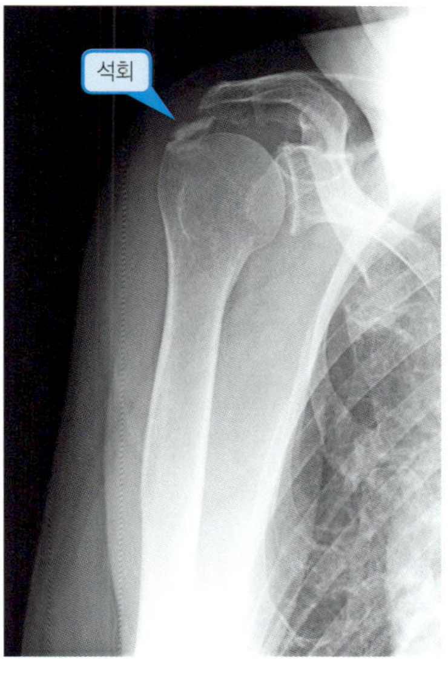

POINT 7 석회화건염의 초음파 영상

회근근개 안의 석회화에 주목합니다. 극상근은 보통 근육섬유의 결(fibrillar pattern)이 보이지만, 그 내부에 석회화를 나타내는 고에코(hyperechoic)상이 보입니다. 음영소실이 보이기도 합니다.

- **탐촉방법**

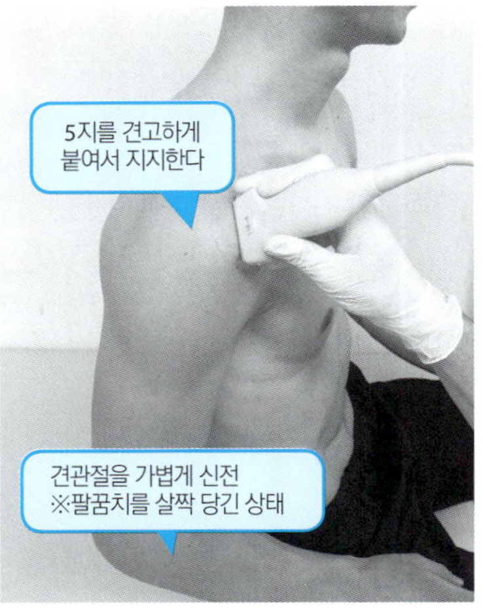

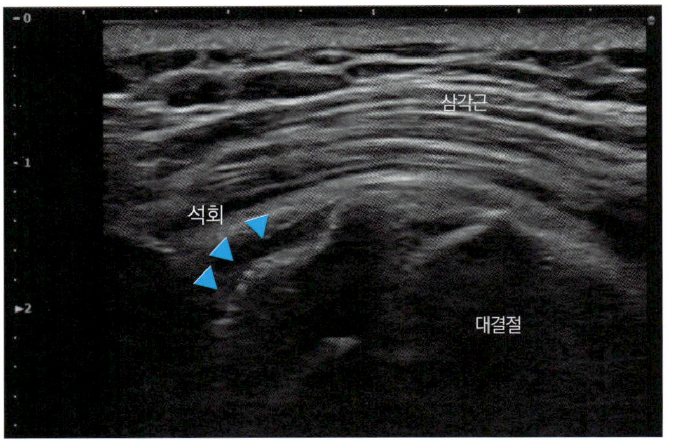

석회화건염의 에코

※자세히 공부하고 싶은 독자는 〈더 배우고 싶은 사람들을 위해서〉(p.249)를 참조

선생님, X-Ray에 석회화가 있습니다! 관절액은 터지지 않았습니다.

오, 이건 석회화건염이네요.

네, 치료는 비스테로이드 항염증제(NSAIDs)를 사용하면 되겠습니까?

그렇습니다. NSAIDs로 대부분이 며칠 내에 치료됩니다. 또 나는 경험이 없지만 화농성 관절염 합병증을 일으킬 수 있다고 합니다. 따라서 환자에게 잘 낫지 않는 경우나 수반증상(발열과 전신상태 악화)이 있는 경우는 반드시 의료기관에 다시 방문하라고 전달해야 합니다.

알겠습니다.

Diagnosis ●진단●

오른쪽 어깨 석회화건염

50대 남성이 내원 하루 전부터 어깨가 심하게 아팠다. 어깨를 움직이면 아프고 외상은 없다. 삼각근 부위에 통증이 있고 안정시에도 통증이 있다. 어떤 자세에서도 아프다고 한다. 신체소견에서는 통증으로 인해 ROM 제한이 있어서, 석회화건염을 염두에 두고 진행하였다. 국소종창이나 전신증상이 없어서 위험신호(Red flag)인 화농성 관절염은 배제하였다. X-Ray에서 석회화를 확인하여, NSAIDs로 치료를 시작하고 귀가시켰다.

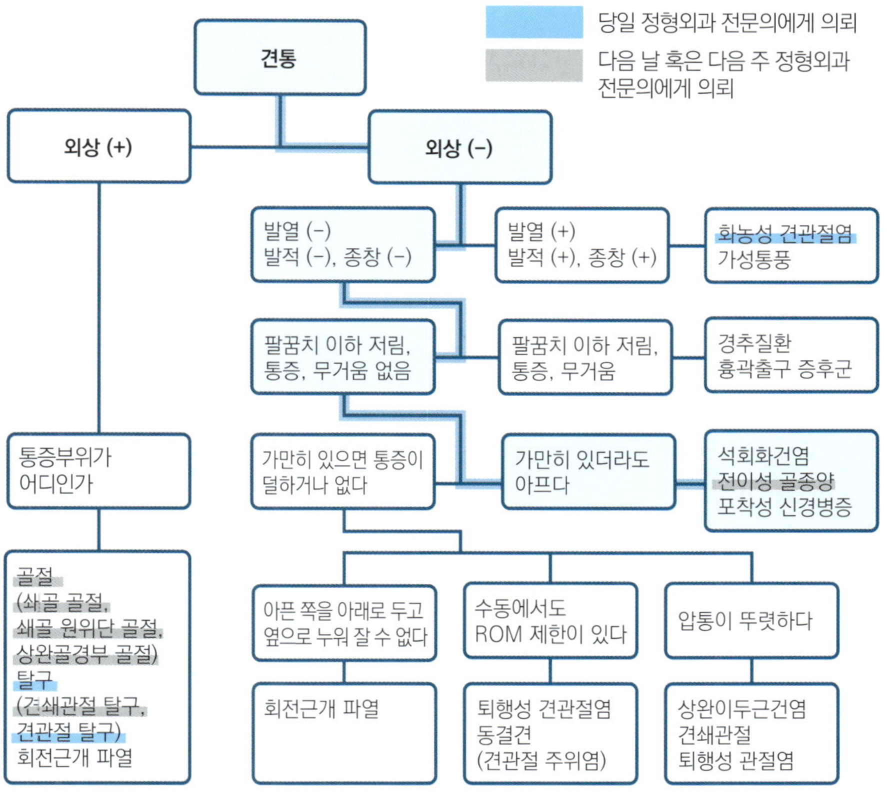

Advanced 만약 내가 외래진료를 한다면

석회침착성건염의 치료법

석회화건염은 NSAIDs를 투여하면 며칠 내에 가벼워지는 질환입니다. 발병 직후는 석회가 아직 흐물흐물하게 백색의 액체상으로 있는 경우도 많아서, 18G로 천자해서 흡인하는 것도 가능합니다. 문헌에서는 흡인 후 생리식염수로 세정하면 장기예후가 좋아진다고 하는 보고도 있습니다. 또 경험적으로 NSAIDs로도 충분히 환자의 만족도가 높아집니다.

- **보존치료**
  - 비스테로이드 항염증제(NSAIDs), 위산분비억제제(PPI), 아세트아미노펜
  - 재활

    상기 두 가지로 양호한 결과를 얻을 수 있다.
  - 치료용 초음파
  - 충격파
  - 천자흡인(초음파 가이드 천자흡인, 세정은 장기예후를 좋게 한다)

PMID: 14984196, PMID: 25771323

증례❺ 70세 남성

넘어져서 어깨가 아프다

Case 05:

특별한 기왕력이 없는 70세 남성이 1시간 전 자전거를 타다 넘어졌다. 움직일 수 없는 상황의 환자를 지나가던 사람이 보고 응급구조 요청을 하였다. 의식은 명료하고, 맥박 85/분, 혈압 132/80mmHg, 호흡수 16/분, 혈중산소포화도 100%(실내공기), 체온 36.8˚C.

R 선생님, 자전거를 타다 넘어졌습니다. 구급대가 보내온 바이탈 사인에서는 지금 안정된 듯합니다.

● 그렇군요. 어떤 것을 고려해야 할까요?

R 네. 외상이 있으므로 골절일지 탈구일지, X-Ray가 필요합니다.

● 자, 순서대로 살펴봅시다.

R 우선은 넘어졌으므로 외상이 있습니다.

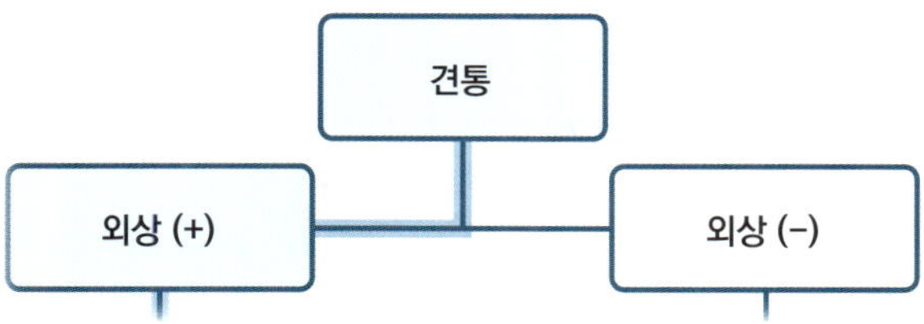

R 네. 그러면 통증부위가 핵심인 듯합니다.

● 그렇습니다.

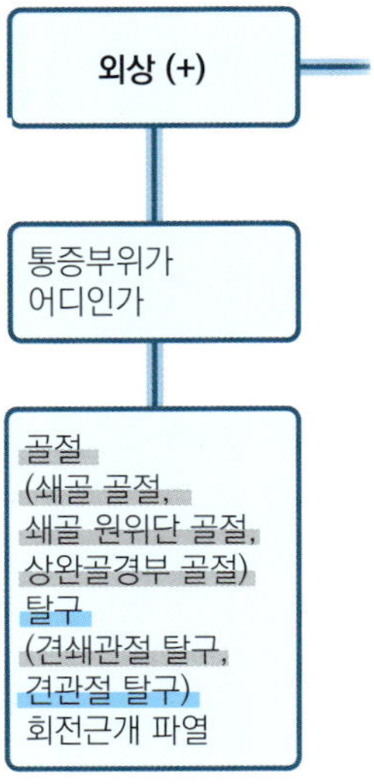

그렇군요. 골절과 탈구를 고려해보는 것이 좋겠군요.

네! 환자가 왔습니다.

네, 모니터링을 하면서 평소대로 합시다.

JATEC[22]에 따라 어깨 이외에 외상이 없는 것을 확인하였다

[22] JATEC: 일본의 표준적 외상진료를 익히는 과정. 응급구조가 아니라, 응급실에 실려 온 이후의 대응을 배운다. Japan Advanced Trauma Evaluation and Care의 약칭.

어깨 이외에 외상은 없는 것 같은데요, 몹시 아파하고 있습니다.

네, 먼저 진통제를 처방할까요? NSAIDs 좌약을 처방합시다. 그리고 통증부위는 어떤가요?

▶통증부위와 감별질환(외상)

※ 푸른 부분은 체표에서 촉진 가능

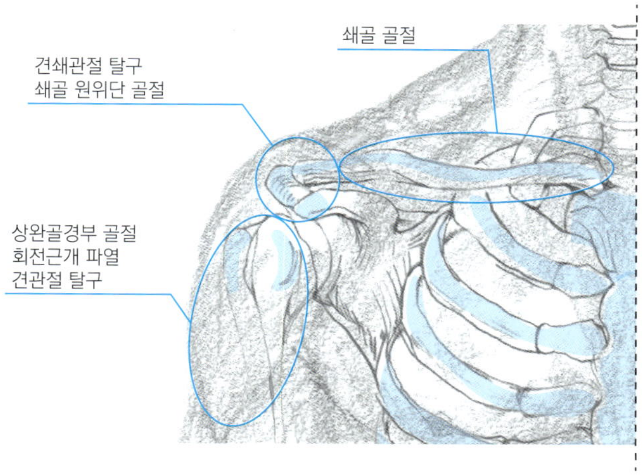

삼각근 부위(상완골경부 골절, 회전근개 파열, 견관절 탈구)가 아프다고 합니다.

네, 이 세 가지를 감별해봅시다!

질환명(빈도)	병력
상완골경부 골절 빈도 ★★★★☆	넘어져서 어깨를 부딪쳤다
견관절 탈구 빈도 ★★☆☆☆	넘어져서 어깨를 부딪쳤다 공을 던지거나 라켓을 휘둘렀다[23] (습관성인 경우) 빠진 것을 안다
회전근개 파열 빈도 ★★★★★	40세 이상 넘어져서 어깨를 부딪쳤다 야간통(아픈 쪽을 아래로 두고 옆으로 누워 잘 수가 없다) 삼각근의 상완골 부착부 주변의 통증, 어깨 전체가 아픈 경우도

PMID: 18326164

[23] 공을 던지거나 라켓을 휘둘렀다: 견관절 탈구의 주요 원인이다. 외전·외회전을 수반하는 스포츠 동작.

병력은 자전거를 타다 넘어진 것이고, 신체소견은 어떤가요?

질환명	신체소견	LR+	LR-
상완골경부 골절 빈도 ★★★★☆	압통 ROM 제한(통증으로 인해)	- -	- -
견관절 탈구 빈도 ★★☆☆☆	견장 징후 견관절 전방에서 골두 촉지	- -	- -
회전근개 파열 빈도 ★★★★★	페인풀 아크 검사 엠프티 캔 검사 드롭 암 검사	1.65～3.74 0.86～8.9 1.75～∞	0.84～0.36 1.14～0.12 09～0.73

PMID: 23982370, PMID: 20890250, PMID: 18326164

R 선생님, 어깨가 주저앉았습니다.

● 주저앉았다고요?

POINT 8 견장 징후(Epaulet sign)

견관절 탈구(전방)에서는 상완골두가 전방으로 탈구합니다. 원래대로라면 대결절이 견봉에서 외측으로 융기되어 있지만, 이것이 없어져버리고, 견봉 외측이 움푹 주저앉은 소견이 보입니다. 이것을 견장 징후라고 합니다.

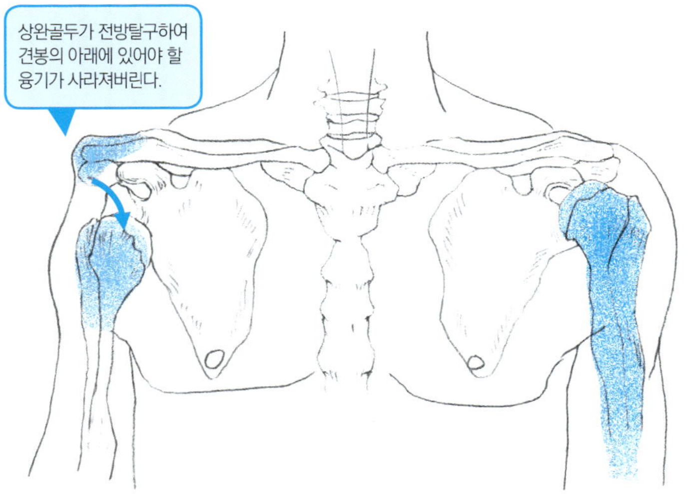

● 이것이 견장 징후입니다. 그렇다면 견관절 탈구가 있네요. X-Ray는요?

질환명(빈도)	검사
상완골경부 골절 빈도 ★★★★☆	X-Ray Shoulder(AP & Scapular Y)
견관절 탈구 빈도 ★★☆☆☆	X-Ray Shoulder(AP & Scapular Y)
회전근개 파열 빈도 ★★★★★	X-Ray Shoulder(Int & Ext Rotation) 초음파검사 MRI

R 네! 조금 전 AP만 오더를 했습니다. 곧 나옵니다.

▶X-Ray Shoulder AP

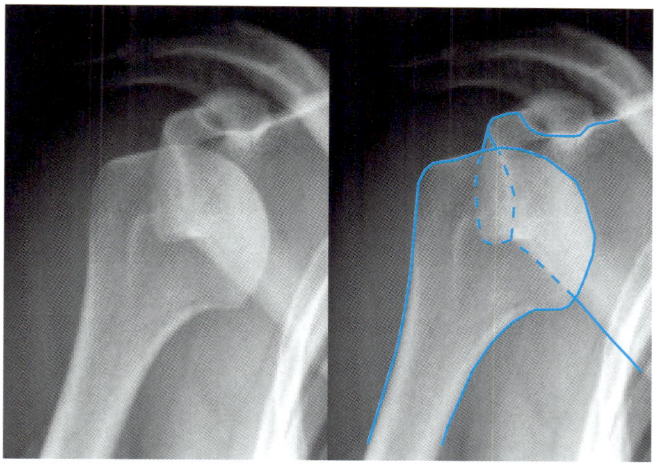

전방탈구네요. 자, 정복(reduction)합시다! 해본 적이 있나요?

R 없습니다.

네, 그러면 함께해봅시다. 나는 평소 파레스 메소드로 합니다. 최악의 경우 혼자서도 할 수 있는 방법이니 익혀두면 좋습니다. 지속적인 모니터링도 잊지 마세요.

R 알겠습니다!

POINT 9 견관절 (전방) 탈구의 정복 방법

가장 중요한 것은 견관절 주변에 힘을 빼도록 하는 것입니다. 고령의 여성이라도 힘을 주고 있으면 정복이 곤란합니다.

- **스팀슨 테크닉(Stimson technique)**

만약 외래가 붐벼서 정복에 인력이 부족할 때는 이 방법을 추천한다. 환자를 엎드리게 하고(여기까지의 과정이 아프다), 중량(5~6kg)을 손목에 매단다. 매달 중량이 없을 때는 부직포 가방에 수액 파우치를 담아 손목에 매는 방법도 좋다. 이대로 5~10분 정도 놔둔다. 통증이 사라지면 내회전/외회전을 반복시킨다. 힘이 빠지는 순간에 정복된다.

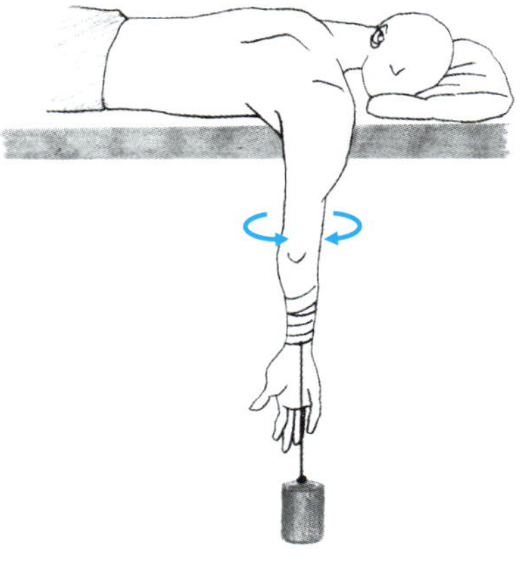

- **제로 포지션 테크닉 (Zero position technique)**

'제로 포지션'은 견관절 주변 근육이 균형을 잡으면서 이완한 포지션을 말한다. 환측의 상지를 꼬리 쪽으로 당긴다. 이때 힘을 빼라고 지시한다. 견인을 하면서 천천히 들어 올리고, 제로 포지션(150°)까지 가져간다. 이때 다른 보조자가 있으면 탈구된 상완골두를 꼬리 쪽에서 머리 쪽으로, 견갑골 관절와에 끼우듯이 밀어넣도록 하면 정복하기 쉽다.

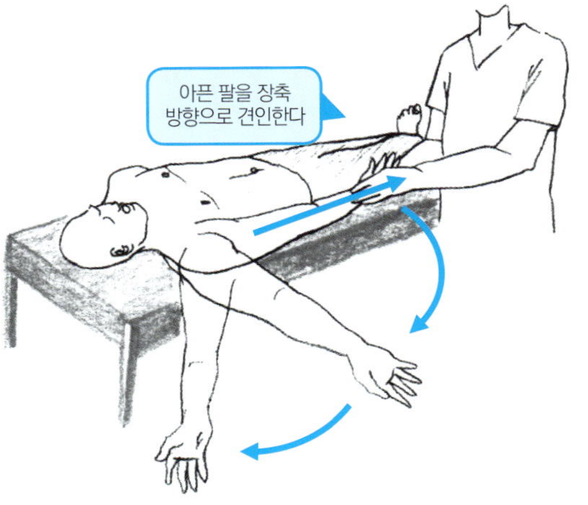

- **파레스 메소드 (FARES Methods)**

손을 내려놓은 상태로, 환측의 손목을 잡고 아래위로 흔들어 견관절 주변의 힘을 빼게 한다. 아래위로 흔들면서 '제로 포지션'까지 가져간다. 끝에서 외회전을 시켜도 좋다. 핵심은 아래위로 흔들면서 통증을 느끼지 않으면서 제로 포지션까지 가는 것이다. 제로 포지션과 마찬가지로 이때도 보조자가 있다면 탈구된 상완골두를 꼬리 쪽에서 머리 쪽으로, 견갑골 관절와에 끼우듯이 밀어넣으면 정복하기 쉽다.

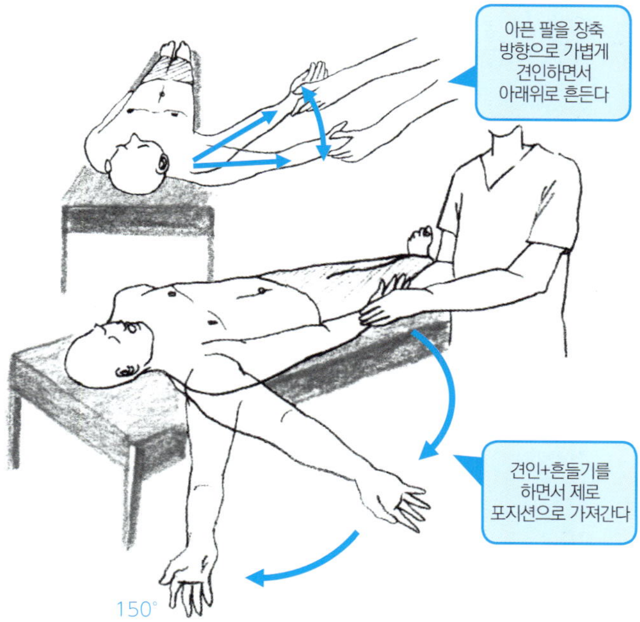

선생님, 정복을 했습니다.

네, 젊은 남자들은 이렇게 안 될 수도 있어요.

그렇습니까?

정복에 따른 골절[24]이 없는지 확인하고, 삼각건(p.243)으로 고정시켜서 귀가시킵니다. 그리고 내일 이후에 정형외과로 의뢰합니다.

알겠습니다.

[24] 정복에 따른 골절: 정복을 할 때에 상완골경부 골절이나 견갑골 관절와의 골절을 일으키는 경우가 있다.

Diagnosis ●진단●

오른쪽 견관절 탈구

70세 남성이 자전거를 타다 넘어져서 이송되어 왔다. 어깨 이외의 외상이 없는 것을 확인하였다. 삼각근 부위의 통증, 견장 징후가 있고, X-Ray로 견관절 전방탈구 진단을 하였다. 파레스 메소드로 정복을 하였고, 정복에 따른 골절이 없는 것을 확인하고 나서 삼각건으로 고정한 후 귀가하였다.

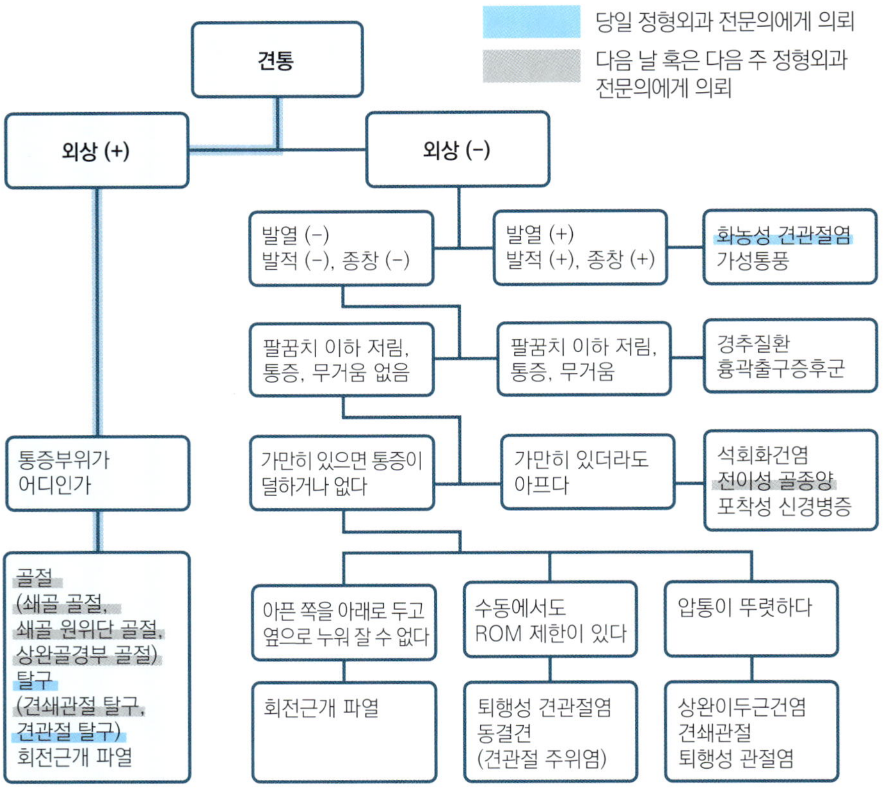

▶견통의 감별질환과 개관

질환명(빈도)	병력	신체소견	검사	치료
쇄골 골절 빈도 ★★★★☆	넘어져서 어깨를 부딪쳤다	압통(p.31) 어깨 ROM 제한 (통증으로 인해)	X-Ray Clavicle (AP & Axial)	보존(진통± 쇄골 보호대)(p.239) 수술
쇄골 원위단 골절 빈도 ★☆☆☆☆	넘어져서 어깨를 부딪쳤다	압통 어깨 ROM 제한 (통증으로 인해)	X-Ray Clavicle (AP & Axial)	보존(진통) 수술
상완골경부 골절 빈도 ★★★★☆	넘어져서 어깨를 부딪쳤다	압통 ROM 제한 (통증으로 인해)	X-Ray Shoulder (AP & Scapular Y) (p.39)	보존(진통, 재활) 수술
견쇄관절 탈구 빈도 ★☆☆☆☆	넘어져서 어깨를 부딪쳤다 (유도 등에서) 던져져서 어깨부터 떨어짐	압통 piano key sign	X-Ray AC j. (AP & Zanca)	보존(진통) 수술
견관절 탈구 빈도 ★★☆☆☆	넘어져서 어깨를 부딪쳤다 공을 던지거나, 라켓을 휘둘렀다 (습관성인 경우) 빠진 것을 안다	견장 징후(p.54) 견관절 전방에서 골두 촉지	X-Ray Shoulder (AP & Scapular Y)	탈구 정복 (스팀슨 테크닉, 제로포지션 테크닉, 파레스 메소드)(p.56)
회전근개 파열 빈도 ★★★★★	40세 이상 넘어져서 어깨를 부딪쳤다 야간통(아픈 쪽을 아래로 두고 옆으로 누워 잘 수가 없다) 삼각근의 상완골 부착부 주변의 통증, 어깨 전체가 아픈 경우도	페인 풀 아크, 엠프티 캔, 드롭 암 검사 (p.37)	X-Ray Shoulder (Int & Ext Rotation) (p.39) 초음파검사(파열의 크기에 따라)(p.38) MRI	보존(진통, 재활) 수술(p.42)
석회화건염 빈도 ★★★☆☆	40세 이상 가만히 있어도 아프다 원인 없음	ROM 제한 (통증으로 인해)	X-Ray Shoulder (Int & Ext Rotation) ※AP & Scapular Y도 가능 초음파검사(p.48)	보존(NSAIDs)(p.50) 견관절 스테로이드 주사(p.43)
화농성 견관절염 빈도 ★☆☆☆☆	80세 이상 당뇨병, 스테로이드 등의 과거력 최근 3개월 관절수술 이력 피부감염증	발열, 발적종창 압통	X-Ray Shoulder (Int & Ext Rotation) 초음파검사 MRI 혈액검사 관절액검사, 배양	항생제 절개세정 (지속 세정 포함)
가성통풍 빈도 ★☆☆☆☆	70～80대 원인 없이 갑자기 어깨가 아프다	발적, 종창 압통	혈액검사 (WBC, CRP, UA 등) 관절액검사 (WBC, LDH 등) 배양검사 X-Ray Shoulder (Int & Ext Rotation) 초음파검사	NSAIDs 관절내 스테로이드 주사(p.43)
전이성 골종양 빈도 ★☆☆☆☆	야간통 암 기왕력	압통(상완골 골간부에서 아픈 경우도 있다)	X-Ray Shoulder (AP & Scapular Y) MRI	원인 질환 치료 보존 수술(병적골절 예방목적)

질환명(빈도)	병력	신체소견	검사	치료
동결견 (견관절 주위염) 빈도 ★★★★★	40세 이상 오십견이라고도 한다 당뇨병 / 갑상선 질환의 기왕력	ROM 제한 (능동 / 수동)	X-Ray Shoulder (AP & Scapular Y) 초음파검사	보존(진통, 관절내주사, 재활) 수술(강압교정)
퇴행성 견관절염 빈도 ★★☆☆☆	40세 이상 상지에 힘을 주기 어려워 힘을 쓸 수가 없다	ROM 제한 (능동 / 수동) 압통	X-Ray Shoulder (AP & Scapular Y)	보존(진통, 관절내주사, 재활) 수술
상완이두근건염 빈도 ★★★☆☆	고령자가 많다 원인 없이 갑자기 어깨가 아파 온다	상완이두근 장두건의 압통	초음파검사	NSAIDs 건초내주사(리도카인+트리암시놀론)
퇴행성 견쇄관절염 빈도 ★★☆☆☆	원인 없이 갑자기 어깨가 아파 온다	압통	X-Ray AC j. (AP & Zanca) 초음파검사(견봉하윤활낭염 스캔)	NSAIDs 관절내주사(리도카인+트리암시놀론)
포착성 신경병증 (견갑상신경, 액와신경) 빈도 ★☆☆☆☆	원인 없이 갑자기 어깨가 아파 온다 스포츠 경력 (배구, 체조, 야구 등) (외상력이 있는 경우도 있다)	네모공간의 압통	X-Ray C/S(AP & Lat) MRI	보존(진통, 신경 차단술) 수술
흉곽출구증후군 빈도 ★☆☆☆☆	어깨 높이보다 높은 작업으로 가슴이 답답해진다	wright test roos test	X-Ray C/S(AP) CT, MRI	보존(진통, 재활) 수술
경추질환 빈도 ★★★★☆	경부～어깨에 걸친 통증 팔꿈치 저림	스펄링 검사(p.23) 견관절 외전 검사(p.23)	X-Ray C/S (AP, Lat & Flx/Ext) MRI	보존(진통, 사각근 차단술) 수술

3 주통

선생님, 팔꿈치가 아프다고 합니다.

주통은 그다지 빈도가 높지 않은 주소증입니다. 연령층에 따라 고려해야 할 질환이 다르고, 시대별로 정리한 문헌도 많습니다. 외래에서 자주 경험하는 것은 주로 세 가지 질환입니다. 외상에 의한 골절, 과사용(overuse)에 의한 성인 외측상과염(테니스 엘보), 그리고 소아 주관절 아탈구입니다. 다음 세 가지에 주목하면서 진행해 갑시다.

PMID: 25035767, PMID: 10695582, PMID: 26652338

팔꿈치가 아픈 환자를 보면 무엇을 생각해야 할까?

▶외상인가?

골절을 감별하는 데 중요한 병력입니다. 특히 팔꿈치 주변의 외상은 팔꿈치를 편 채로 지면을 짚어서 발생하는 경우가 많아서, '손을 짚었을 때 팔꿈치를 펴고 있었습니까?'라고 상세하게 병력을 청취하면 좋습니다.

PMID: 24461911

▶소아인가?

발열이 있는 소아에게서 놓쳐서는 안 되는 것이 화농성 관절염 등 감염과 염증성 질환입니다. 그리고 소아에게 빈도가 높은 것은 '주관절 아탈구(nursemaid's elbow)'입니다. 호발연령은 2세 전후이고, 병력청취를 잘할 수 없는 경우가 많아서, 외상이든 비외상이든 감별을 해야 합니다. 야구를 즐겨하는 어린이라면 투수 엘보(Pitcher Elbow)도 고려해야 합니다.

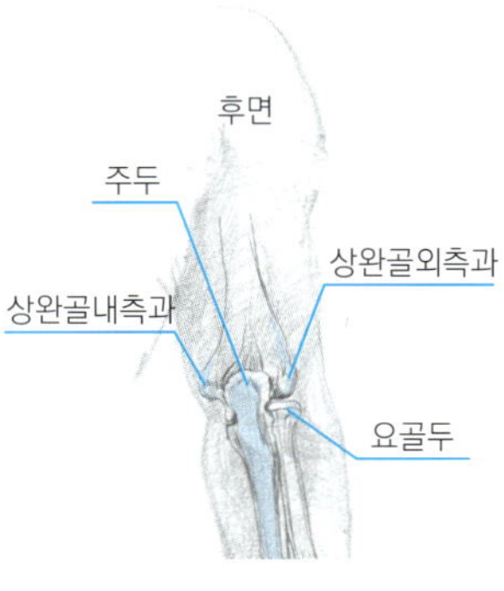

▶통증부위는?

상완골내·외측과❶, 주두❷, 요골두❸의 네 군데 해부학적 지표가 중요합니다. 다양한 골절이 빈발하는 부위이므로, 촉진을 통해 알 수 있도록 하는 것이 좋습니다.

마지막으로 정형외과에서 간과하면 안 되는 것이, 상지의 통증과 저림이 있으면 경추질환입니다. 팔꿈치에만 주목하지 말고 상지 전체, 경추까지 살피는 관점으로 진찰하는 것이 중요합니다.

❶ 상완골내·외측과(medial & lateral epicondyle of humerus): 상완골 하단에 있는 뼈의 돌출. 내측과에는 수관절 굴근군, 외측과에는 수관절 신근군이 부착되어 있다.

❷ 주두(olecranon): 척골 상단에 있는 뼈의 돌출. 상완삼두근의 부착부가 있다.

❸ 요골두(head of radius): 요골 상단에 있다. 주위가 윤상인대로 덮여 있다.

Flowchart

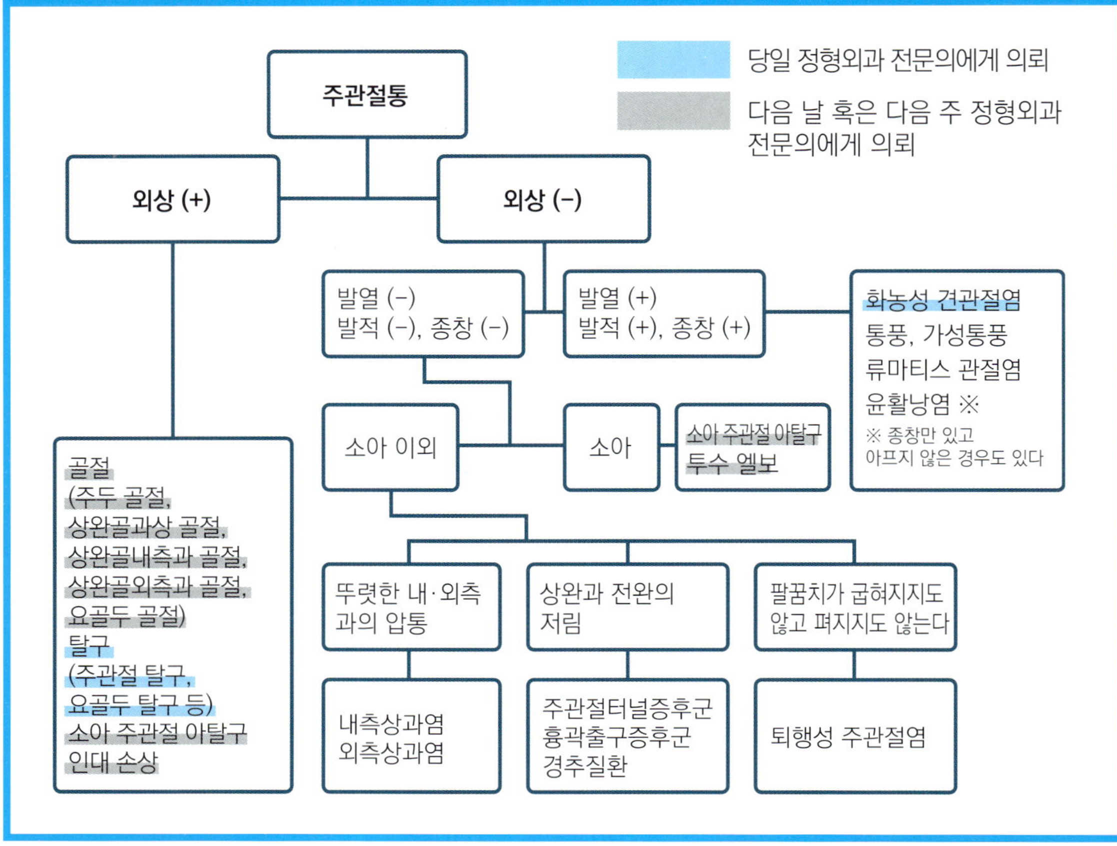

당일 정형외과 전문의에게 의뢰
다음 날 혹은 다음 주 정형외과 전문의에게 의뢰
주관절통
외상 (+)
외상 (-)
골절 (주두 골절, 상완골과상 골절, 상완골내측과 골절, 상완골외측과 골절, 요골두 골절)
탈구 (주관절 탈구, 요골두 탈구 등)
소아 주관절 아탈구
인대 손상
발열 (-) 발적 (-), 종창 (-)
발열 (+) 발적 (+), 종창 (+)
화농성 견관절염
통풍, 가성통풍
류마티스 관절염
윤활낭염 ※
※ 종창만 있고 아프지 않은 경우도 있다
소아 이외
소아
소아 주관절 아탈구
투수 엘보
뚜렷한 내·외측과의 압통
상완과 전완의 저림
팔꿈치가 굽혀지지도 않고 펴지지도 않는다
내측상과염
외측상과염
주관절터널증후군
흉곽출구증후군
경추질환
퇴행성 주관절염

▶통증부위와 감별질환

※ 푸른 부분은 체표에서 촉진 가능한 부위

외상

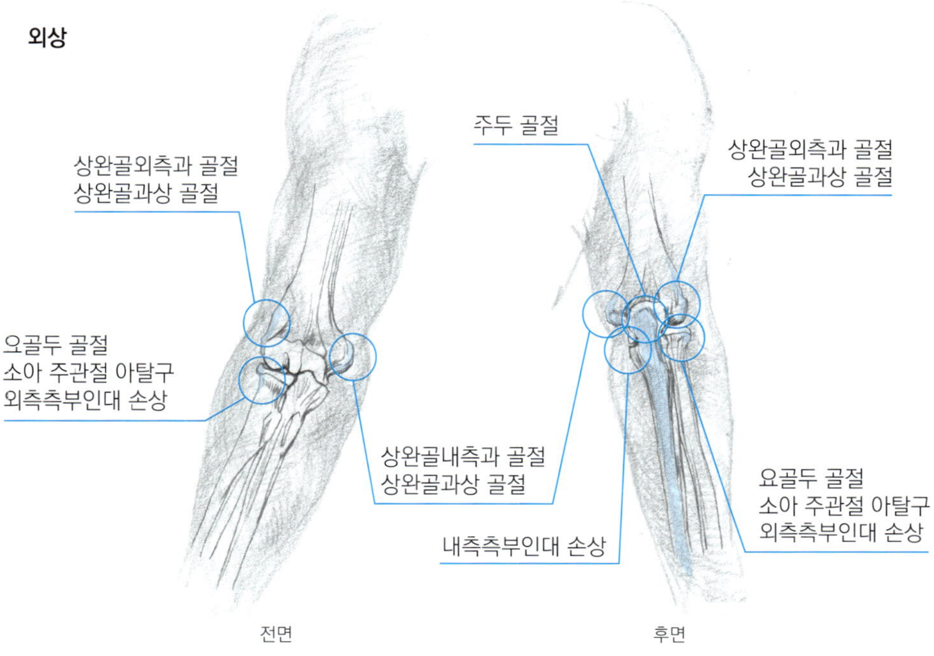

비외상

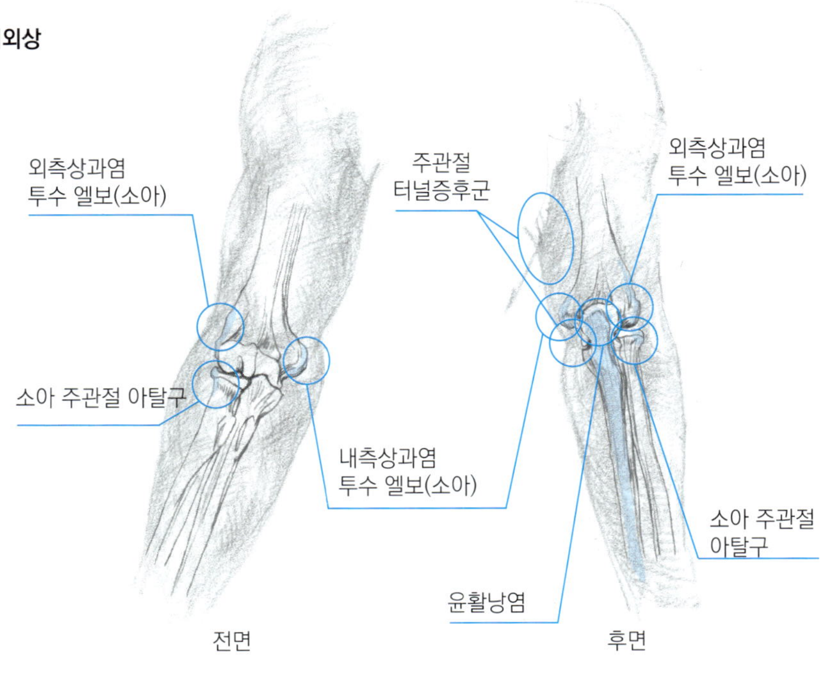

증례❻
43세 남성

며칠 전부터 팔꿈치가 아프다

Case 06:

특별한 기왕력이 없는 43세 남자 조리사. 며칠 전부터 왼 팔꿈치가 아파서 업무에 지장을 받고 있다. 어제저녁부터 통증이 심해져서 응급실에 찾아와 진료를 받았다.

비교적 젊은 사람의 팔꿈치 통증입니다.

그렇군요. 빨리 진행해봅시다.

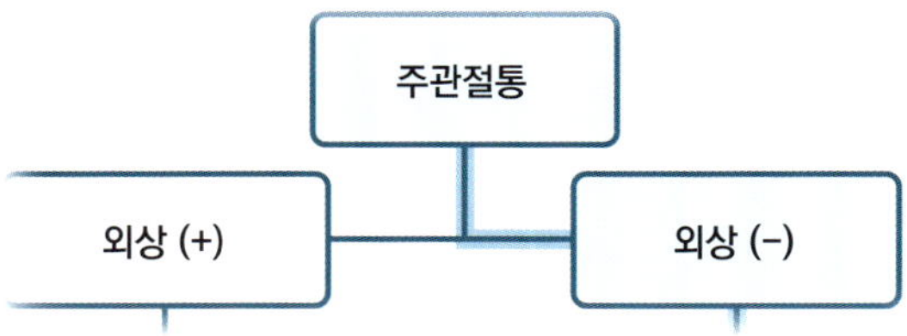

우선 외상인지 아닌지부터 보면, 특별한 계기는 없는 것 같습니다. 외상(-)으로 진행하겠습니다.

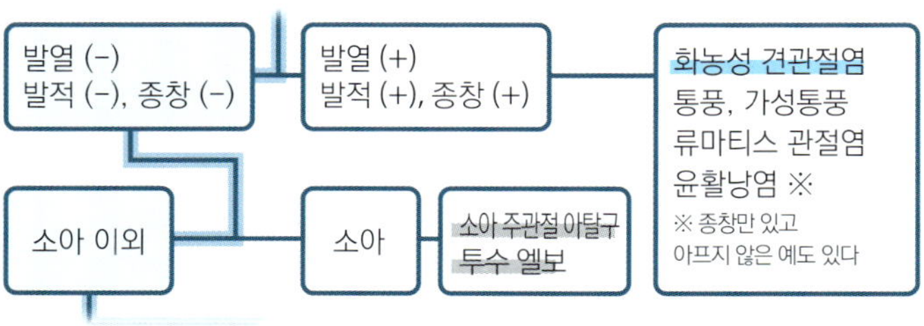

소아는 아닙니다. 관절 자체의 발적이나 종창은 없고, 발열도 없습니다. 며칠 전부터 왼 팔꿈치가 점점 아프기 시작해서 업무에 지장이 생길 정도가 되었습니다.

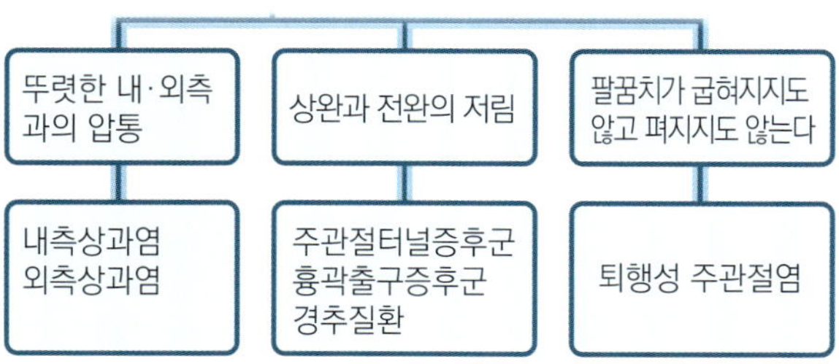

그러면 이 세 가지 패턴이겠군요. 통증부위는요?

▶통증부위와 감별질환(비외상)

※ 푸른 부분은 체표에서 촉진 가능

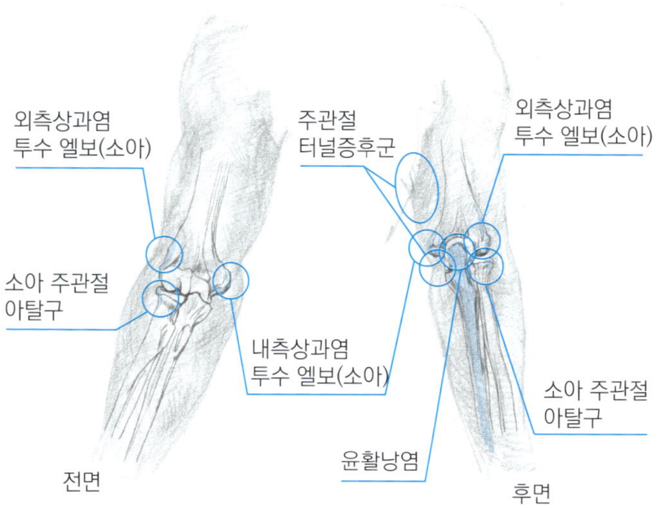

이렇게 보면 외측상과염이나 투수 엘보❹(소아)의 경우에는 확실히 압통이 있었습니다.

❹ 투수 엘보(Pitcher elbow): 어린이들이 투구할 때 수반하는 팔꿈치 주변의 질환군을 총칭. 이단성 골연골염과 골절, 인대 손상 등을 포함한다.

그래요, 외측상과염 같군요. 직업은요?

이자카야 주방에서 일하는 것 같습니다.

손목을 꺾는 동작❺이 많은가요?

❺ 손목을 꺾는 동작: '수관절 배측 굴곡'이 아니다. 환자의 업무에 맞춰 문진하는 것을 권장한다.

제가 이자카야에서 파트타임으로 일해본 적이 있는데, 볶음밥 같은 걸 만들 때는 계속 팬을 흔들고 있어야 합니다.

그렇다면……병력은요?

질환명(빈도)	병력
외측상과염 빈도 ★★★★★	40~50대 손을 쓰는 일, 테니스나 배드민턴 등의 스포츠를 즐긴다 물건을 들어 올릴 수 없다 팔꿈치 외측이 아프다

PMID: 26843886, PMID: 16156339, PMID: 25352261

병력은 다음과 같습니다.

- 40대
- 손을 많이 쓰는 일, 물건을 들어 올릴 때 아프다
- 테니스, 배드민턴 안 함
- 팔꿈치 외측이 아프다

네, 역시 외측상과염 같군요. 신체소견은요?

질환명(빈도)	신체소견
외상과염 빈도 ★★★★★	상완골외측과~전완에 이르는 압통 수관절 신전 시 통증 있다 수관절 신전 검사

PMID: 23398951

모두 해당됩니다.

- 외측과~전완에 이르는 압통
- 외측상과 압통
- 수관절 신전 검사 (+)

POINT 1 수관절 신전 검사(The chair test)

신전 상태로 의자를 들어 올리게 해서, 환측의 외측상과에 통증이 나타나면 양성으로 판단합니다. 외측상과염의 병태는 외측상과의 근건 부착부의 염증입니다. 따라서 수관절을 신전할 때 외측상과에 부착하는 상완요골근과 수관절 신근군을 사용하므로 통증이 나타납니다.

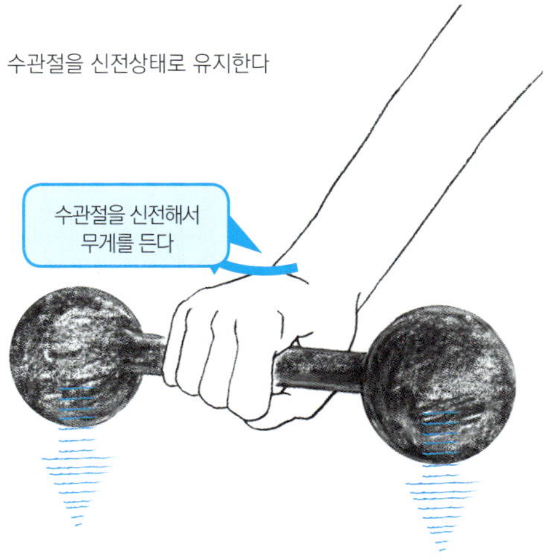

PMID: 23398951

외측상과염이 확실한 듯하네요. 검사는요?

질환명(빈도)	검사
외측상과염 빈도 ★★★★★	X-Ray Elbow(AP & Lat) 초음파검사

X-Ray와 초음파 검사를 했습니다.

확인해볼까요?

POINT 2 외측상과염(Lateral epicondylitis)의 초음파소견

외측을 스캔한 장축 이미지로 신근군의 건부(tendon part)를 평가합니다. 두 화면을 준비해서 좌우 차이를 관찰하면 이해하기 쉽습니다. 도플러 영상에서 혈관 에코가 들어가 있기도 한데, 이 경우는 염증의 증거가 됩니다.

- **탐촉방법**

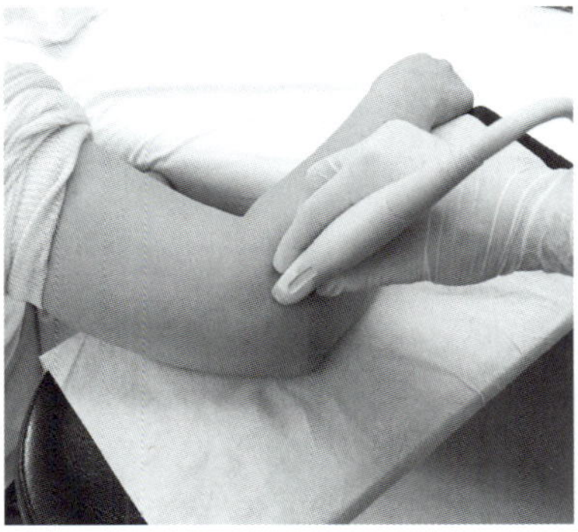

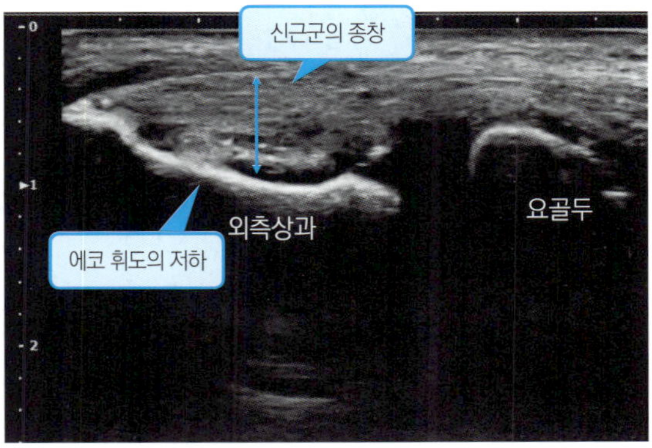

외측상과염의 초음파 이미지

POINT 3 주관절 X-Ray 확인점

팔꿈치의 기본 촬영입니다. AP & Lat 확인점은 아래와 같습니다.

AP	Lat
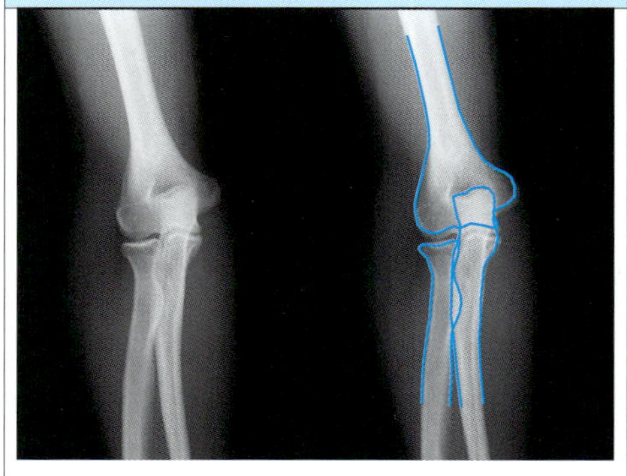	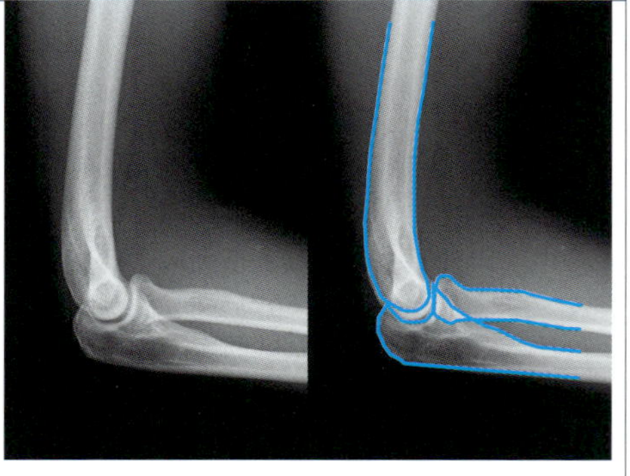
정면에서는 상완골내·외측상과, 요골두의 평가를 합니다.	측면에서는 상완골과 요골두에 더해 주두(척골 근위)도 평가합니다.

R 제게는 어렵습니다만, 환측이 약간 부어 있는 듯 보입니다.

그래요, 틀림없습니다.

R 치료는 NSAIDs로 해야겠습니다.

오늘은 그렇게 하고, 나중에 정형외과로 가도록 합시다.

Diagnosis ●진단●

왼쪽 외측상과염

특별한 기왕력은 없고 손을 많이 쓰는 일을 하는 43세 남성이, 며칠 전 생긴 왼쪽 팔꿈치 통증을 주소증으로 내원하였다. 외측상과에 압통이 있다. 원인으로는 업무가 과도한 것으로 짐작된다. 수관절 신전 검사(+), 외측상과에서 전완에 이르는 압통이 있다. 초음파 소견은 환측 건부의 종창을 확인하였고, 외측상과염으로 진단하였다. NSAIDs로 초기치료를 시작하고 귀가시켰다.

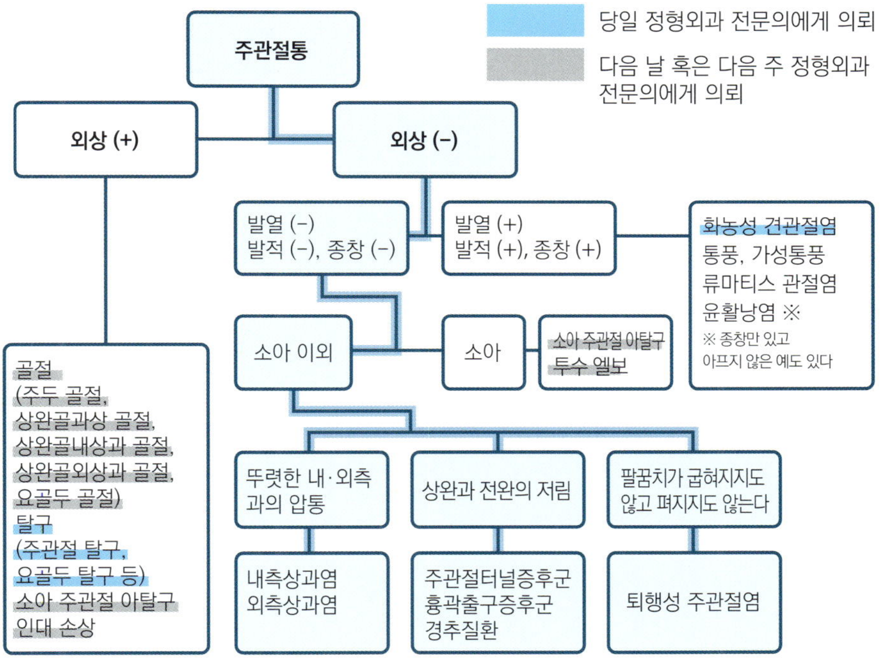

Advanced 만약 내가 외래진료를 한다면

외측상과염(테니스 엘보)의 외래치료

비스테로이드 항염증제(NSAIDs) 또는 스테로이드 주사가 일반적입니다.

그러나 최근에는 스테로이드 주사에 관한 부정적인 문헌이 나오고 있습니다. 2013년 리뷰에서 스테로이드 주사의 단기적 효과를 언급하면서도 장기적으로는 건파열 등의 위험도 올라간다는 보고가 있습니다. 난치증례에서는 체외충격파와 초음파치료도 시행하고 있습니다.

PMID: 26392595, PMID: 26843886, PMID: 23398951, PMID: 31387611

증례❼ 3세 여아

어린이가 팔을 움직일 수 없고, 어깨가 빠진 듯하다

Case 07:

특별한 기왕력이 없는 3세 여아. 부모가 한눈판 사이 갑자기 울어서 달려가보니, 왼팔을 축 늘어뜨린 게 어깨가 빠진 듯했다. 팔꿈치를 아파하는 듯해서, 야간 응급실로 부모가 데리고 와서 진료를 받았다.

선생님, 보호자는 '어깨가 빠졌다'라고 하는데요, 제가 만지면 팔꿈치를 아파하는 것 같습니다. 팔꿈치 통증으로 보고 진행해도 되겠습니까?

실제로 만져보았다면 그렇게 진행합시다.

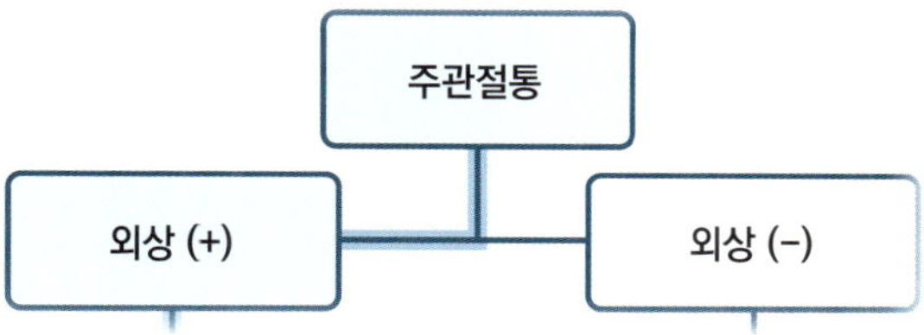

외상력이 확실하지는 않습니다. 적어도 보호자가 잡아당긴 것 같지는 않지만, 소파에서 떨어졌을 가능성은 있습니다.

자, 그러면 외상(+)으로 보고 가봅시다.

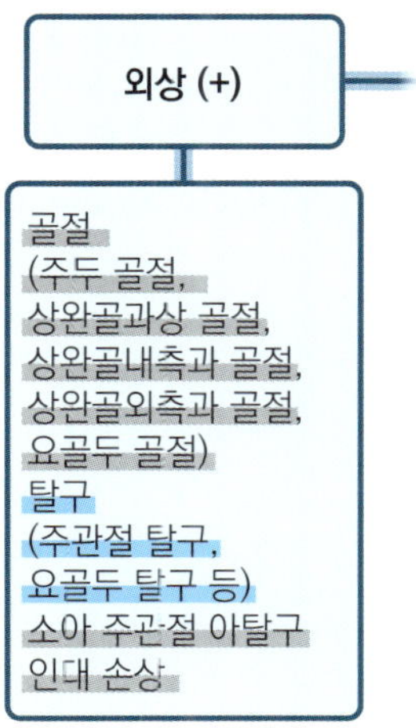

골절, 탈구, 아탈구, 인대 손상을 감별해야 합니다.

네, 병력부터 봅시다.

질환명(빈도)	병력
주두 골절 빈도 ★★★★★	외상(넘어져서 팔꿈치를 부딪쳤다)
상완골과상 골절 빈도 ★★★★☆	외상(팔꿈치를 편 채로 손을 짚었다)
상완골내측과 골절 빈도 ★★★☆☆	외상(팔꿈치를 편 채로 손을 짚었다)
상완골외측과 골절 빈도 ★★★☆☆	외상(팔꿈치를 편 채로 손을 짚었다)
요골두 골절 빈도 ★★☆☆☆	외상(넘어져서 팔꿈치를 부딪쳤다)
주관절 탈구 빈도 ★☆☆☆☆	팔꿈치를 부딪쳐서 변형이 생겼다
요골두 탈구 빈도 ★☆☆☆☆	외상(팔꿈치를 편 채로 손을 짚었다)
인대 손상 빈도 ★★★☆☆	외상(넘어져서 팔꿈치를 부딪쳤다)
소아 주관절 아탈구 빈도 ★★★★★	2세 전후(1~6세) 팔꿈치가 빠져서 팔을 움직일 수 없다 외상력(팔꿈치를 당겼거나, 넘어지는 등)

PMID: 24461911, PMID: 22528894, PMID: 25035767, PMID: 24987508, PMID: 7874416

병력에서 들어맞는 것은 아래와 같습니다.

- 외상의 가능성이 있다(소파에서 떨어졌을 수도?)
- 3세
- 수상 기전이 불분명[6]하지만, 변형이 없다
- 팔꿈치가 빠져서 팔을 움직일 수 없다

이렇다면 주관절 아탈구입니까?

그렇군요, 압통 부위는요?

[6] 수상 기전이 불분명: 소아이기 때문에 환자 본인에게서는 병력을 취득하기 어려울 수도 있다. 부모 등 주변의 목격자로부터 병력을 청취하는 것이 좋다. 보통 결과적으로 알 수 없는 일도 자주 겪는다.

▶통증부위와 감별질환(외상)

※ 푸른 부분은 체표에서 촉진 가능

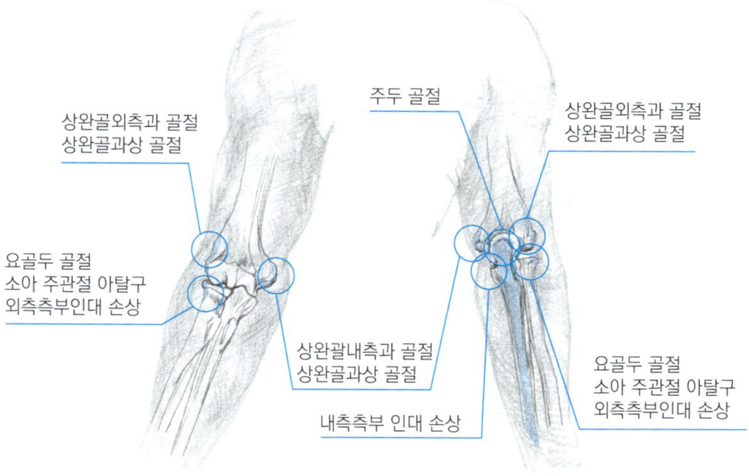

R 3살이라 애매하지만, 외측상과~요골두 부근(상완골외측과 골절, 과상 골절, 요골두 골절, 소아 주관절 아탈구, 외측측부인대 손상)에 압통이 있습니다.

그렇군요.

질환명(빈도)	신체소견
주두 골절 빈도 ★★★★★	주두에 압통이 있다 통증으로 ROM이 곤란
상완골과상 골절 빈도 ★★★★☆	상완골내·외측과에 압통이 있다 통증으로 ROM이 곤란
상완골내측과 골절 빈도 ★★★☆☆	상완골내측과에 압통이 있다
상완골외측과 골절 빈도 ★★★☆☆	상완골외측과에 압통이 있다
요골두 골절 빈도 ★★☆☆☆	요골두에 압통이 있다 굴곡/신전이 가능한 경우도 있지만, 회내/회외에서 통증이 있다
주관절 탈구 빈도 ★☆☆☆☆	주관절의 변형 통증으로 ROM이 안 된다
요골두 탈구 빈도 ★☆☆☆☆	통증으로 ROM이 곤란
인대 손상 빈도 ★★★☆☆	상완골내·외측과에 압통이 있다
소아 주관절 아탈구 빈도 ★★★★★	요골두 주변에 압통이 있다

R ROM은 가능하지만, 울어버려서…….

현 단계라면 골절이나 인대 손상, 주관절 아탈구의 구별이 안 되네요. 검사해봅시다.

질환명(빈도)	검사
주두 골절 빈도 ★★★★★	X-Ray Elbow(AP & Lat) CT
상완골과상 골절 빈도 ★★★★☆	X-Ray Elbow(AP & Lat) CT
상완골내측과 골절 빈도 ★★★☆☆	X-Ray Elbow(AP & Lat) CT
상완골외측과 골절 빈도 ★★★☆☆	X-Ray Elbow(AP & Lat) CT
요골두 골절 빈도 ★★☆☆☆	X-Ray Elbow(AP & Lat) CT
주관절 탈구 빈도 ★☆☆☆☆	X-Ray Elbow(AP & Lat) CT
요골두 탈구 빈도 ★☆☆☆☆	X-Ray Elbow(AP & Lat) CT
인대 손상 빈도 ★★★☆☆	X-Ray Elbow(AP & Lat) 초음파검사 CT MRI
소아 주관절 아탈구 빈도 ★★★★★	X-Ray Elbow(Both AP & Lat) 초음파검사

PMID: 27294496, PMID: 22528894, PMID: 26989928, PMID: 25835585

R 오늘 여기서 가능한 것은 X-Ray와 초음파 정도입니다.

그렇군요. 압통 부위로 보면 과상 골절의 가능성도 있지만, 주관절 중심으로 상완도 골간부 정도까지 포함해서 촬영하는 방법이 좋겠군요. 방사선사와 의논해봅시다.

R 알겠습니다.

POINT 4 소아의 주관절 X-Ray 판독 포인트

소아는 15세 정도까지 골단선[7]이 존재합니다(p.75). 골단선과 골절선은 헷갈리기 쉬우므로 주의가 필요합니다. 따라서 소아는 건측 촬영도 추가해서 좌우를 비교하는 것도 좋습니다. 주목할 점은 두 가지입니다. 하나는 '지방패드징후(Fat pad sign)'이고, 또 하나는 '요골의 연장선상에 상완골 소두(capitulum of humerus)가 있는가'입니다. '지방패드징후'는 과상 골절 등 주관절 근처의 골절로, 관절내와 관절주위에 혈종이 쌓여 X-Ray에서 검게 드러나는 부분을 가리킵니다.

AP	Lat
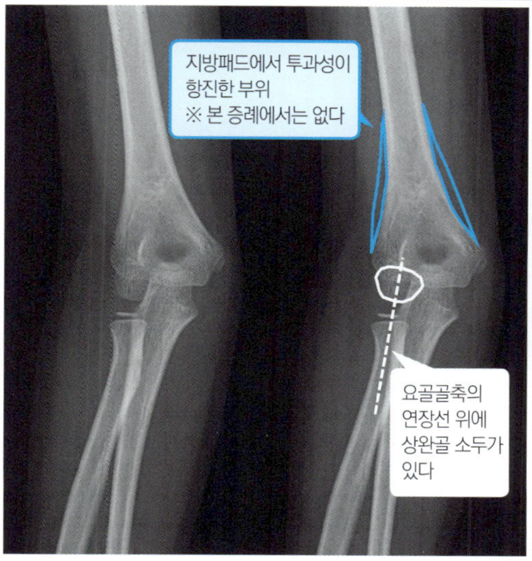	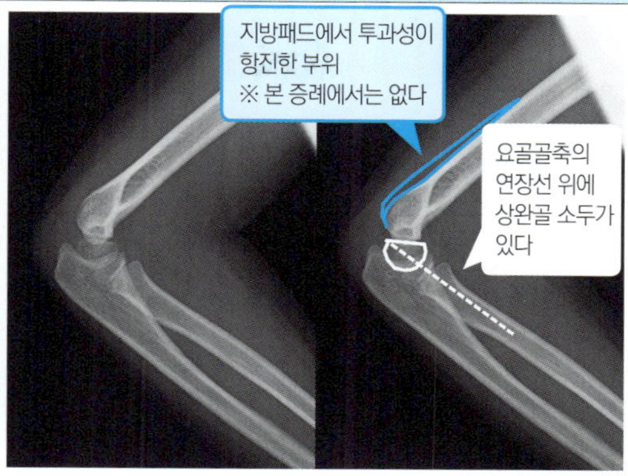
AP 이미지에서는 상완골내·외측과와 요골두를 평가합니다. 정면에서도 지방패드징후가 나타나는 경우가 있고, 상완골의 내·외측에 투과성이 항진되어 검게 드러나는 부분이 나타나는 경우가 있습니다.	Lat 이미지에서는 상완골과상부와 척골, 요골두를 평가합니다. 지방패드징후는 주로 이 이미지에서 확인합니다.

POINT 5 팔꿈치의 골단선과 폐쇄시기

골단선 폐쇄는 개인차가 있습니다만, 대략적인 기준은 아래와 같습니다.

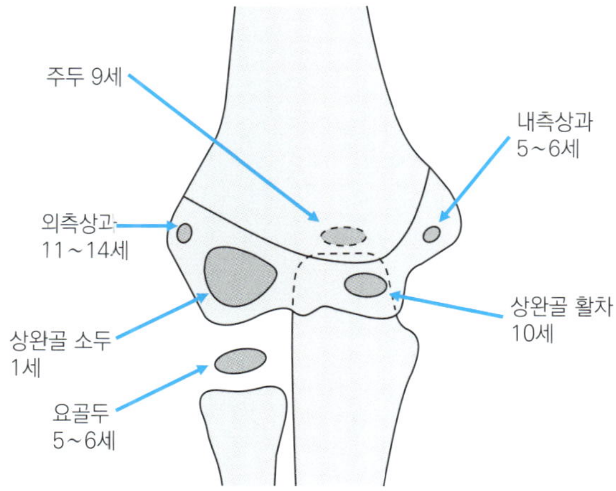

❼ 골단선: 장골(long b.)의 발달과정에서 골단과 골간부 사이에 생기는 연골부분. 연골부분이므로 X-Ray가 통과해서 검게 보인다. 성장판이라고도 한다.

3세라면 연골부분❽이 많아서 조심해야 합니다. 좌우를 비교하면 어떤가요?

❽ 연골부분: 골단핵의 주변에는 아직 골화가 일어나지 않은 연골부분이 많이 있다. X-Ray는 투과되어 검게 나타나므로 소아의 팔꿈치 주변의 X-Ray 이미지는 주의가 필요하다.

R 뚜렷한 골절은 없는 것 같습니다. 지방패드징후도 없고, 상완골 소두의 위치도 괜찮습니다.

● 그렇군요. 나도 그렇게 생각합니다.

R 그러면 소아 주관절 아탈구가 가장 의심이 되는군요. 정복을 해본 적은 없습니다만.

● OK, 이번에 보여줄 테니 다음부터는 해보세요.

POINT 6 소아 주관절 아탈구의 정복법

- 수관절 회외 + 요골두 압박

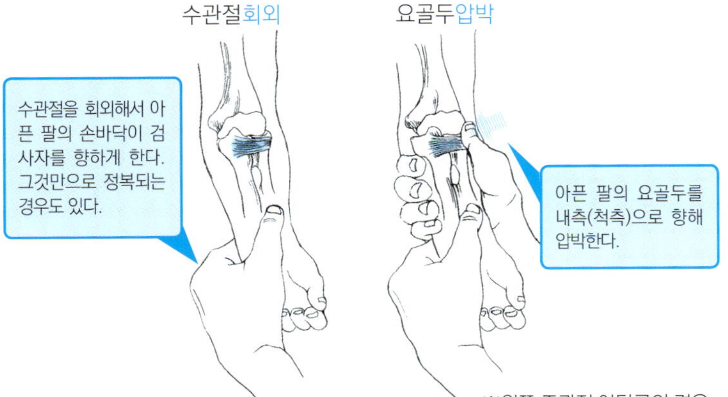

※왼쪽 주관절 아탈구의 경우

소아 주관절 아탈구는 요골두의 윤상인대부터 아탈구가 되고, 문헌에서는 충분히 회내를 하면 정복하기 쉽다는 보고가 있습니다. 그렇지만 실제는 '회외근과 윤상인대가 완요관절에 끼어 있다'는 것을 초음파검사의 발달로 알게 되었습니다(p.77 참조). 그래서 충분히 회내[9]를 하면 회외[10]근이 신전되고, 끼인 상태가 풀린다는 것입니다.

필자는 그림처럼 수관절 회외 + 요골두 압박으로 정복하고 있습니다. 수관절 회외(회외근을 느슨하게 한다)를 하는 시점에 정복되는 경우도 있지만, 요골두를 압박하는 것으로 끼어 있는 회외근과 윤상인대를 완요관절 밖으로 밀어내는 이미지입니다. 이 방법으로 정형외과 전문의가 되고 나서 정복하지 못한 적은 한 번도 없습니다.

정복 전후 골절이 발생하지 않도록 하는 것도 중요하니 잊지 않고 확인하십시오.

PMID: 25409393

[9] 회내(pronation): 수관절 움직임의 하나. 오른손으로 문손잡이를 왼쪽으로 돌리는 동작.

[10] 회외(supination): 수관절 움직임의 하나. 오른손으로 문손잡이를 오른쪽으로 돌리는 동작.

정복하고 바로 아픈 팔로 빠이빠이(손인사)가 가능하면 문제가 없고, 혹시라도 손을 못움직일 때는 30분 정도 기다리면서 상황을 살피세요.

선생님, 이미 빠이빠이가 가능합니다.

POINT 7 소아 주관절 아탈구의 상태는 윤상인대와 회외근이 완요관절에 끼임?

소아 주관절 아탈구의 병태는 윤상인대(annular l.)로부터 요골두의 아탈구가 아니고, 윤상인대와 회외근(supinator m.)이 완요관절 안으로 끼여 들어간 상태라는 것을 초음파로 알 수 있습니다. 정복 조작 후에 좀처럼 움직이지 않는 것은, 끼인 회외근이 부어서 아직 통증이 있기 때문이라고 생각되며, 조금 지나면 움직이는 경우가 많습니다.

소아 주관절 아탈구의 병태

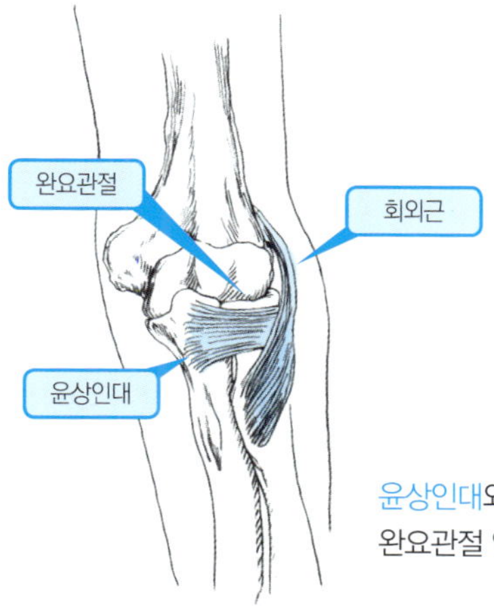

윤상인대와 **회외근**이
완요관절 안으로 끼여 들어감

- **탐촉자를 대는 방법**

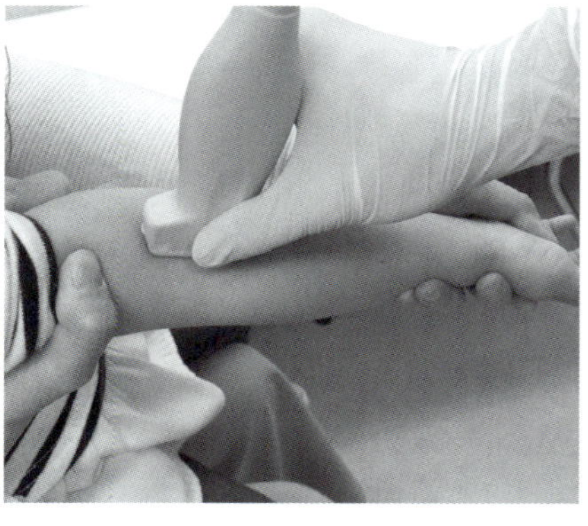

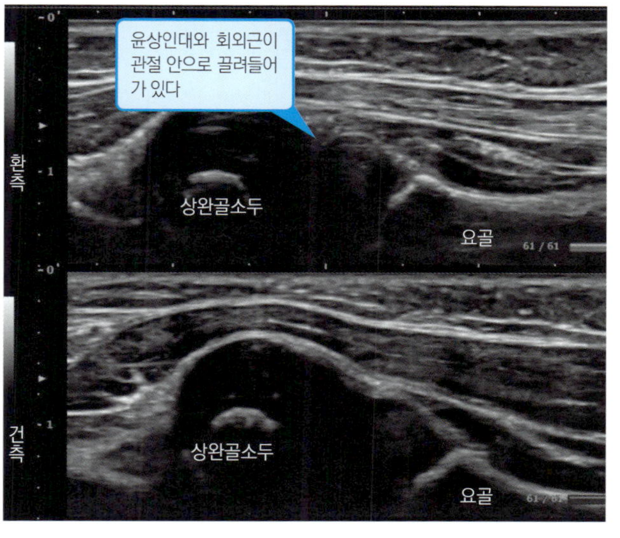

Diagnosis ●진단●

소아 주관절 아탈구

특별한 기왕력이 없는 3세 남아가 갑자기 오른팔을 움직일 수 없어서 진료를 받았다. 외상력은 확실히 없지만, 요골두와 상완골외측과 주변에 압통이 있다. 주관절을 움직이면 울었다. X-Ray로 명확하게 골절이 없는 것도 확인하였고, 주관절 아탈구를 수관절 회외 + 요골두 압박으로 정복하였다. 움직일 수 있게 되어서 귀가하였다.

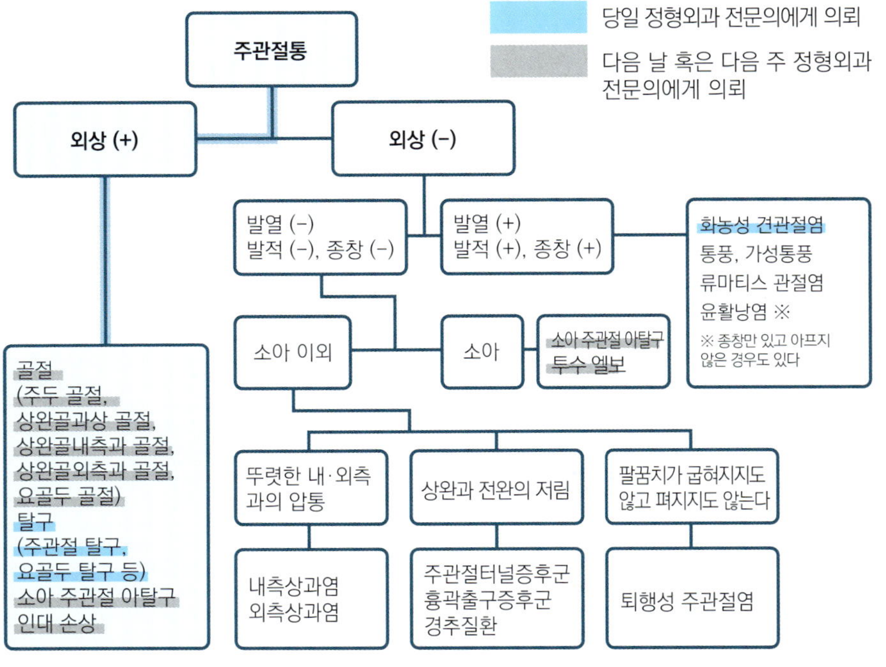

▶주통의 감별질환과 개관

질환명(빈도)	병력	신체소견	검사	치료
주두 골절 빈도 ★★★★★	외상(넘어져서 팔꿈치를 부딪쳤다)	주두에 압통이 있다(p.61) 통증으로 ROM이 곤란	X-Ray Elbow (AP & Lat)(p.68) CT	보존 (고정, 통증조절) 수술
상완골과상 골절 빈도 ★★★★☆	외상(팔꿈치를 편 채로 손을 짚었다)	상완골내·외측과에 압통이 있다 통증으로 ROM이 곤란	X-Ray Elbow (AP & Lat) CT	보존 (고정, 통증조절) 수술
상완골내측과 골절 빈도 ★★★☆☆	외상(팔꿈치를 편 채로 손을 짚었다)	상완골내측과에 압통이 있다	X-Ray Elbow (AP & Lat) CT	보존 (고정, 통증조절) 수술
상완골외측과 골절 빈도 ★★★☆☆	외상(팔꿈치를 편 채로 손을 짚었다)	상완골외측과에 압통이 있다	X-Ray Elbow (AP & Lat) CT	보존 (고정, 통증조절) 수술
요골두 골절 빈도 ★★☆☆☆	외상(넘어져서 팔꿈치를 부딪쳤다)	요골두에 압통이 있다 굴곡/신전이 가능한 경우도 있지만, 회내/회외에서 통증이 있다	X-Ray Elbow (AP & Lat) CT	보존 (고정, 통증조절) 수술
주관절 탈구 빈도 ★☆☆☆☆	팔꿈치를 부딪쳐서 변형이 생겼다	주관절의 변형 통증으로 ROM이 안 된다	X-Ray Elbow (AP & Lat) CT	도수정복, 고정, 통증조절 골절이나 인대 손상 합병증이 있으면 수술을 하는 경우도
요골두 탈구 빈도 ★☆☆☆☆	외상(팔꿈치를 편 채로 손을 짚었다)	통증으로 ROM이 곤란	X-Ray Elbow (AP & Lat) CT	척골 골절의 합병증(몬테기아 골절)이 있을 수 있고, 수술하는 경우도
인대 손상 빈도 ★★★☆☆	외상(넘어져서 팔꿈치를 부딪쳤다)	상완골내·외측과에 압통이 있다	X-Ray Elbow (AP & Lat) 초음파검사 CT MRI	보존 (고정, 통증조절) 수술
소아 주관절 아탈구 빈도 ★★★★★	2세 전후(1~6세) 팔꿈치가 빠져서 팔을 움직일 수 없다 외상력(팔꿈치를 당겼거나, 넘어지는 등)	요골두 주변에 압통이 있다	X-Ray Elbow (Both AP & Lat) 초음파검사(p.77)	도수정복 (수관절 회외 + 요골두 압박)(p.76)
투수 엘보 빈도 ★★☆☆☆	초등~고교생 야구, 경기 피구, 기계체조 등의 스포츠 이력	상완골내·외측과에 압통(+) 투구 동작에서의 통증	X-Ray Elbow (AP & Lat) 초음파검사 MRI	보존 (고정, 통증조절) 수술

질환명(빈도)	병력	신체소견	검사	치료
화농성 주관절염 빈도 ★☆☆☆☆	발열, 관절의 발적종창 당뇨병 등의 위험인자 3개월 이내의 관절 수술력	관절의 발적, 종창, 압통 관절액 저류	혈액검사(WBC, ESR), 배양검사, 관절액검사 X-Ray Elbow(AP & Lat) MRI	항생제, 수술 (절개세정) 통증조절
통풍 빈도 ★★☆☆☆	요산수치상승 특별한 원인 없이, 갑자기 팔꿈치가 아프다	관절의 발적, 종창, 압통	혈액검사(WBC, CRP, UA 등), 관절액검사, 배양검사 X-Ray Elbow(AP & Lat) 초음파검사	발작의 치료: NSAIDs, 콜히친, 스테로이드 고요 산혈증의 치료
가성통풍 빈도 ★★☆☆☆	특별한 원인 없이, 갑자기 팔꿈치가 아프다	관절의 압통 발적이나 종창이 없는 경우도 있다	혈액검사(WBC, CRP, UA 등), 관절액검사, 배양검사 X-Ray Elbow(AP & Lat)	NSAIDs를 포함하 는 통증조절
류마티스 관절염 빈도 ★★☆☆☆	아침경직(30분 이상) 60세 이상(고령발증)	관절의 압통 발적, 종창	혈액검사 (WBC, CRP, CCP항체, RF 등), X-Ray Elbow(AP & Lat)	NSAIDs를 포함하 는 통증조절 항류마티스제
윤활낭염 빈도 ★★★☆☆	팔꿈치가 퉁퉁 붓는다. ※ 통증이 없는 경우도	주두 주변의 종창 (액체저류)	초음파검사	경과관찰 천자
외측상과염 빈도 ★★★★★	40~50대 손을 쓰는 일, 테니스나 배드민턴 등의 스포츠를 즐긴다 물건을 들어 올릴 수 없다 팔꿈치 외측이 아프다	상완골외측과~ 전완에 이르는 압통 수관절 신전 시 통증 있다 수관절 신전 검사 (p.66)	X-Ray Elbow(AP & Lat) 초음파검사(p.67)	NSAIDs를 포함하 는 통증조절(p.70) 스테로이드 주사 (트리암시놀론 등) 수술
내측상과염 빈도 ★★★★☆	40~60대 손을 사용하는 일이나 골프 등의 스포츠를 하고 있다 물건을 들어 올릴 수 없다	상완골내측과의 압통 수관절 굴곡에서 통증	X-Ray Elbow(AP & Lat) 초음파검사	NSAIDs를 포함하 는 통증조절 스테로이드 주사 (트리암시놀론 등) 수술
주관절터널증후군 빈도 ★★☆☆☆	팔꿈치 주변의 저림, 통증, 상완이 아픈 경우도 4~5지까지의 저림, 통증	Tinel sign 팔꿈치를 굴곡하면 증상 악화	X-Ray Elbow(AP & Lat) 초음파검사 MRI 신경전도검사	통증조절 말초신경 차단술 주사 수술
경추질환 빈도 ★★☆☆☆	〈경부통〉 참조	〈경부통〉 참조	〈경부통〉 참조	〈경부통〉 참조
퇴행성 주관절염 빈도 ★★☆☆☆	팔꿈치가 굽히기 힘들다 과거에 팔꿈치 외상력이 있다	ROM 제한	X-Ray Elbow(AP & Lat)	통증조절 수술

4 수지통과 수관절통

선생님, 손이 아프다고 합니다.

내인성 질환도 많은 것이 손가락과 수관절 주변의 통증입니다. 해부학적 구조가 복잡하고, 감별질환도 다방면에 걸쳐 있습니다. 위험신호(Red flags)인 골절, 감염, 종창 부위들 특유의 주의점은 다음 세 가지입니다. ① 골절에서는 타박상을 수반하는 개방성 골절입니다. 상처 부위가 작기 때문에 상기해 두지 않으면 진단하는 것이 어려워지게 됩니다. ② 감염에서는 빈도가 높은 생인손과 동물교상 외에 화농성 굴근건초염이라는 긴급 수술이 필요한 질환이 있습니다. ③ 종양에서는 연골종이 감별 빈도가 높습니다. 임상적으로 문제가 되지 않는 것도 많아서 경과관찰이 필요한 경우가 많습니다. 이러한 것들을 염두에 두고 아래 세 가지를 먼저 검토합니다.

PMID: 16300037, PMID: 14677662

수지와 수관절이 아픈 환자를 보면 무엇을 생각해야 할까?

▶외상인가?(넘어지면서 앞쪽으로 손을 짚는 등)

수관절 주변의 질환은 병력으로 70%까지 감별을 좁힐 수 있다고 합니다. 외상에서는 특히 빈도가 높은 요골 하단 골절을 비롯해 많은 골절, 인대와 건손상이 감별됩니다.

PMID: 16300037

▶상처 부위는?(상처가 있는가?)

수지와 수관절 외상례에서는 상처 부위의 유무가 이후 치료방침을 결정하는 데 중요한 소견입니다. 상처 부위가 있으면 타박상뿐 아니라 개방골절이나 건손상 등도 상기할 필요가 있습니다.

▶통증부위는?

수지와 수관절은 해부학적 구조가 근접해 있어서, 신중하게 압통 부위를 확인할 필요가 있습니다. 예를 들면 요골 하단인가 주상골❶인가 하는 것입니다.

❶ 주상골(scaphoid b.): 수근골의 하나. 넘어져서 손목을 짚으면 골절되는 경우가 있다. 놓치기 쉽기 때문에 주의가 필요하다(p.88).

Flowchart

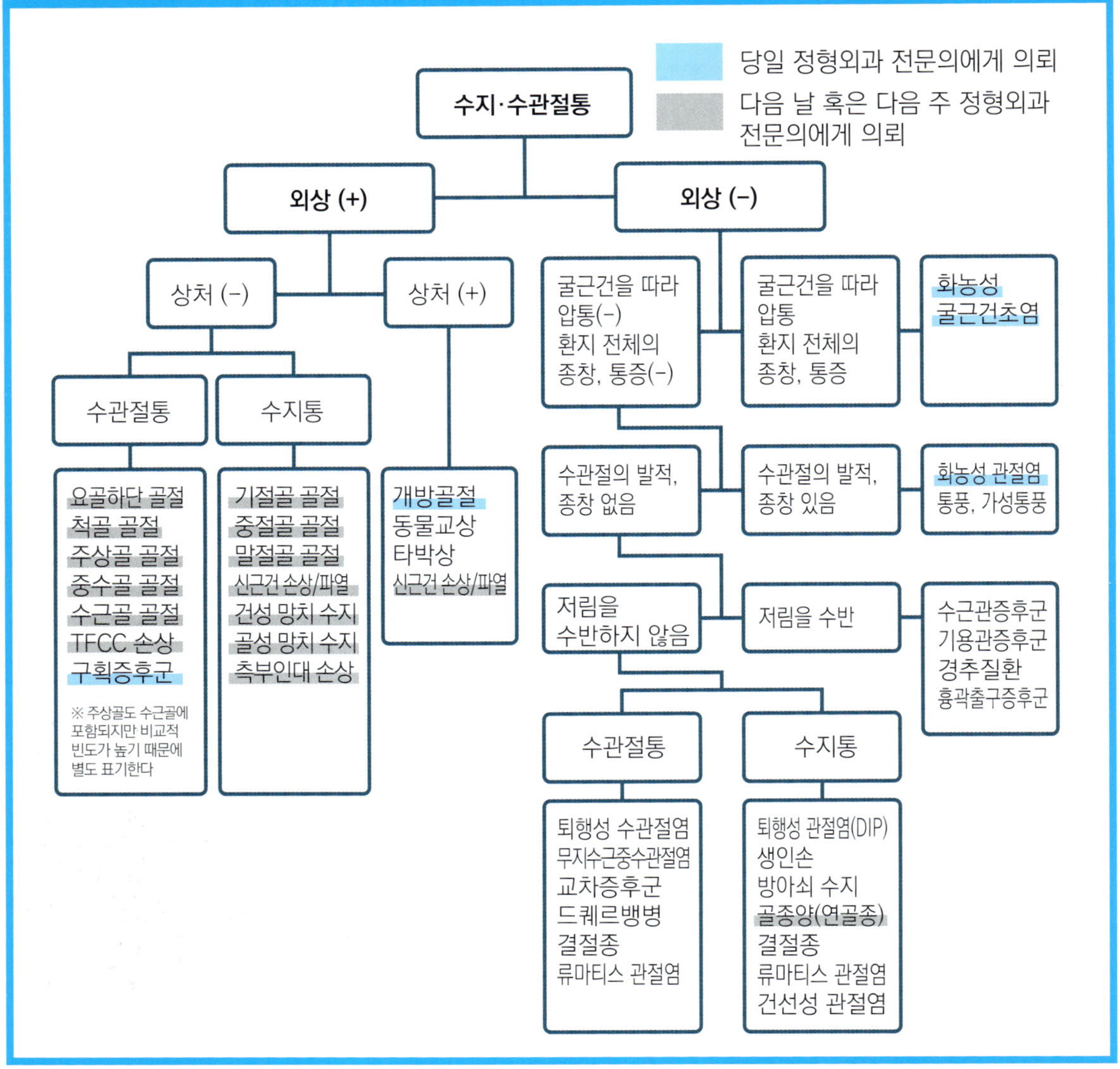

당일 정형외과 전문의에게 의뢰
다음 날 혹은 다음 주 정형외과 전문의에게 의뢰
수지·수관절통
외상 (+)
외상 (−)
상처 (−)
상처 (+)
수관절통
수지통
요골하단 골절
척골 골절
주상골 골절
중수골 골절
수근골 골절
TFCC 손상
구획증후군
※ 주상골도 수근골에 포함되지만 비교적 빈도가 높기 때문에 별도 표기한다
기절골 골절
중절골 골절
말절골 골절
신근건 손상/파열
건성 망치 수지
골성 망치 수지
측부인대 손상
개방골절
동물교상
타박상
신근건 손상/파열
굴근건을 따라 압통(−) 환지 전체의 종창, 통증(−)
굴근건을 따라 압통 환지 전체의 종창, 통증
화농성 굴근건초염
수관절의 발적, 종창 없음
수관절의 발적, 종창 있음
화농성 관절염
통풍, 가성통풍
저림을 수반하지 않음
저림을 수반
수근관증후군
기용관증후군
경추질환
흉곽출구증후군
수관절통
수지통
퇴행성 수관절염
무지수근중수관절염
교차증후군
드퀘르뱅병
결절종
류마티스 관절염
퇴행성 관절염(DIP)
생인손
방아쇠 수지
골종양(연골종)
결절종
류마티스 관절염
건선성 관절염

▶통증부위와 감별질환

※ 푸른 부분은 체표에서 촉진 가능

외상

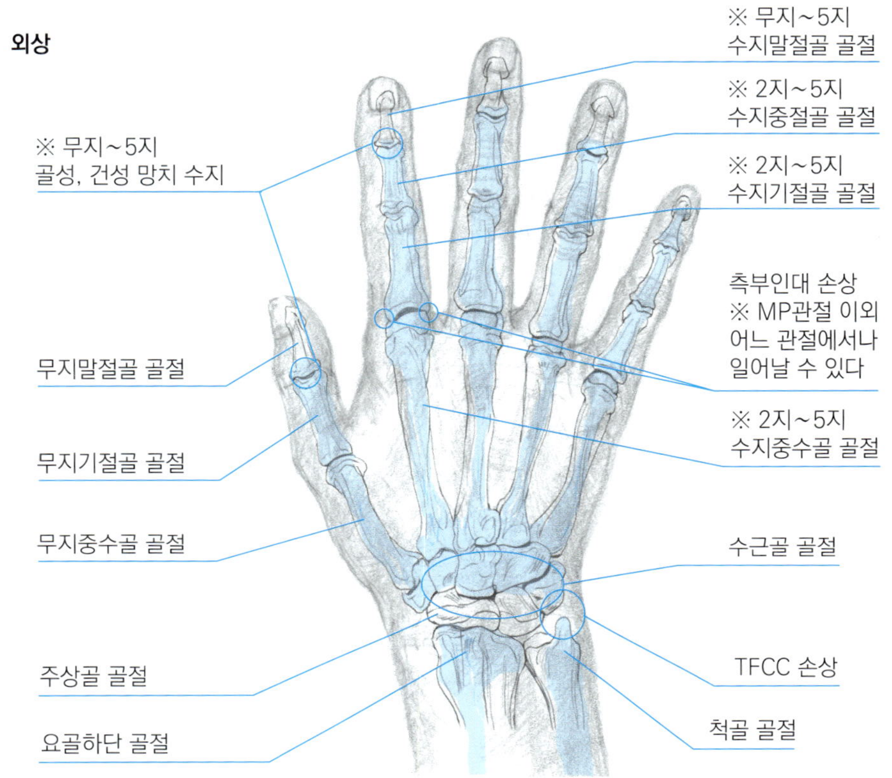

배측

비외상

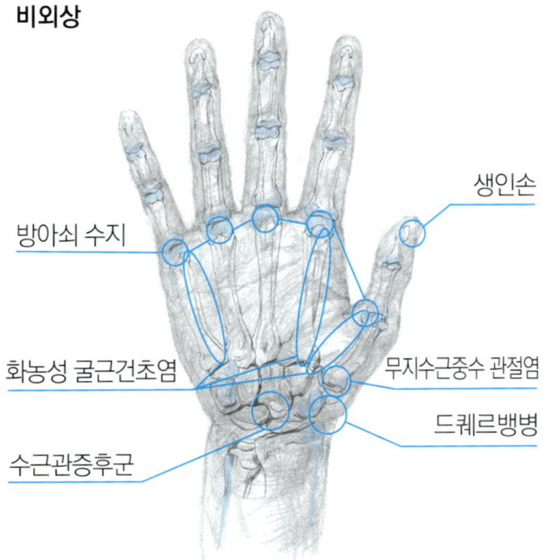

장측

비외상

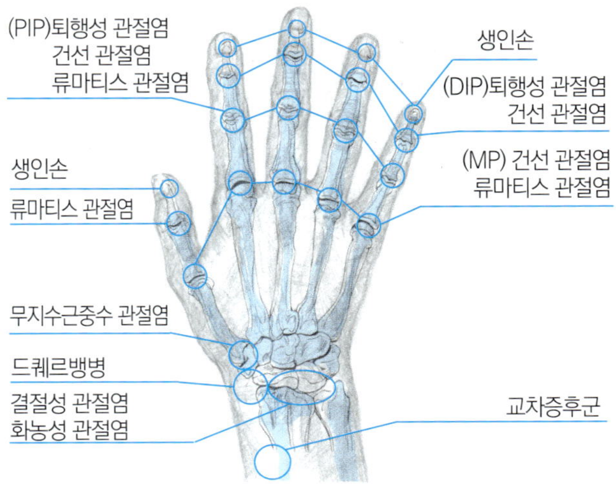

배측

증례⑧ 77세 여성

넘어지면서 손을 짚었다

Case 08:

당뇨병 기왕력이 있는 77세 여성이다. 저녁 무렵 자택 앞에서 넘어졌다. 그 뒤로 왼손에 통증이 심해졌고, 손목이 부어서 응급실로 내원하여 진료받았다.

R 고령의 여성이 왼쪽 손목관절이 아프다고 합니다. 우선은 X-Ray 촬영을 할까요?

● 네. 바로 X-Ray를 찍고 싶지만, 우선 흐름대로 가봅시다.

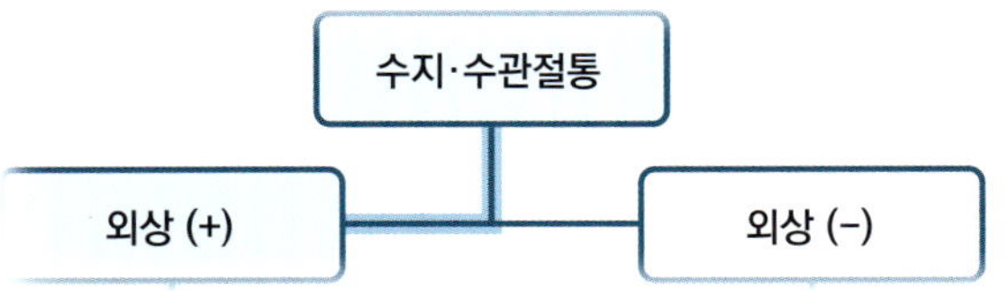

R 이번에는 넘어진 이력이 확실하므로 외상(+)입니다.

● 그렇군요.

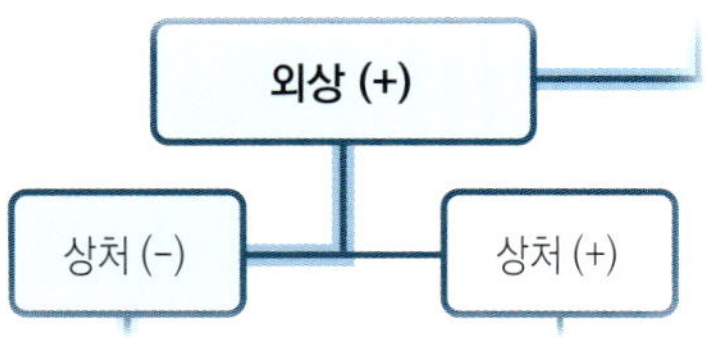

● 다음은 상처 부위의 여부이고, 넘어진 것 같은데 어떤가요?

R 특별히 타박상❷은 없는 것 같습니다.

❷ 타박상(contused wound): 날붙이 등을 사용하지 않고 만들어진 상처. 상처 주변이 짓무르기도 한다. 날붙이에 의해 벤상처(incised wound)와 구분한다.

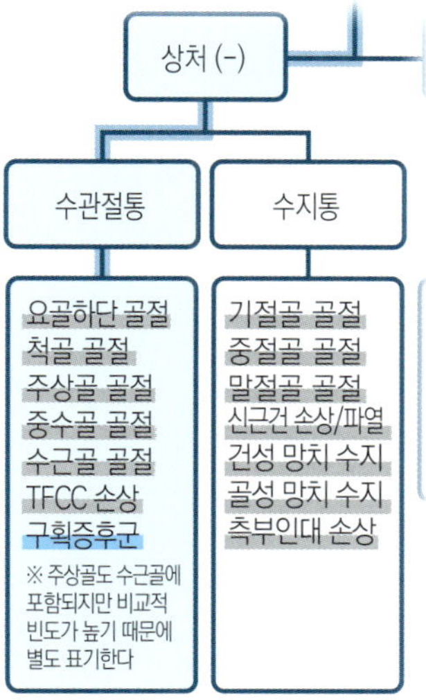

이렇게 하면 수관절이 아프다로 분류되겠습니다. 그리고 골절이나 TFCC 손상❸, 구획증후군❹으로 감별이 됩니다.

네, 통증부위는요?

❸ TFCC 손상: 척골과 수근골 사이에 있는 연부조직. 삼각섬유연골복합체(Triangular FibroCartilage Complex)의 약칭. 넘어지는 등에 의한 장축압력과 회내가 원인으로 손상을 일으키는 경우가 있다.

❹ 구획증후군(compartment s.): 사지의 뼈는 근육과 근막으로 덮여 있고, 그것을 구획이라고 한다. 외상을 계기로 근육내 출혈을 일으켜 구획 압력이 올라가서 괴사 등을 유발하는 질환이다.

▶통증부위와 감별질환(외상)

※ 푸른 부분은 체표에서 촉진 가능

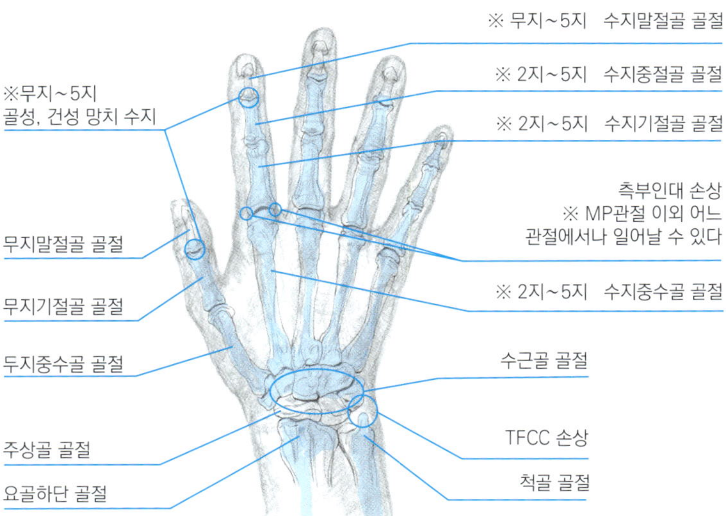

배측

통증부위는 수관절의 요측은 물론 척측에서도 아파하고 있습니다.

OK, 그러면 아까 언급했던 감별로 가봅시다.

질환명(빈도)	병력
요골하단 골절 빈도 ★★★★★	앞으로 넘어지면서 손을 짚었다(수관절이 신전)
척골 골절 빈도 ★★★☆☆	앞으로 넘어지면서 손을 짚었다(수관절이 신전)
주상골 골절 빈도 ★★☆☆☆	앞으로 넘어지면서 손을 짚었다(수관절이 신전)
수근골 골절 (주상골 골절 이외) 빈도 ★★☆☆☆	앞으로 넘어지면서 손을 짚었다 (무지가 신전되거나 척측으로 중심이 옮겨갔거나)
TFCC 손상 빈도 ★★☆☆☆	앞으로 넘어지면서 손을 짚었다 손목을 사용하는 작업을 반복한다
구획증후군 빈도 ★☆☆☆☆	외상이나 감염으로 수관절 주변~전완이 부어서 참을 수 없는 (진통제가 무효한) 정도의 통증

PMID: 11274530, PMID: 31103090

병력은 다음과 같습니다.

- 앞으로 넘어지면서 손을 짚었다
- 넘어졌을 때 손목이 꺾인 방향을 알 수 없다
- 참을 수 없는 통증은 없다

순식간에 일어난 일이라, 다 기억하지 못합니다.

그렇군요. 그런데 반지를 끼고 있나요?

끼고 있습니다.

이거 빨리 빼야 해요! 부으면 빠지지 않을 뿐만 아니라, 반지 때문에 손가락 허혈증상을 일으킬 수도 있어요.

그렇군요! 빨리 빼겠습니다.

POINT 1 반지가 빠지지 않을 때는 어떻게 하는가?

상지가 외상을 입은 후에는 많든 적든 종창이나 부종이 발생합니다. 반지를 그대로 끼고 있으면 뺄 수 없을 뿐만 아니라, 부종 때문에 손끝의 허혈을 일으키는 경우가 있습니다. 따라서 상지의 외상을 발견하면 빨리 반지를 빼세요. 바로 뺄 수 없을 경우도 많으므로, 여기에서 몇 가지 방법을 소개합니다.

- **비누를 발라서 뺀다**

핸드워시를 뿌려서 미끈미끈한 상태로 만들어 미끄러지게 해서 뺍니다. 붓기가 거의 없을 때 유효합니다.

- **이겹실을 이용한다**

반드시 이겹실이어야 할 필요는 없지만, 어느 정도 튼튼하고 신축성이 적어야 합니다. 반지 틈으로 이겹실을 통과시키고, 통과한 실을 원위측에 꽁꽁 싸맵니다. 실의 반대쪽을 잡아당기면서 꽁꽁 싸맨 실을 가이드로 해서 반지를 원위로 당깁니다. 싸맨 실이 부은 손가락을 꾹 눌러 작게 해주는 구조입니다. 한 번에 빠지지 않는 경우도 많으니 몇 번 시도해야 합니다.

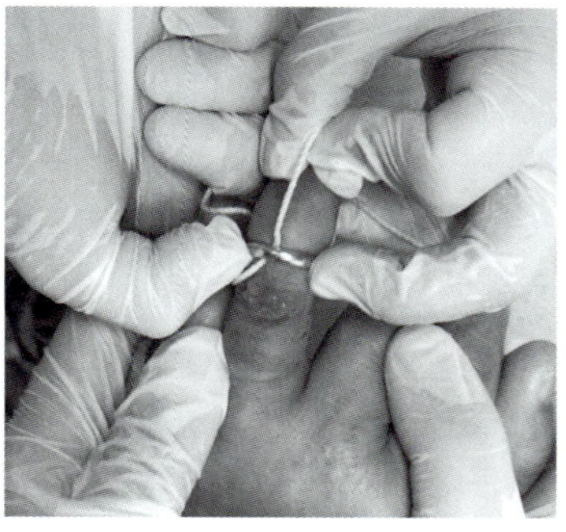

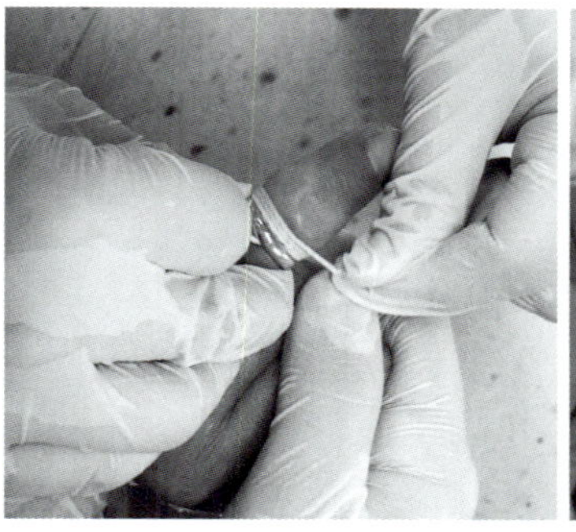

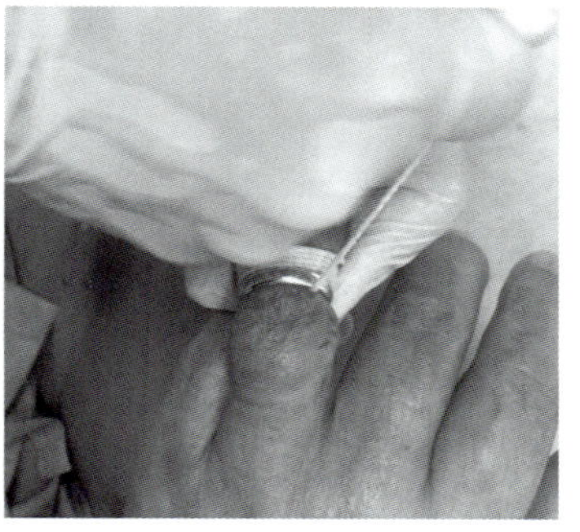

- **절단**

반지 전용 절단기도 있지만, 수술실에 있는 철사용 절단기를 대용할 수 있습니다. 철사 지름이 대체로 ø2.5mm 정도까지의 'K와이어[5] 커터'와 그 이상 굵기의 와이어를 자르는 '해링턴 커터'로 나뉩니다. 후자는 매우 크기 때문에 반지에 커터날을 잘 맞추는 것이 어려울 때도 있습니다.

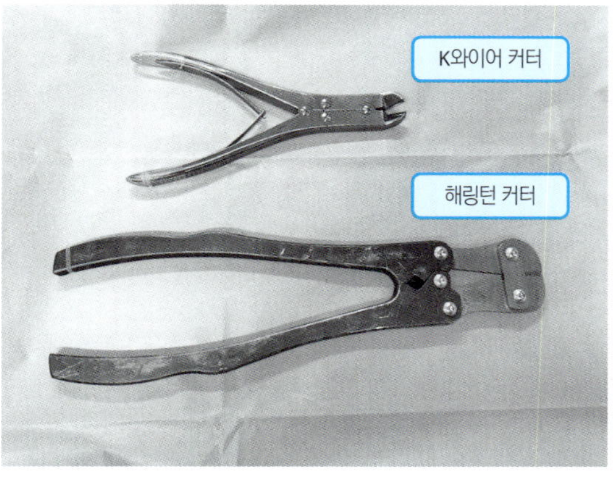

신체소견은 어떤가요?

질환명(빈도)	신체소견	LR+	LR-
요골하단 골절 빈도 ★★★★★	수관절 요측 압통	-	-
척골 골절 빈도 ★★★☆☆	수관절 척측 압통	-	-
주상골 골절 빈도 ★★☆☆☆	코담배갑의 압통 클램프 징후	LR+ 1.57 LR+ 9.13	LR- 0.1 LR- 0.29

[5] K와이어(Kirschner wire, 키르쉬너 선): 정형외과 수술에 사용하는 철사.

수근골 골절 (주상골 골절 이외) 빈도 ★★☆☆☆	국소 압통 동작시 통증	–	–
TFCC 손상 빈도 ★★☆☆☆	수관절 척측 압통	–	–
구획증후군 빈도 ★☆☆☆☆	수지 색조 불량 수지 ROM에서 뚜렷한 통증	–	–

PMID: 24673666

POINT 2

주상골 골절의 신체소견

- **코담배갑(Snuffbox)의 압통**

주상골(Scaphoid b.)은 촉진하기 어렵지만, 이 코담배갑 부분에서는 촉진이 가능해서 직접 압통을 확인할 수 있습니다. 코담배갑의 압통은 주상골의 압통이라는 의미입니다. LR+ 1.57 LR– 0.1로 배제(R/O)해서 사용하기 쉬운 소견입니다.

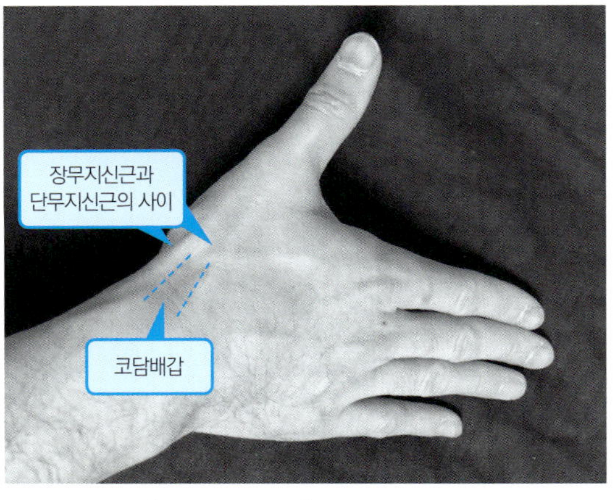

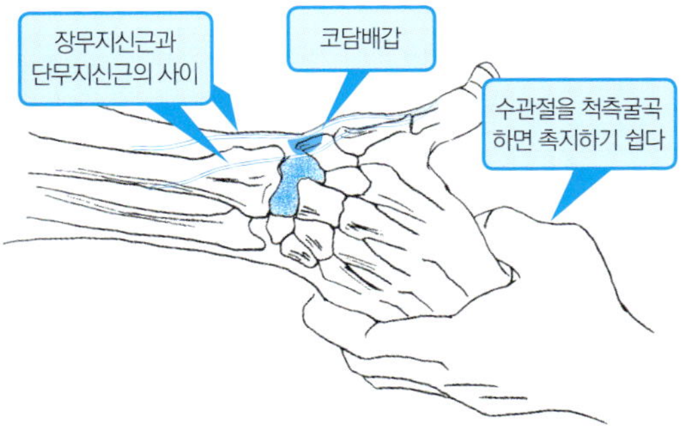

- **클램프 징후(Clamp sign)**

이 신체소견은 주상골을 무지와 2지로 집듯이 해서, 압통이 있는지 없는지를 확인하는 것입니다. LR+ 9.13 LR– 0.29로 분류해서 사용하기 쉬운 소견입니다.

PMID: 24673666

R 수관절 전체가 부어서 잘 모르겠지만, 코담배갑의 압통과 클램프 징후가 뚜렷하지 않습니다. 다만 수지의 색조불량이 나타났습니다.

질환명(빈도)	검사
요골하단 골절 빈도 ★★★★★	X-Ray Wrist(AP & Lat)
척골 골절 빈도 ★★★☆☆	X-Ray Wrist(AP & Lat)
주상골 골절 빈도 ★★☆☆☆	X-Ray Scaphoid(PA, Oblique, Lateral & angled PA) CT MRI
수근골 골절 (주상골 골절 이외) 빈도 ★★☆☆☆	X-Ray Wrist(AP & Lat) MRI
TFCC 손상 빈도 ★★☆☆☆	X-Ray Wrist(AP & Lat) MRI
구획증후군 빈도 ★☆☆☆☆	통증부위에 해당하는 X-Ray Wrist or Forearm(AP & Lat) 혈액검사 초음파검사 MRI

PMID: 30193647

네, 그렇다면 요골하단 골절을 염두에 두고 X-Ray 촬영을 해보고, 확실하지 않으면 주상골 촬영⑥ 등도 검토해봅시다.

R 네, 알겠습니다.

⑥ 주상골 촬영: 주상골을 4방향으로 촬영하는 것. 주상골 골절을 의심할 때 촬영한다.

POINT 3

수관절 X-Ray 확인점

수관절의 기본적인 촬영방법입니다. 전완골과 수근골 사이(수관절)를 평가하기 위해 주로 요골하단 골절을 의심할 때 촬영합니다.

AP	Lat
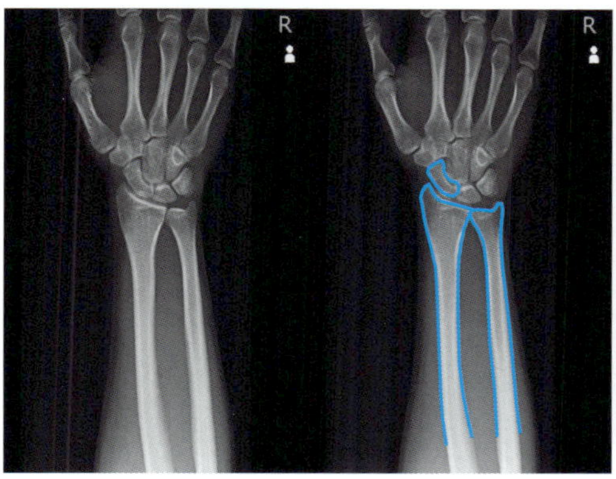	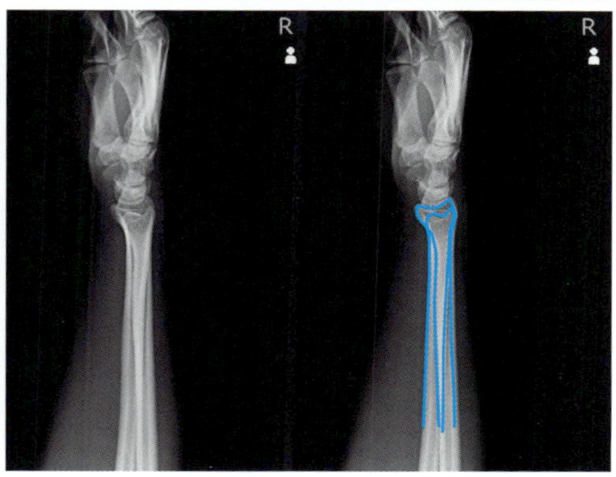
AP에서는 요골하단의 관절면 높낮이 차이와 척골경상돌기를 확인합니다.	Lat에서는 요골 배측의 골절선을 확인합니다.

▶수관절 X-Ray

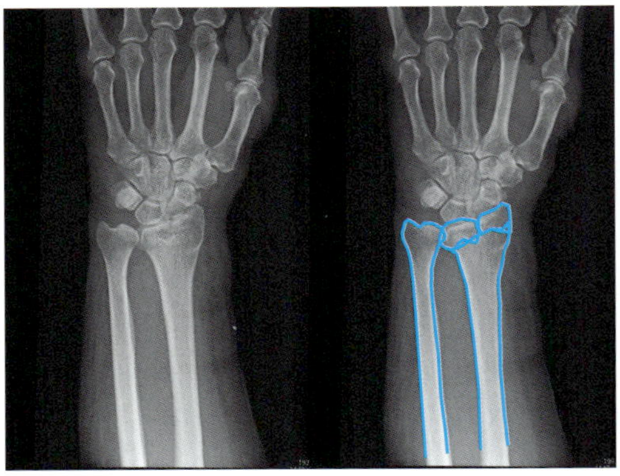

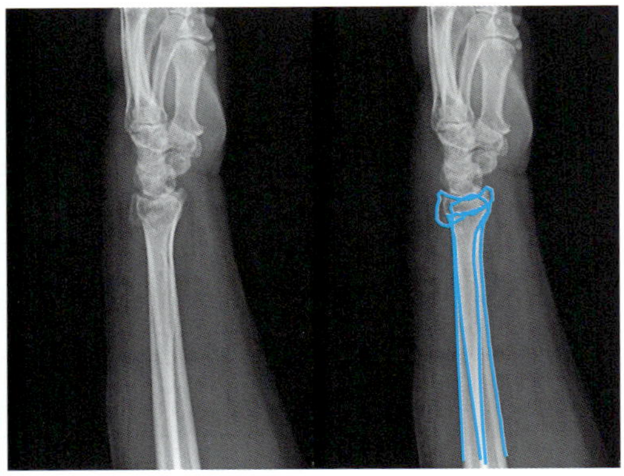

골절이네요.

네, 요골하단 골절입니다.

오늘은 스플린트로 고정(p.91)하고 내일 정형외과 진료를 받도록 합시다. 고정해본 적이 있습니까?

없습니다.

해볼까요?

POINT 4 X-Ray를 요청할 때의 흔한 실수. Forearm or Wrist(AP & Lat)?

기본은 아픈 곳을 중심으로 두 방향을 요청하지만, 요골하단 골절을 의심할 때는 'Wrist AP & Lat'로 요청합니다. 자주하는 실수가 'Forearm AP & Lat'인데, 전완 전체를 촬영하는 방법입니다.

정형외과 전문의가 요청한 **Wrist AP & Lat**	흔히 촬영하는 **Forearm AP & Lat**
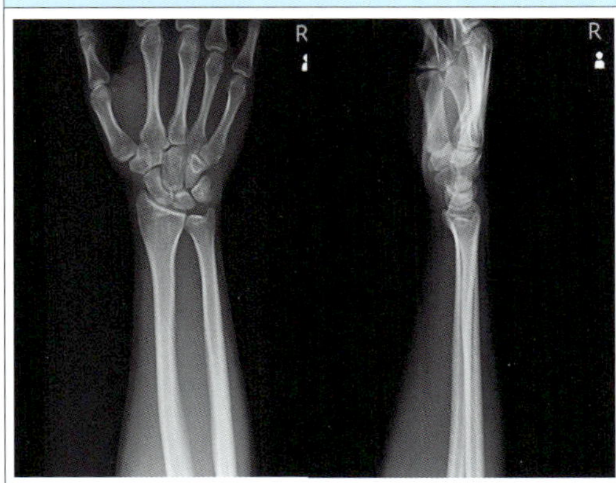	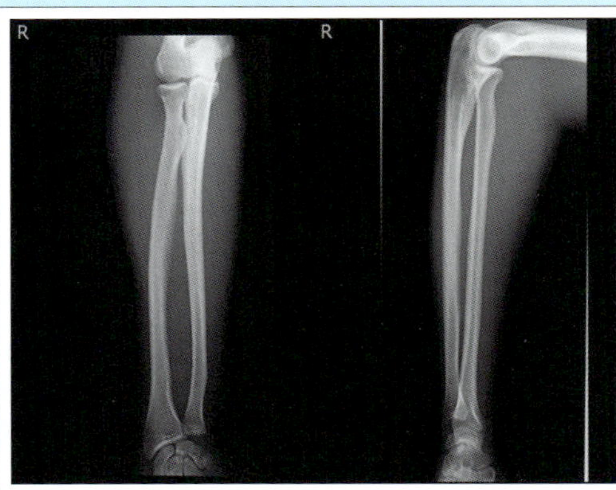
Wrist AP & Lat은 전완골의 하단에 골절이 있는 경우에 유용합니다.	주관절까지의 전완골 촬영으로는 전완골의 골간부 골절을 의심할 때 유용합니다.

POINT 5 캐스트 고정과 스플린트 고정의 차이

캐스트(석고붕대, plaster bandage)도 스플린트(석고부목, plaster splint)도 들어본 적이 있을 거라고 생각됩니다. 그 차이는 무엇일까요? 아래에 정리하였습니다. 응급실에서 사용하는 것은 주로 스플린트입니다.

	캐스트 고정	스플린트 고정
주요 상품명	Scotchcast® 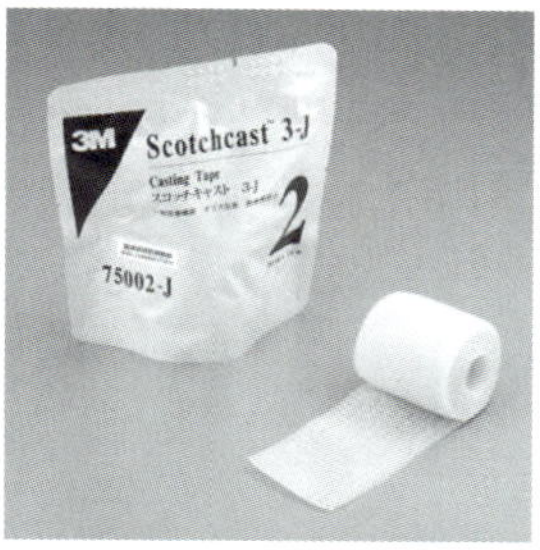	Ortho-Glass® 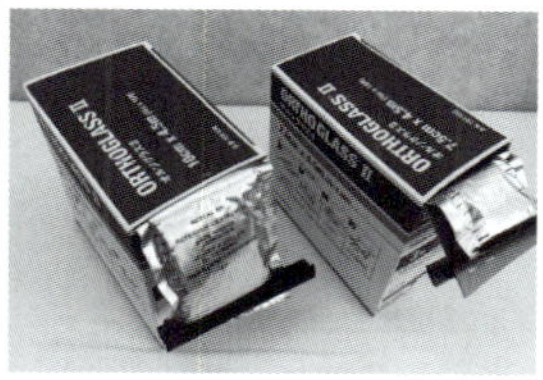
외양	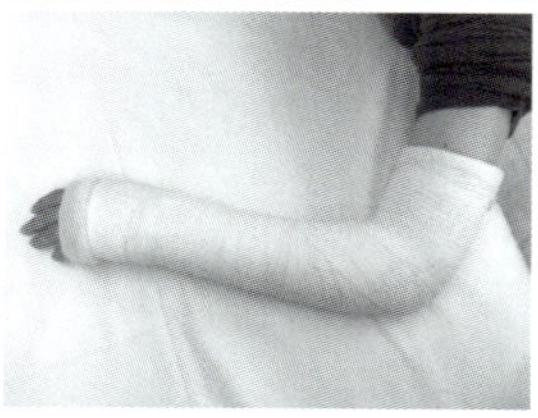	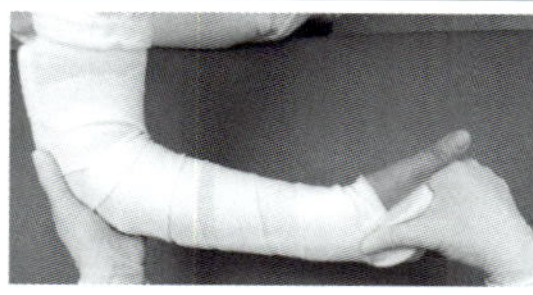
고정성	○ (전체를 감는다)	△ (반만 감는다)
제거	석고붕대절단기가 필요	탄력붕대를 풀면 된다
사용하는 경우	정형외과 외래에서 보존치료	응급실에서 일시적인 고정
고정 자세	기능적 지위	기능적 지위

Diagnosis ●진단●

요골하단 골절

당뇨병 기왕력이 있는 77세 여성이 넘어졌고, 오른손 통증을 호소하여 응급실에서 진료를 받았다. 상처 부위는 없고, 수관절에 압통이 있다. 골절과 TFCC 손상을 감별하였고, X-Ray로 요골하단 골절을 확인하고 진단하였다. 초기 치료로 스플린트 고정을 시행하였고, 다음 날 정형외과에 외래진료를 지시하였다.

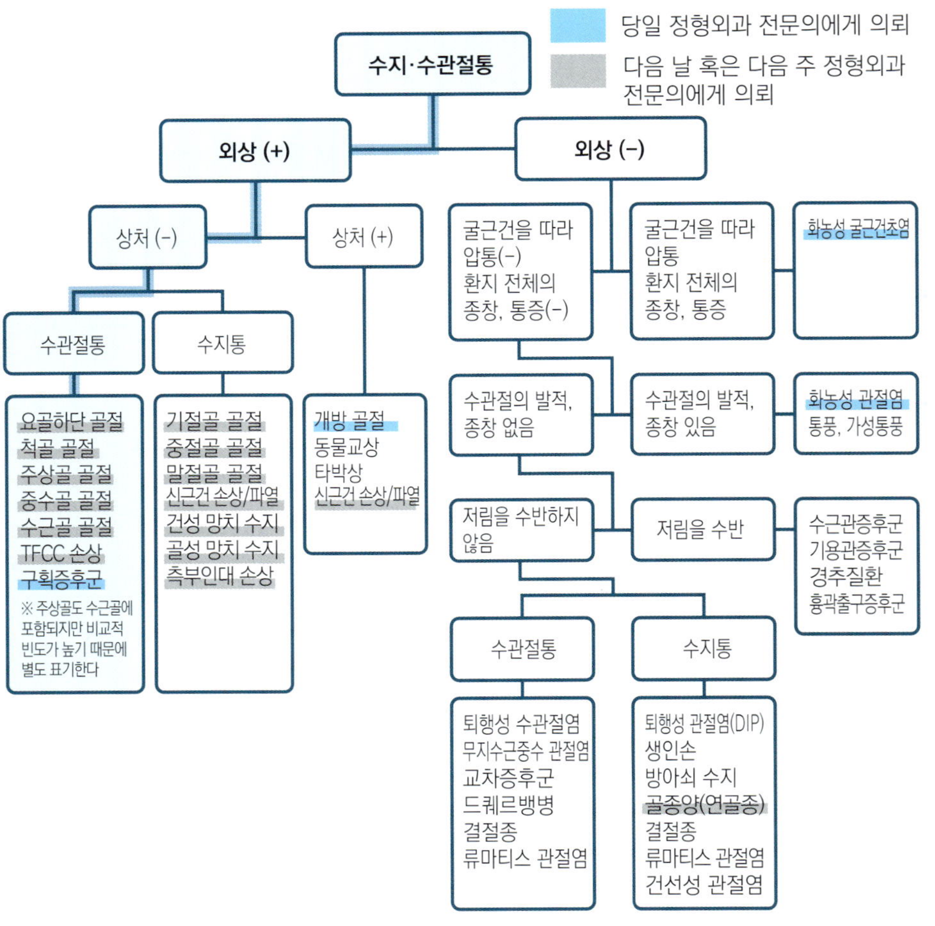

Advanced 만약 내가 외래진료를 한다면

요골하단 골절

보존치료를 할지 외과적 치료를 할지는 2020년 리뷰에서도 확실하게는 결론을 내리지 못했습니다. 그러나 건강하고 젊은 사람은 수술 효과가 크다고 합니다. 문헌에서 '젊다'는 것은 대체로 60세입니다. 그렇다고는 하나 애당초 환자가 수술을 원하지 않거나, 합병증이 있는 수술이 곤란한 경우가 많아서 현실적으로는 골절 자체는 수술적응증이더라도 보존치료를 하는 경우도 있습니다.

- **보존치료**

RICE, 비스테로이드 항염증제(NSAIDs), 위산분비억제제(PPI), 아세트아미노펜, 캐스트 또는 스플린트 고정

〈지도사례〉

RICE: 최초 3일은 붓기 쉬우므로 입욕을 피하고 샤워만 하세요. (고정장치를 벗어 둘 수 있는 경우에는) 샤워하고 나올 때는 냉수에 1분 정도 환부를 차갑게 해주세요. 밤에 잘 때는 팔을 가슴 위에 두어서, 심장보다 높은 위치에 있도록 하세요.

- **수술적응증**

일반적으로는 아래의 수장 경사(volar tilt), 요측 경사(radial inclination), 요측 단축(radial shortening) 세 가지를 봅니다. 그 밖의 관절면의 높낮이 차이가 2mm 이상인 경우도 수술이 바람직하다고 여겨집니다(2mm를 넘으면 외상후 퇴행성 관절염의 발생률이 거의 100%가 됩니다).

수장 경사(volar tilt) 정상 11°, 증가해도 감소해도 예후가 나쁘다	요측 경사(radial inclination) 정상 23°, 감소할수록 예후가 나쁘다	요측 단축(radial shortening) 커지면 척측충돌증후군의 위험이 증가한다
20° 이상 또는 10° 미만 (배측에서 10° 이상)	10° 미만	5mm 이상

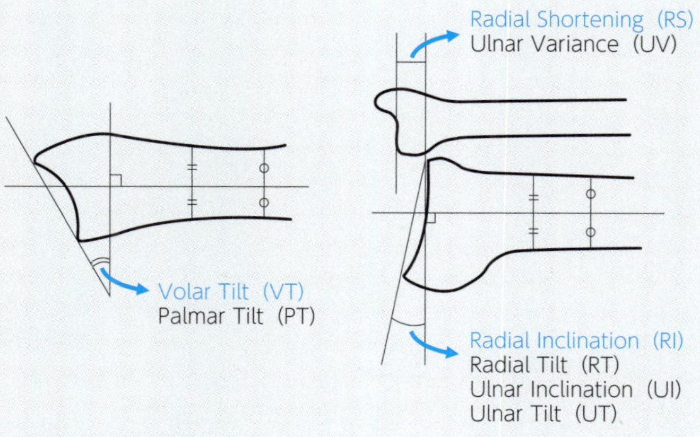

푸른색은 필자의 주위에서 구두로 자주 사용하는 단어입니다. 다양하게 부르는 방법이 있습니다.

PMID: 29499822, PMID: 32324239

증례❾ 13세 여성

손가락을 삐었다

Case 09:

특별한 기왕력이 없는 13세 여성, 농구 연습 중 2지에 공을 맞아 다쳤다. 연습 후에도 통증이 심해지면서 부었기 때문에 응급실에서 진료받았다.

R 이른바 손가락을 삐었다고 하는 상황입니다.

● 그렇군요. 의학적으로는 망치 수지❼라고 하죠. DIP 관절❽이 아프지만, PIP❾나 MP 관절❿의 통증이라도 환자는 손가락을 삐었다면서 오니까 제대로 진찰해야 해요.

R 알겠습니다!

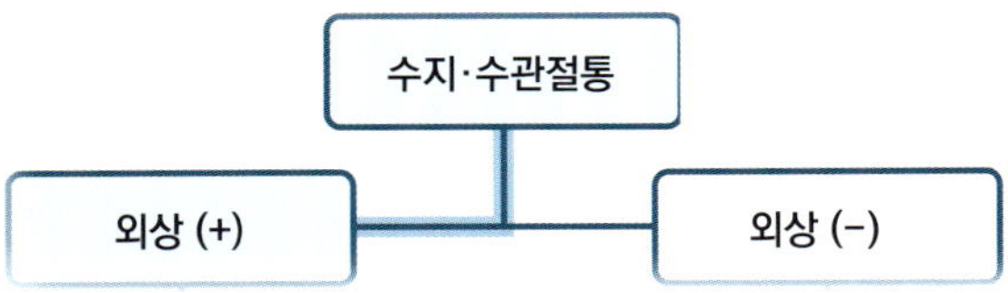

● 항상 그렇듯 우선은 외상인지 아닌지입니다. 이번에는 농구를 하던 중에 다쳤으니 외상이네요.

R 네!

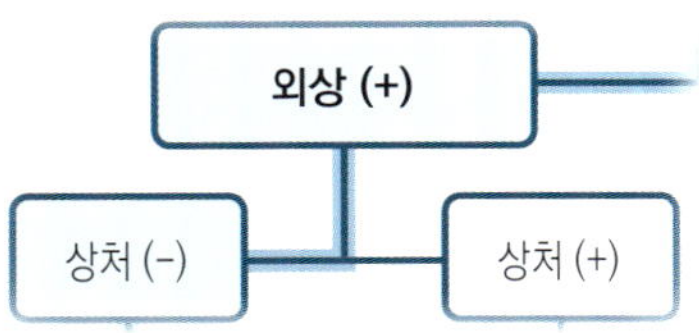

● 상처는 있나요?

R 없습니다.

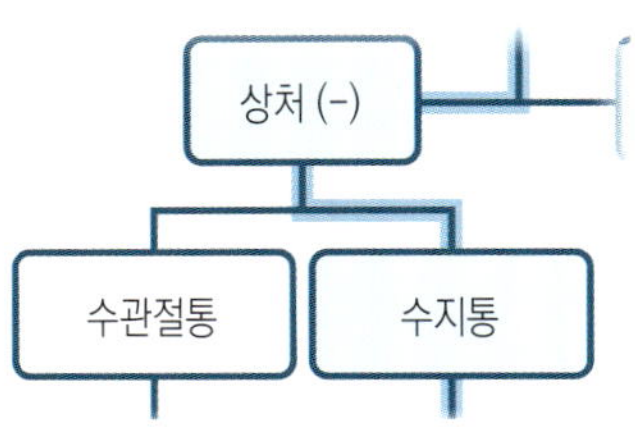

❼ 망치 수지(mallet finger): DIP 관절의 과도한 굴곡으로 말절골 신근건 부착부에 건손상이나 견열골절(avulsion f.)을 일으키는 질환.

❽ DIP 관절: 원위수지절간관절(Distal InterPhalangeal joint). 손끝부터 세어 첫 번째 관절. 무지에서는 원위와 근위가 없어서 IP 관절(Interphalangeal joint, 지절간관절)이라고 한다.

❾ PIP 관절: 근위수지절간관절(Proximal InterPhalangeal joint). 손끝부터 세어 두 번째 관절.

❿ MP 관절: 중수지절관절(Metacarpo-Phalangeal joint). 손끝부터 세어 세 번째의 기절골과 중수골로 이루어진 관절.

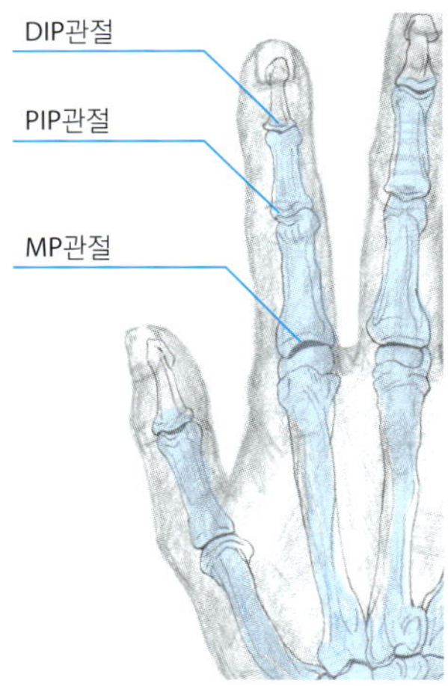

배측

통증부위는 손가락이라서 이런 상황일까요?

그렇습니다.

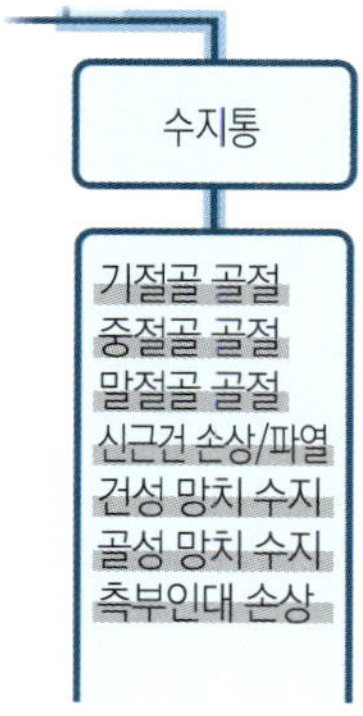

골절 이외에 건성 망치 수지, 신근건 손상/파열, 측부인대 손상 등을 고려해볼 만합니다.

음, 이번에도 통증부위가 중요합니다. 어디가 아픈가요?

▶통증부위와 감별질환(외상)

※ 푸른 부분은 체표에서 촉진 가능

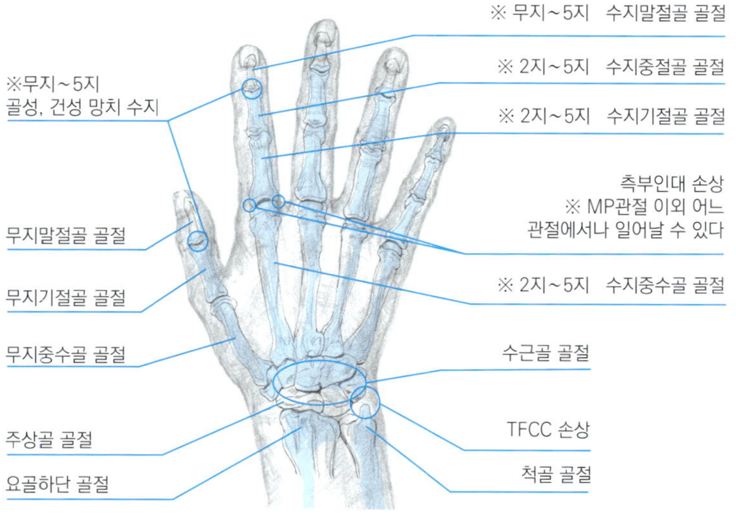

배측

R 2지의 DIP 관절(골성·건성 망치 수지, 수지말절골·중절골 골절)을 아파합니다.

그렇다면 골절과 망치 수지 가능성이 높네요. 건성 망치 수지는 넓은 의미로 신근건 손상이므로 병태는 비슷해요. 병력은요?

질환명(빈도)	병력
수지골 골절 (중수골~말절골) 빈도 ★★★★★	외상력 (손에 무거운 것이 떨어지거나, 끼이거나, 부딪히는 등) 5지의 중수골 골절은 무엇인가를 때림(사람 등)
건성 망치 수지 빈도 ★★★☆☆	손가락을 삐거나 손가락을 과도하게 굴곡함
골성 망치 수지 빈도 ★★★☆☆	손가락을 삐거나 손가락을 과도하게 굴곡함
측부인대 손상 빈도 ★★★☆☆	외상력(손가락에 측굴하듯이 힘을 가함)

R 병력은 다음과 같습니다.

- 농구공이 손끝에 충격을 가해 손가락에 압력이 실렸다
- 손가락을 과도하게 굴곡하였다
- 과도하게 측굴하였을 가능성도 있다

그러면 신체소견은 어떤가요?

질환명(빈도)	신체소견
수지골 골절 (중수골~말절골) 빈도 ★★★★★	국소 압통 동작시 통증
건성 망치 수지 빈도 ★★★☆☆	DIP 관절 신전제한 DIP 관절 배측 압통
골성 망치 수지 빈도 ★★★☆☆	DIP 관절 신전제한 DIP 관절 배측 압통
측부인대 손상 빈도 ★★★☆☆	지절관절 측면 압통

R 신체소견은 다음과 같습니다.

- DIP 관절 압통 있음
- DIP 관절 신전곤란(신전제한)
- DIP 관절 측면에는 압통 없음

네, 그렇다면 골절과 망치 수지를 감별해야 하는데, 검사는 어떤가요?

질환명(빈도)	검사
수지골 골절 (중수골~말절골) 빈도 ★★★★★	X-Ray Hand(AP & Oblique) X-Ray Hand(AP, Lat & Both Oblique)
건성 망치 수지 빈도 ★★★☆☆	X-Ray Finger(AP & Lat) 초음파검사
골성 망치 수지 빈도 ★★★☆☆	X-Ray Finger(AP & Lat) 초음파검사
측부인대 손상 빈도 ★★★☆☆	X-Ray Finger(AP & Lat) 초음파검사

R 지금 할 수 있는 것은 X-Ray와 초음파입니다. 우선은 X-Ray로 골절이 있는지 없는지 확인하겠습니다.

그래요, 결과가 나올 때까지 초음파도 해봅시다.

POINT 6 골성 망치 수지의 초음파 영상

신근건이 말절골 배측에 부착되어 있는지를 확인합니다. 관찰할 수 없을 때는 손가락을 굴곡 · 신전시켜서 확인합니다.

- **탐촉방법**

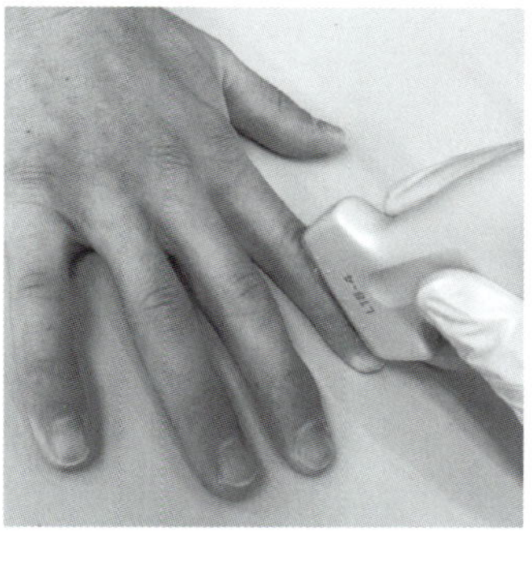

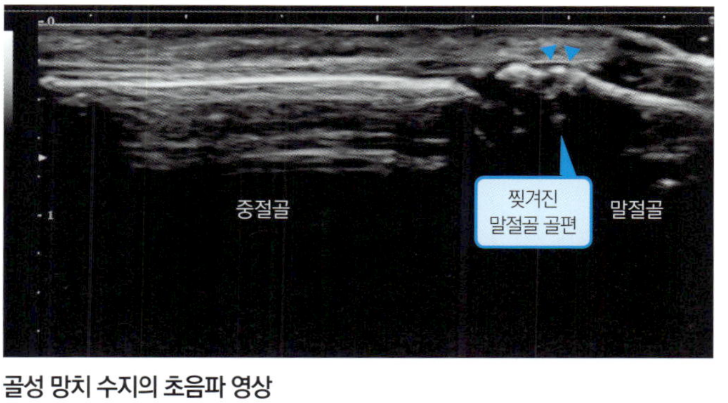

골성 망치 수지의 초음파 영상

POINT 7 골성 망치 수지의 X-Ray 영상

말절골의 신근건 부착부의 견열골절을 평가합니다.

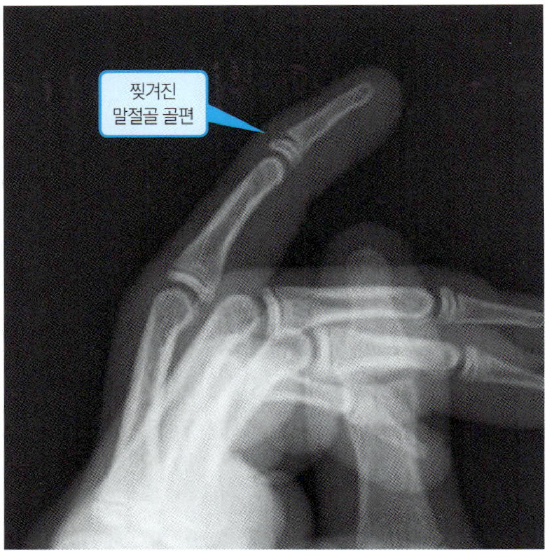

※ 본 증상의 X-Ray 사례

R 선생님, 성장판⑪이 있어서 알기 어려운데요, 골절이 있는 것 같습니다. 골절입니까?

● 이것은 골성 망치 수지네요. 신근건 부착부의 견열골절, 즉 말절골의 골절이죠.

R 그런 거군요! 그래서 DIP 관절이 펴지지 않는군요, 정말.

● 오늘은 DIP 관절을 신전한 위치에서 손가락 부목 고정⑫을 하고 내일 정형외과에 의뢰하세요.

⑪ 성장판: 골단선, 장골의 발생과정에서 골단과 골간부 사이에 생기는 연골 부분. 연골부분이므로 X-Ray에서 투과하므로 검게 나온다.

⑫ 손가락 부목 고정: 알루미늄과 스펀지 소재로 만든 고정 재료. 붕대 등과 함께 고정한다(p.99, 236.)

POINT 8 손가락 부목 고정

배측에 대고 DIP 관절을 신전한 위치에서 고정합니다. DIP 관절을 신전 위치에서 고정시켜 골절부를 정복하고, 바른 위치에서 골편을 보호하는 것이 가능합니다.

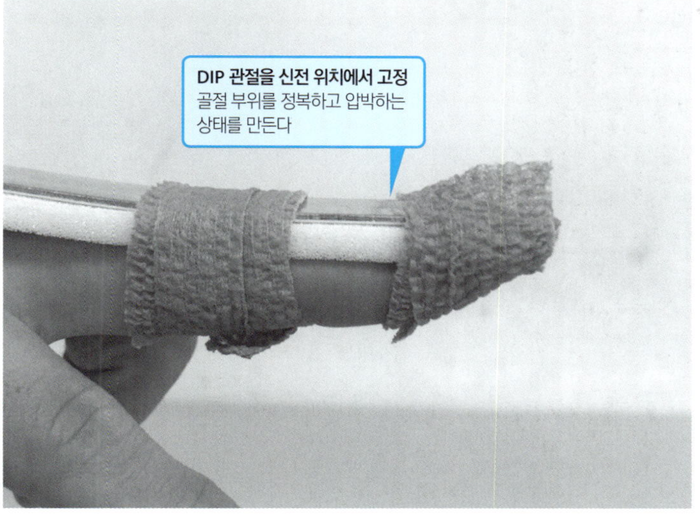

POINT 9 골성 망치 수지와 건성 망치 수지의 차이

둘 다 DIP 관절 과굴곡으로 발생합니다. 건이 손상된 것인지, 말절골의 신근건 부착부위가 손상된 것인지의 차이입니다.

건성 망치 수지

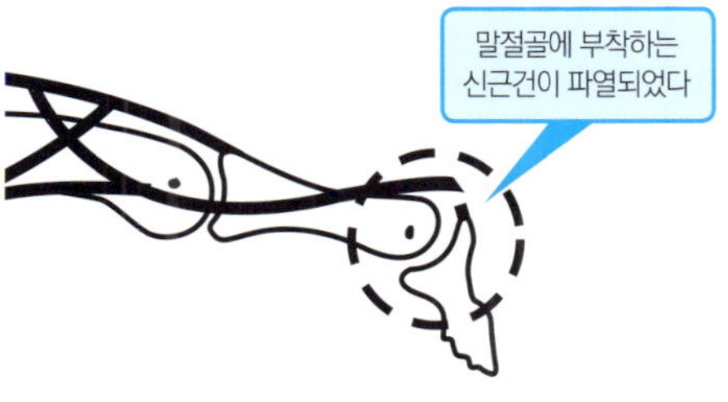

골성 망치 수지

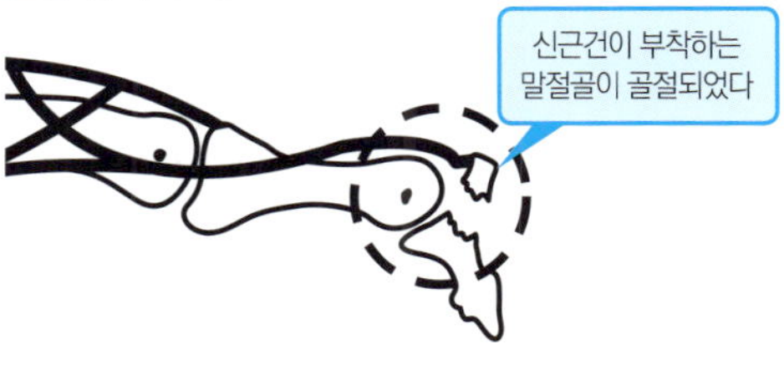

Diagnosis ●진단●

골성 망치 수지

특별한 기왕력이 없는 16세 여성이 농구를 하던 중에 2지가 공에 맞았고, 통증을 호소하여 진료를 받았다. DIP 관절에 압통이 있고, 신전제한을 확인하였다. X–Ray로 말절골 신근건 부착부 견열골절(avulsion f.)을 확인하였다. 골성 망치 수지로 진단하였다. 손가락 부목으로 고정하고, 정형외과에서 진료를 받도록 하였다.

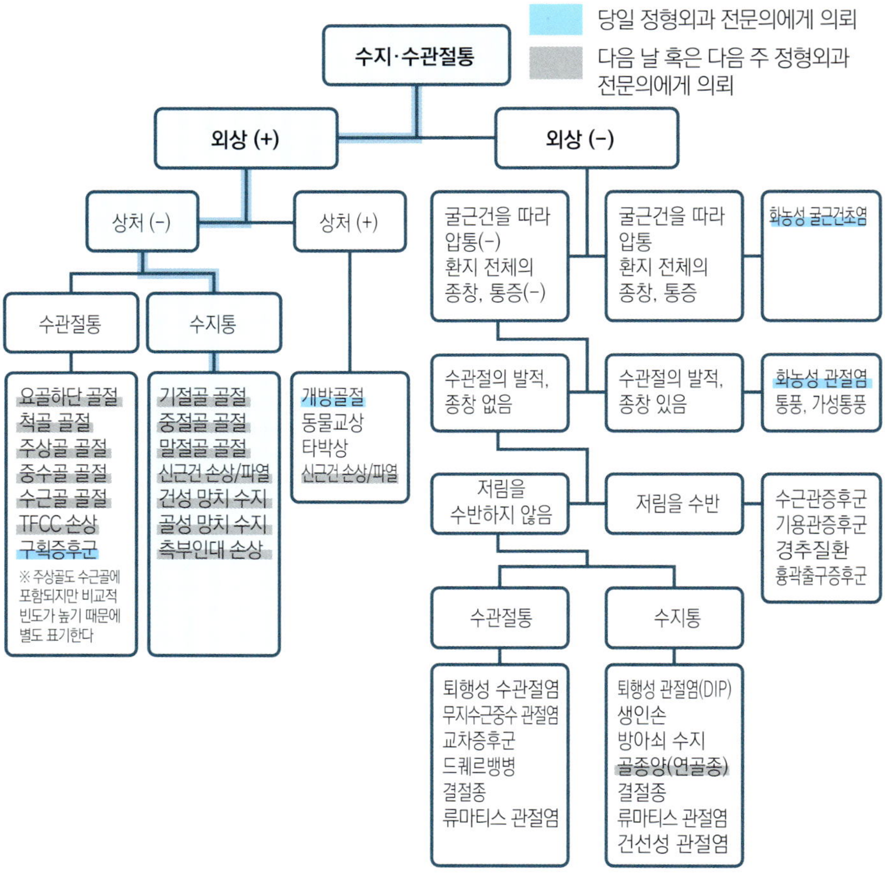

Advanced 만약 내가 외래진료를 한다면

망치 수지(Mallet finger)

고정에 의한 보존치료가 기본입니다. 골성 망치 수지는 골편이 크고 전위도 있는 증례에서는 수술을 검토합니다.

- **보존치료**

RICE, 비스테로이드 항염증제(NSAIDs), 위산분비억제제(PPI), 아세트아미노펜, 손가락 부목, 또는 보조기로 고정

〈지도사례〉

대체로 3~4주 정도 고정합니다. 경우에 따라 깔끔하게 유합되지 않는 경우도 있고, 제1관절을 펴기 어려워지는 예도 있지만, 대부분 문제없이 낫습니다.

PMID: 21042177

▶수지통과 수관절통의 감별질환과 개관

질환명(빈도)	병력	신체소견	검사	치료
요골하단 골절 빈도 ★★★★★	앞으로 넘어지면서 손을 짚었다(수관절이 신전)	수관절 요측 압통	X-Ray Wrist(AP & Lat) (p.89)	보존 (고정, 통증조절)(p.93) 수술
척골 골절 빈도 ★★★☆☆	앞으로 넘어지면서 손을 짚었다(수관절이 신전)	수관절 척측 압통	X-Ray Wrist(AP & Lat)	보존(고정, 통증조절) 수술
주상골 골절 빈도 ★★☆☆☆	앞으로 넘어지면서 손을 짚었다(수관절이 신전)	코담배갑 압통(p.88) 클램프 징후(p.88)	X-Ray Scaphoid (PA, Oblique, Lateral & angled PA) CT MRI	기본적으로 수술치료 보존(고정, 통증조절)
수지골 골절 (중수골~말절골) 빈도 ★★★★★	외상력(손에 무거운 것이 떨어지거나, 끼이거나, 부딪히는 등) 5지의 중수골 골절은 무엇인가를 때림(사람 등)	국소 압통 동작시 통증	X-Ray Hand(AP & Oblique) X-Ray Hand (AP, Lat & Both Obliques)	보존 (고정, 통증조절) 수술
수근골 골절 (주상골 골절 이외) 빈도 ★★☆☆☆	앞으로 넘어지면서 손을 짚었다(무지가 신전되거나 척측으로 중심이 옮겨갔거나)	국소 압통 동작시 통증	X-Ray Wrist(AP & Lat) MRI	보존 (고정, 통증조절) 수술
TFCC 손상 빈도 ★★☆☆☆	앞으로 넘어지면서 손을 짚었다 손목을 사용하는 작업을 반복한다	수관절 척측 압통	X-Ray Wrist(AP & Lat) MRI	보존 (고정, 통증조절) 수술
구획증후군 빈도 ★☆☆☆☆	외상이나 감염으로 수관절 주변~전완이 부어서 참을 수 없는 (진통제가 효과 없는) 정도의 통증	수지 색조 불량 수지 ROM에서 뚜렷한 통증	통증부위에 해당하는 X-Ray Wrist or Forearm(AP & Lat) 혈액검사 초음파검사 MRI	응급수술(근막절개술) 통증조절
건성 망치 수지 빈도 ★★★☆☆	손가락을 삐거나 손가락을 과도하게 굴곡함	DIP 관절 신전제한 DIP 관절 배측 압통	X-Ray Finger(AP & Lat) 초음파검사	보존(보조기, 신전위치에서 고정) (p.99)
골성 망치 수지 빈도 ★★★☆☆	손가락을 삐거나 손가락을 과도하게 굴곡함	DIP 관절 신전제한 DIP 관절 배측 압통	X-Ray Finger(AP & Lat) 초음파검사 (p.97)	보존(보조기, 신전위치에서 고정) (p.99) 수술
측부인대 손상 빈도 ★★★☆☆	외상력(손가락에 측굴하듯이 힘을 가함)	지절관절 측면 압통	X-Ray Finger(AP & Lat) 초음파검사	보존 (고정, 통증조절)

질환명(빈도)	병력	신체소견	검사	치료
수지골 개방골절 빈도 ★★☆☆☆	외상력(손에 무거운 것이 떨어지거나, 끼이거나, 부딪히는 등)	상처(깊이, 크기 확인) 뼈노출	수상부위에 해당하는 X-Ray Forearm, Wrist or Hand(AP & Lat), 혈액검사	세정, 항생제, 고정, 통증조절
타박상 빈도 ★★★★★	외상력(손에 무거운 것이 떨어지거나, 끼이거나, 부딪히는 등)	상처(깊이, 크기 확인)	수상부위에 해당하는 X-Ray Forearm, Wrist or Hand(AP & Lat),	세정, 봉합, 통증조절, 필요시 항생제
화농성 굴근건초염 빈도 ★☆☆☆☆	시간 단위로 갑자기 손가락이 붓고 심한 통증이 있다 외상이 있는 경우와 없는 경우가 있다	[Kanavel 4 sign] 손가락 굴근건초를 따라 압통 이환된 손가락 전체의 종창 환지가 약간 굴곡한 상태 환지를 강제로 신전하면 격렬한 통증	X-Ray Hand (AP & Lat), 혈액검사 초음파검사 MRI	긴급수술 (건초절개, 세정) 항생제, 통증조절
신근건 손상/파열 빈도 ★★☆☆☆	외상력(날붙이에 베여 배측에 벤상처가 있다) 손가락 펴기가 어렵다	환지 신전제한 상처(깊이, 크기 확인)	수상부위에 해당하는 X-Ray Forearm, Wrist or Hand(AP & Lat), 초음파검사 MRI	(상처가 있으면) 세정, 건봉합, 통증조절, 필요시 항생제
동물교상 빈도 ★★☆☆☆	동물에게 물림	상처(깊이와 크기 확인)	수상부위에 해당하는 X-Ray Forearm, Wrist or Hand(AP & Lat), 혈액검사	세정, 통증조절, 항생제(AMPC/CVA 등으로 파스테렐라균을 치료)
퇴행성 수관절염 빈도 ★★☆☆☆	손목을 움직이면 아프다	수관절 ROM 제한 수관절 압통	X-Ray Wrist (AP & Lat)	통증조절
무지수근중수 관절염 빈도 ★★★★★	40세 이상 원인 없이 수관절 요측이 아프다 손을 쓰면 아프고, 손을 쓰는 일을 하고 있다	무지수근중수 관절 압통 Grind test	X-Ray Wrist (AP & Oblique)	보존(통증조절, 보조기) 수술
수근관증후군 빈도 ★★★★☆	무지~3지의 저림, 통증	Phalen test Tinel sign Wrist compression flexion test	X-Ray Wrist (AP & Lat + carpal tunnel) 혈액검사(당뇨병, RA, 갑상선, 감염증, 다발성 골수종 등의 확인) 초음파검사 신경전도검사	보존(통증조절) 수술
기용관증후군 빈도 ★☆☆☆☆	4지~5지의 저림, 통증 (배측에는 미치지 않는다)	Tinel sign	X-Ray Wrist (AP & Lat + carpal tunnel) 초음파검사 신경전도검사	보존(통증조절) 수술

질환명(빈도)	병력	신체소견	검사	치료
흉곽출구증후군 빈도 ★☆☆☆☆	어깨 이상 높이의 작업으로 팔이 뻐근해진다	wright test roos test	X-Ray C/S(AP) MRI	보존 (통증조절, 재활) 수술
결절종 빈도 ★★★★☆	결절이 생겼다 ※혹 그 자체는 아프지 않은 것이 많다	혹(크기, 가동성)	초음파검사 MRI	경과관찰 천자 수술
교차증후군 빈도 ★☆☆☆☆	수관절~전완이 아프고 붓는다	수관절 배측으로부터 5cm 정도에 위치한 전완의 종창, 발적, 압통	X-Ray Wrist (AP & Lat) 초음파검사	보존(통증조절)
드퀘르뱅병 빈도 ★★★★☆	원인 없이 수관절 요측이 아프다 사용하면 아프다 안정시 아프다 손을 사용하는 일을 하고 있다	Finkelstein test 수관절 요측의 압통	X-Ray Wrist (AP & Lat) 초음파검사	보존(NSAIDs를 포함한 통증조절, 건초내주사) 수술(건초절개술)
통풍/가성통풍 빈도 ★★★★☆	수관절 안정시 아프다 수관절 주변의 발적, 종창	수관절의 발적, 종창, 압통	X-Ray Wrist (AP & Lat) 관절액검사 혈액검사	보존(NSAIDs를 포함한 통증조절) (통풍의 경우) 고요산혈증 치료제
화농성 수관절염 빈도 ★☆☆☆☆	수관절 안정시 아프다 수관절 주변의 발적, 종창 당뇨병이나 스테로이드 사용자 등의 면역결핍 상태	수관절의 발적, 종창, 압통	X-Ray Wrist (AP & Lat) 관절액검사 혈액검사	항생제, 통증조절, 수술(관절절개세정)
류마티스 관절염 빈도 ★★★☆☆	아침경직(30분 이상) 움직이면 좋아진다	MP관절, PIP관절의 종창, 압통 Squeezing test	혈액검사 (WBC, CRP, 항CCP 항체, RF 등) X-Ray Hand (AP & Oblique)	NSAIDs를 포함하는 통증조절 항류마티스제
퇴행성 수지관절염(DIP) 빈도 ★★★★★	손끝이 붓고, 사용하면 아프다	DIP 관절의 종창 DIP 관절의 ROM 제한	X-Ray Hand (AP & Oblique)	NSAIDs를 포함하는 통증조절
생인손 빈도 ★★★★☆	손톱색이 변한다 손톱 주변의 발적, 종창(+), 통증(+)	손톱 주변의 발적, 종창, 압통 고름으로 종창 중앙부가 흰색으로 변하는 경우도 있다	X-Ray Hand (AP & Oblique) 혈액검사	필요시 천자, 항생제, 통증조절
방아쇠 수지 빈도 ★★★★☆	40대 손가락을 굽히면 펼 수 없다 PIP관절 주변의 통증	snapping 현상 A1 활차(MP관절 장측 근위)의 압통	초음파검사	보존(스트레치, 통증조절, 스테로이드주사) 수술(건초절개술)
골종양 (주로 연골육종) 빈도 ★☆☆☆☆	무증상인 경우도 있다 (악성의 경우) 갑자기 커지거나 통증이 있다	국소의 압통, 종창	X-Ray Hand (AP & Oblique)	보존(통증조절) 수술

5 요통

선생님, 허리가 아프다고 합니다.

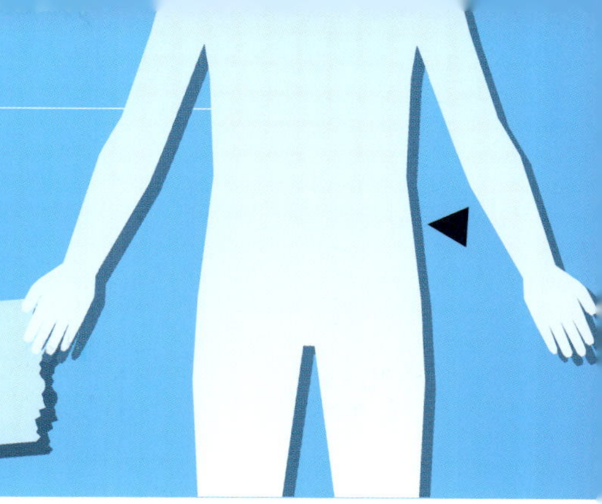

요통은 가장 흔한 주소증으로, 세 사람 가운데 두 사람이 일생에서 한 번은 요통을 경험합니다. 안타깝게도 그 70%는 진단이 되지 않는 것으로 되어 있는데, 아래 세 가지를 염두에 두고 갑시다. 거기에다 환자가 걸을 수 있는지 아닌지 확인하고, 입원 치료할 가능성을 지켜봅시다.

PMID: 12353946

허리가 아픈 환자를 보면 무엇을 생각해야 할까?

▶외상은?

외상에서는 골절을 의심합니다. 통증부위가 중요한데, 척추 압박골절, 파열골절 외에 요통에 앞서 찾아오는 골반 주변의 골절도 잊지 않도록 합니다.

▶위험신호(Red flag)는?

외상이 없다면 마미증후군❶, 감염, 종양을 놓치지 않도록 합니다. 대소변 장애가 있으면 마미증후군을, 발열이 있으면 감염을, 암의 기왕력이나 야간통이 있으면 종양을 의심합니다.

▶하지증상은?

하지증상(통증, 저림)은 신경근❷ 증상을 의심합니다. 특히 증상의 범위가 중요합니다. 대퇴외측인지, 무릎을 포함하는지, 무지까지 방산통이 있는지, 뒤꿈치는 어떤지 주의 깊은 문진을 통해 진찰합니다.

마지막으로 응급실에서는 급성대동맥박리를 비롯한 혈관계, 요관결석이나 신우신염 등의 비뇨기계, 부인과 질환, 담도계 등의 소화기계 질환도 감별해야 합니다. 근골격계를 의심할 만한 근거가 없는 경우, 안정시 발현증상이 요통일 때는 내인성 질환도 잊지 말고 감별에 들어가야 합니다.

❶ 마미증후군(Cauda equina syndrome): 척수는 제2요추의 높이에서 마미라 불리는 가는 신경으로 나뉜다. 마미증후군에서는 거대한 추간판탈출이나 척추관 협착증 등이 마미 전체를 압박하여 양측 하지의 통증이나 저림, 대소변 장애를 일으킨다.

❷ 신경근(nerve root): 척수에서 뿌리를 형성하여 나뉘는 신경, 신경절을 형성해서 척주관 밖으로 나간다. 담당하는 특이 영역의 감각·운동신경을 포함한다.

Flowchart

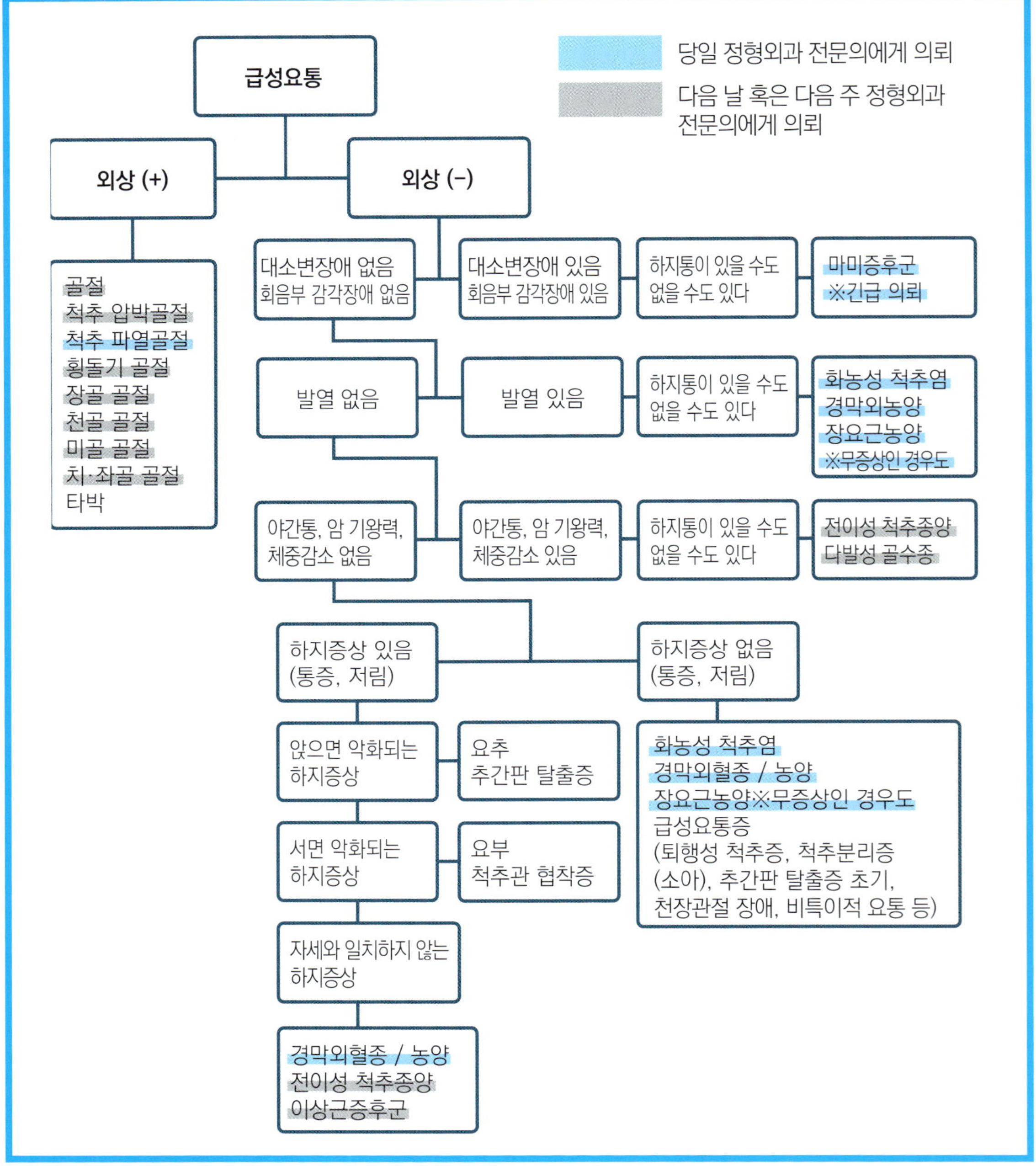

당일 정형외과 전문의에게 의뢰
다음 날 혹은 다음 주 정형외과 전문의에게 의뢰
급성요통
외상 (+)
외상 (-)
골절
척추 압박골절
척추 파열골절
횡돌기 골절
장골 골절
천골 골절
미골 골절
치·좌골 골절
타박
대소변장애 없음 회음부 감각장애 없음
대소변장애 있음 회음부 감각장애 있음
하지통이 있을 수도 없을 수도 있다
마미증후군 ※긴급 의뢰
발열 없음
발열 있음
하지통이 있을 수도 없을 수도 있다
화농성 척추염
경막외농양
장요근농양
※무증상인 경우도
야간통, 암 기왕력, 체중감소 없음
야간통, 암 기왕력, 체중감소 있음
하지통이 있을 수도 없을 수도 있다
전이성 척추종양
다발성 골수종
하지증상 있음 (통증, 저림)
하지증상 없음 (통증, 저림)
앉으면 악화되는 하지증상
요추 추간판 탈출증
서면 악화되는 하지증상
요부 척추관 협착증
자세와 일치하지 않는 하지증상
경막외혈종 / 농양
전이성 척추종양
이상근증후군
화농성 척추염
경막외혈종 / 농양
장요근농양※무증상인 경우도
급성요통증
(퇴행성 척추증, 척추분리증
(소아), 추간판 탈출증 초기,
천장관절 장애, 비특이적 요통 등)

▶통증부위와 감별질환(외상)

※ 푸른 부분은 체표에서 촉진 가능

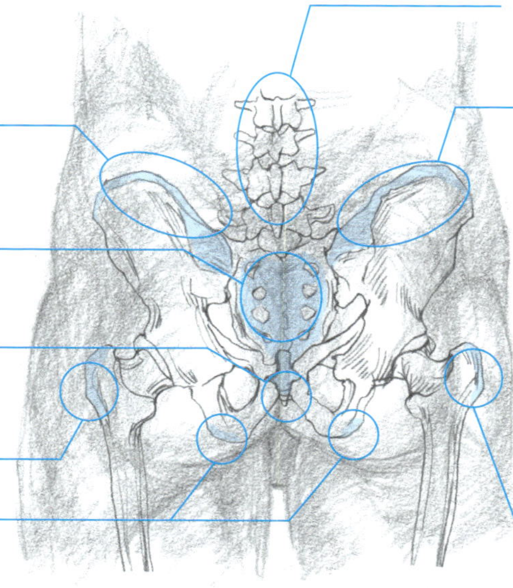

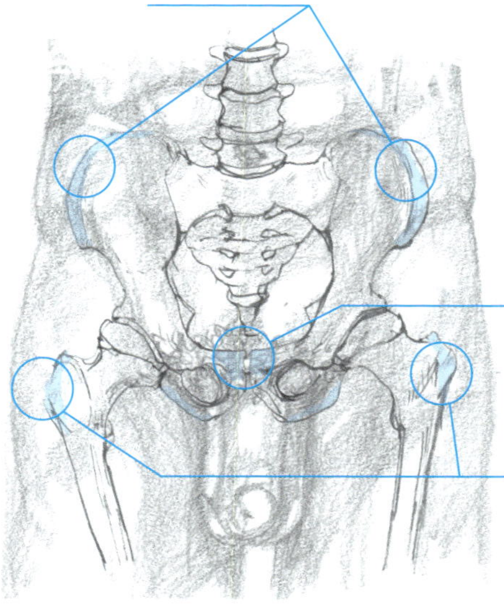

응급실에서는 **급성대동맥박리**를 포함하는
혈관계, 비뇨기계, 골반강, 담도계 등의 내인성 질환을 잊으면 안 된다!

증례⑩ 85세 여성

넘어진 후 아파서 걸을 수가 없다

Case 10:

고혈압 기왕력이 있는 일상활동(ADL)이 자립인 85세 여성. 어제 넘어져서 허리를 다쳤다. 하루 동안 경과를 관찰하였는데, 통증이 심해서 걸을 수 없다고 해서 가족과 동행하여 평일 저녁 무렵 응급실에서 진료를 받았다. 휠체어에 앉아 있다.

R 선생님, 많이 아파하시는데 휠체어에는 앉아 있습니다. 일단 이대로 진찰해도 괜찮겠습니까?

● 그렇군요. 너무 아플 때는 먼저 좌약도 검토해야겠지만, 대화가 가능한 정도면 이대로 가볼까요?

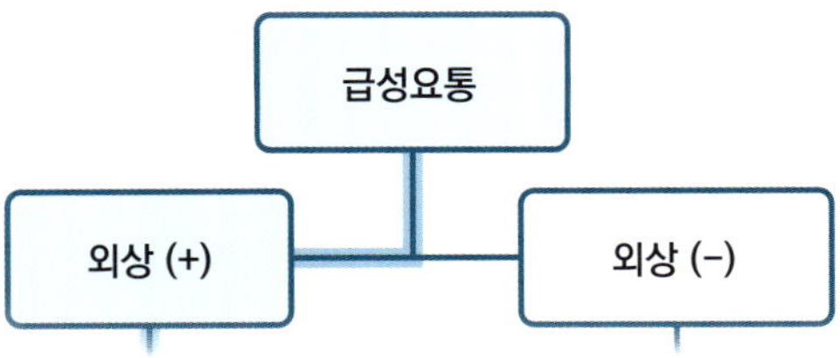

R 어젯밤에 이불에서 미끄러져 다다미방❸에서 엉덩방아를 찧었다고 합니다. 오늘 아침이 되어도 통증이 가라앉지 않아서 내원하였다고 합니다.

● 그렇군요. 그렇다면 외상(+)으로 진행합시다.

R 네. 골절이나 타박이 의심되니, 통증부위로 판단해야겠습니다.

● 그래요.

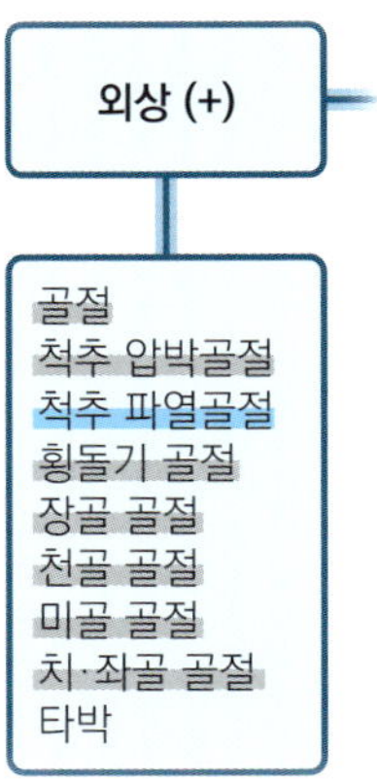

❸ 다다미방: 환자가 넘어졌다고 한다면, 집 밖인지 집 안인지, 땅바닥인지 아스팔트인지, 마루인지 다다미인지 상세하게 청취해야 합니다. 딱딱한 곳에 넘어졌다면 골절 가능성이 커집니다.

▶통증부위와 감별질환(외상)

※ 푸른 부분은 체표에서 촉진 가능

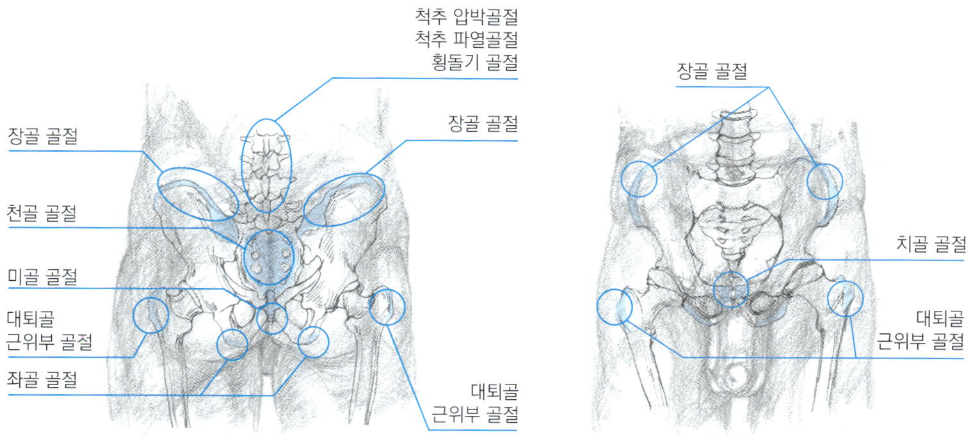

어디쯤을 아파합니까?

이 그림으로 말하자면 척추 압박골절❹, 파열골절❺과 횡돌기 골절❻의 부위입니다.

네, 그러면 그 주변의 질환을 염두에 두고 가봅시다.

네!

질환명	병력	LR+	LR-
척추 압박골절 빈도 ★★★★★	70세 이상 외상력(넘어짐, 엉덩방아) 스테로이드 사용 통증으로 일어날 수 없다	5.5~12.5 1.67~815 12~∞ -	0.81~0.52 0.88~0.71 0.94~0.75 -
척추 파열골절 빈도 ★★☆☆☆	고령층 압박골절 후 젊은층의 굴러떨어짐, 추락 (고에너지외상 포함)	-	-
횡돌기 골절 빈도 ★☆☆☆☆	젊은층의 굴러떨어짐, 추락❼(고에너지외상 포함)	-	-

PMID: 23440831, PMID: 1386391

일단 병력입니다.

- 70세 이상
- 외상력 있음(어젯밤 넘어짐)
- 스테로이드 사용하지 않음
- 통증이 있지만, 앉아 있음

❹ 압박골절(compression f.): 척추체 골절의 하나로, 후벽에 손상이 없다.

❺ 파열골절(burst f.): 척추체 골절의 하나로, 후벽에도 손상이 있다.

❻ 횡돌기 골절: 척추체 뒤쪽 추궁에서 좌우로 나온 돌기의 골절, 굴러떨어짐이나 추락 등이 가세한 에너지가 큰 상황에서 골절이 되는 경우가 많다.

❼ 젊은층의 굴러떨어짐, 추락: 스노보드 점프를 할 때 둔부부터 추락해서 생기는 병력. 그 외 자살기도, 공사현장에서의 추락사고 등이 있다.

그렇군요. 그러면 신체소견에서는 무엇을 얻었습니까?

질환명	신체소견	LR+	LR-
척추 압박골절 빈도 ★★★★★	척추 고타통 극돌기 압통	8.8 –	0.13 –
척추 파열골절 빈도 ★★☆☆☆	척추 고타통 극돌기 압통	–	–
횡돌기 골절 빈도 ★☆☆☆☆	극돌기 외측 압통	–	–

PMID: 19995486

척추 고타통이 있습니다. 그러면 압통부위를 상세하게…….

그렇군요. 척추 고타통에서는 얼마나 잘 두드리느냐가 중요합니다.

POINT 1 척추 고타통(Percussion pain)

척추 극돌기 위에 손바닥을 대고, 반대쪽 손으로 주먹을 쥐고 두드립니다. '쿵!' 하는 충격이 전해질 정도로 두드리는 것이 핵심입니다. 두드리기 전에 환자에게는 '세게 두드릴 겁니다'라고 말을 합니다.

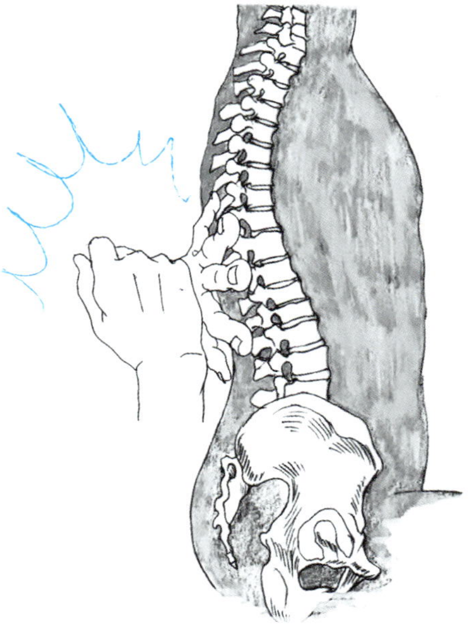

- **대상질환**
  척추 압박골절
  척추 파열골절
- **양성소견**
  펄쩍 뛸 정도의 통증을 느낀다
- **진단정확도**
  LR+ 8.8
  LR− 0.13

PMID: 19995486

네! 흉요추이행부❽에서 척추 고타통이 있습니다. 극돌기 외측에는 통증이 없는 것 같습니다.

❽ 흉요추이행부(Thoracolumbar junction): 흉추에서 요추로 바뀌는 부분. 제12흉추와 제1요추 주변을 가리킨다.

OK, 영상검사는 어떻습니까?

질환명(빈도)	검사
척추 압박골절 빈도 ★★★★★	X-Ray L/S(AP, Lat & Flx / Ext) ※ 통증부위에 따라 촬영범위를 넓힌다 CT MRI
척추 파열골절 빈도 ★★☆☆☆	X-Ray L/S(AP, Lat & Flx / Ext) ※ 통증부위에 따라 촬영범위를 넓힌다 CT MRI
횡돌기 골절 빈도 ★☆☆☆☆	X-Ray L/S(AP & Lat) CT

지금 할 수 있는 것은 X-Ray뿐이므로, Flx & Ext을 포함해서 의뢰하였습니다.

네, 앉아 있다면 좌위나 와위에서의 Lat도 괜찮습니다.

알겠습니다. 앉아 있긴 한데 많이 아플 것 같아서, Ext & Flx 촬영이 가능할지 확인하고서 촬영을 요청하겠습니다.

네. 그렇다면 촬영 전에 진통 목적으로 좌약을 사용해도 좋습니다.

알겠습니다!

그리고 고타통의 위치가 흉요추이행부 정도라고 그랬죠? 그렇다면 방사선사에게 요청해서 흉요추이행부보다 위쪽, T8 정도까지 촬영범위를 넓히라고 전하세요!

POINT 2 촬영범위에 주의! 압박골절은 T4까지 있을 수도!

척추 압박골절의 빈도가 가장 많은 곳은 제12흉추이고, 빈도는 낮지만 위로는 제4흉추 정도까지 있습니다. 보통 L/S(AP & Lat)을 촬영하는데, 제1요추까지밖에 찍지 않으면 하위흉추의 압박골절을 놓치는 상황이 됩니다. 척추 고타통의 위치를 확인하고 촬영범위를 방사선사와 상담하면 놓치는 것을 피할 수 있습니다.

또, 제3흉추보다 위의 압박골절을 확인하면, 다발성 골수종을 배제(R/O)할 필요가 있습니다.

마지막으로 X-Ray에서 음성인 압박골절도 존재합니다. 고타통이 있거나 통증이 지속하는 경우는 MRI로 정밀검사를 할 필요가 있습니다. 자체 시설로 재진을 하거나, MRI 촬영이 가능한 시설로 소개해야 합니다.

압박골절의 빈도

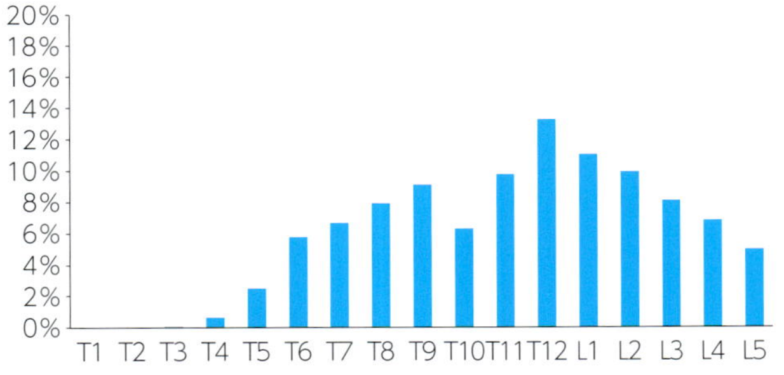

PMID: 39800504, PMID: 9205246을 참고하여 필자가 작성

POINT ③ 요추 X-Ray 판독 포인트

AP, Lat에서는 정렬(후만 변형, 변성 측만 등)과 퇴행성 관절염, 전방전위증 등의 기초질환에 더해, 이번처럼 골절을 배제(R/O)하는 것을 목적으로 판독합니다. 위의 기초질환 자체가 요통의 원인이 되는 경우는 적은 듯합니다.

AP	Lat
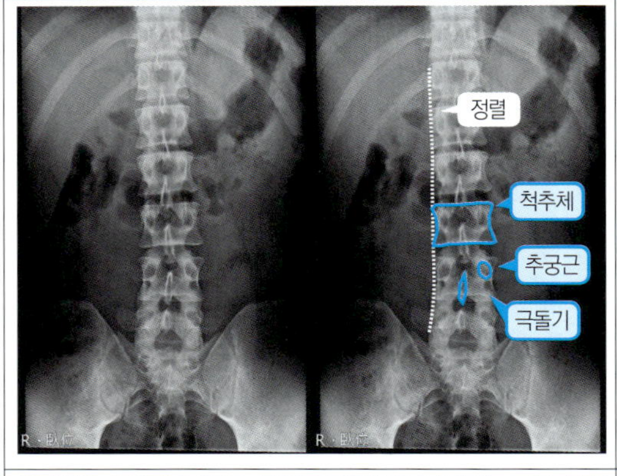 	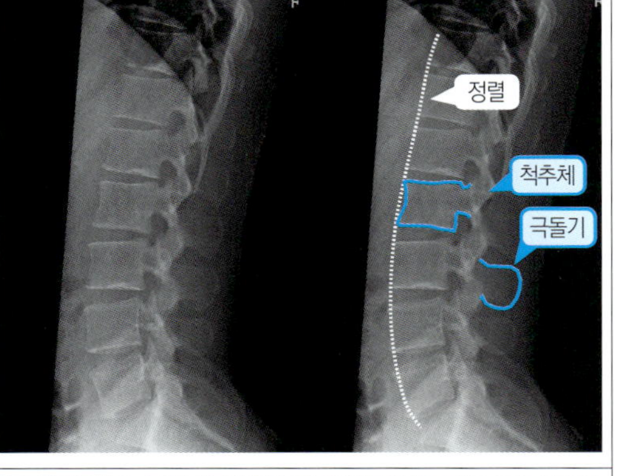
척추체와 추궁근의 정렬, 퇴행성 관절염을 나타내는 골극 등을 확인합니다.	척추체의 정렬, 퇴행성 관절염 및 전방전위증 등의 기초질환을 확인합니다. 또 압박골절과 파열골절도 확인합니다.

Lat view 하나만으로도 압박골절의 구분이 가능하지만, 이번에 새로 생긴 골절인지 예전부터 있던 묵은 압박골절인지는 판단할 수 없습니다. 여기서는 Seated Lat, Supine Lat, or Flx/Ext 촬영을 추가해서 압박골절의 신구를 구분합니다. 이미지는 제1요추의 압박골절입니다. Flx에서 전벽⑨의 높이가 작아져 있습니다.

Flx	Ext
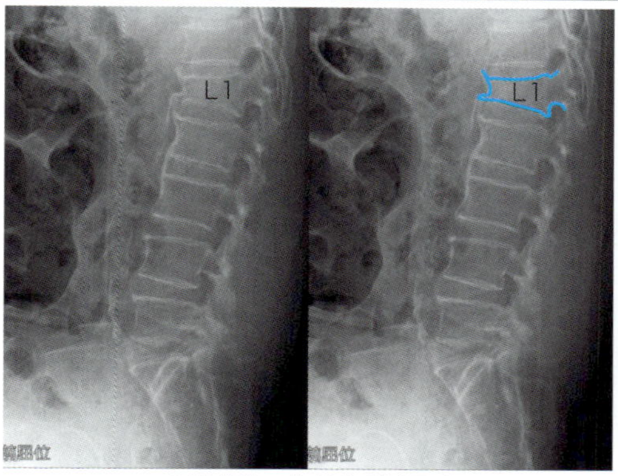	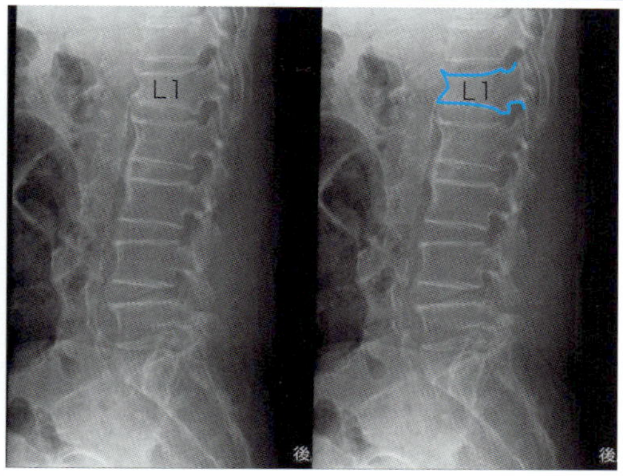
※이미지는 제1요추 압박골절	※이미지는 제1요추 압박골절
앞으로 굽힌 상태에서 촬영한 Lat view. 척추체 전벽이 찌그러진 곳을 확인한다. 척추 고타통으로 어느 정도 가늠을 해서 판독하면 좋다.	뒤로 젖힌 상태에서 촬영한 Lat view. 척추체 전벽이 Flx와 비교해서 높아지고, 형태가 돌아온 곳을 찾는다.

Flx/Ext views에서 제1요추 척추체 전벽의 높이 차이가 있습니다! 새로 생긴 압박골절일까요?

그렇습니다. 정확하게는 경추부터 헤아려보는 것이 좋아요. 드물게 제6요추까지 있는 사람이 있으니까요.

그렇군요!

어느 곳이 척추 고타통 위치와 일치합니까?

네. 흉요추이행부 정도에 고타통이 있습니다!

알겠습니다.

선생님, 덧붙여서 압박골절은 입원치료를 합니까?

음, 시설의 차이가 있어서 일률적으로 말할 수는 없고요. 가족과 상담을 하는 경우가 많은데, 간호 여건과 통증의 정도가 중요합니다.

알겠습니다! 침상이 여유가 있는 듯하니 본인 및 가족과 상담해보겠습니다.

⑨ 전벽: 척추체의 복측을 이루는 피질골. 이곳이 골절된 것을 압박골절이라고 한다.

제1요추 압박골절

80대 남성이 넘어진 후 요통. 병력으로는 통증으로 걸을 수 없지만 앉을 수는 있다. 신체소견은 척추 고타통이 있어서 척추 압박골절을 의심하여 X-Ray를 촬영하였고, 새로 생긴 압박골절로 진단하였다. 본인 및 가족과 상담하고서 입원 가능성을 고려하였다.

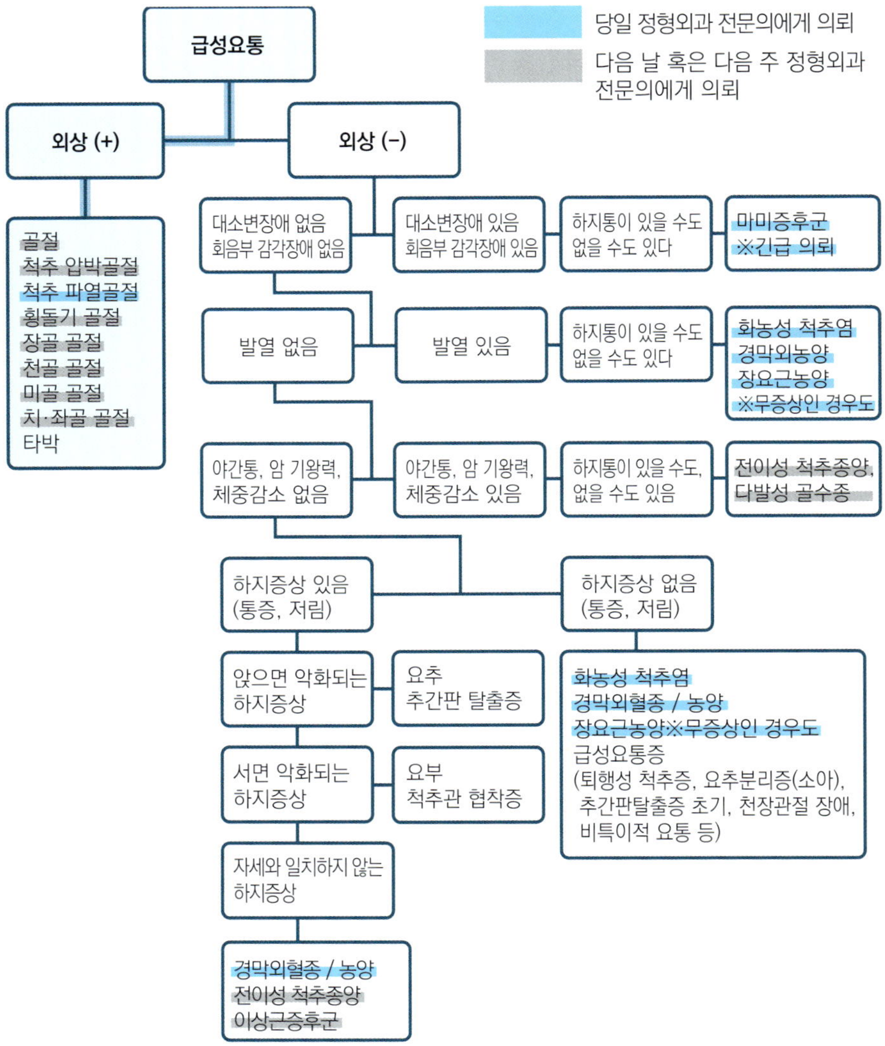

Advanced 만약 내가 외래진료를 한다면

고령자의 골절로 파악하는 경우

고령자의 골절에서는 퇴원 조건과 목표를 설정하는 것이 중요합니다. 이를 위해 아래의 정보를 초진 시에 취득해두는 것이 좋습니다.

- **본인의 상황**
  - ADL/IADL[10]
- **주변의 상황(서포터)**
  - 누구와 지내는가? 전담 보호자가 누구인가?(낮에 혼자 지내는가?)
  - 어떤 곳에서 지내는가?(몇 층에서 사는가? 계단이나 턱은?)
  - 요양보험은 신청하였는가? 요양보호사는 있는가?

[10] ADL/IADL: 일상활동(Activity of Daily Living)과 도구일상활동(Instrumental Activities of Daily Living)의 약칭. DEATH/SHAFT로 외웁니다.

Dressing 옷입기
Eating 식사
Ambulation 이동
Toileting 배변
Hygiene 목욕
Shopping 쇼핑
Housekeeping 청소
Accounting 금전관리
Food preparation 요리
Transport 공공교통수단 이용

Advanced 만약 내가 외래진료를 한다면

척추 압박골절의 통증조절

- **초기대응**
  ① 아세트아미노펜
  ② 비스테로이드 항염증제(NSAIDs)
- **정형외과 외래에서는 그다음 선택으로**
  - 약한 마약성 진통제(weak opioid)
  - 칼시토닌(Calcitonin) 정맥주사
  - 골다공증 치료로 비스포스포네이트(Bisphosphonate)(여성은 데노수맙[Denosumab])
  - 보조기(간이 코르셋, 연성 코르셋[Damen corset], 주잇 보조기[Jewett brace])

PMID: 15614441

압박골절에 코르셋은 필요한가?

고령자, 특히 골다공증이 있는 척추 압박골절에 브레이스(코르셋 포함)가 필요한지 어떤지는 결론이 나지 않았습니다. 아래에 소개하는 어느 리뷰에서도 보존치료에서의 필요성은 서술하고 있지만, 필요한 유형의 공통점은, '급성 통증이 해소될 때까지의 기간(6~8주)'뿐입니다. 어느 부위의 골절에 어떤 보조기를 착용할지는 정해져 있지 않습니다.

경험으로는 경성 코르셋을 사용하고 있는 시설이 많은 듯하지만, 다음과 같은 이유로 사용률이 낮아지는 상황입니다.

- 착용이 번거로움
- 착용으로 욕창이나 피부 트러블
- 보조기가 더움(여름철은 힘들다)

실제 임상에서는 코르셋이나 안정으로 수반되는 구축(contracture)에 의한 일상활동(ADL) 저하, 내과 합병증과 골절부위의 짓이김(crush)이 생기지 않도록 균형을 맞추려는 느낌입니다.

• 설명사례

환자에게는 '골절은 누워 있는 쪽이 좋다고 생각합니다. 다만 누워 있다 보면 구축이나 근력저하가 일어나고, 지금까지 걸을 수 있었는데 걸을 수 없게 되어버리거나, 누워만 있으면 폐렴이나 요로감염 등이 생기는 예도 있으므로, 가능하면 허리가 구부러져도 지금까지의 움직임(ADL)을 유지하는 쪽이 좋다고 생각합니다'라고 설명하고, 환자와 가족이 납득하면 다음과 같이 지도하고, 섬망(delirium)의 위험 등도 고려해서 가능한 한 자택에서 지내도록 합니다.

- ADL 동작 외에는 침상에서 보내기
- ADL 동작은 아프더라도 하기

이 경우 가장 큰 위험은 압박골절에서 파열골절[11]로 진행하여 지연성 마비[12]가 생기는 경우가 있습니다. 환자와 가족에게는, 다음 증상이 출현하면 반드시 재진을 당부합니다.

- 하지의 근력저하
- 복통(늑간신경[13])

PMID: 26524708

⑪ 파열골절(burst f.): 척추체 골절의 하나로, 후벽에도 손상이 있다.

⑫ 지연성 마비(delayed paralysis): 파열골절이 일어나서 후벽에서 척수 또는 마미가 압박을 받아 하지마비를 일으키는 것. 골절 후, 수개월이 지난 뒤에 생기는 예도 있어 주의가 필요하다.

⑬ 늑간신경(intercostal n): 파열골절 후, 늑간신경을 압박 또는 자극해서 늑간신경 증상이 출현하는 경우가 있다. 주소증이 복통인 경우도 있으므로 주의가 필요하다.

증례⑪ 43세 남성

업무 중 갑자기 생긴 요통 Case 11:

특별한 기왕력이 없고 건강검진도 한 적이 없는 43세 남성. 1주 전 업무 중 갑자기 요통이 발생. 개선이 없고 업무에 지장이 있어서 평일 야간에 응급실에서 진료를 받았다.

R 선생님, 내과 당직의로부터 의뢰인데, 급성요통이라고 합니다. 최초 돌연 발병이라고 미리 전달받았기 때문에, 혈관계를 의심해서 검사한 것 같습니다. 이상이 없다고 해서 상담을 하였습니다.

응급실에서는 **급성대동맥박리**를 포함하는
혈관계, 비뇨기계, 골반강, 담도계 등의 내인성 질환을 잊으면 안 된다!

● 그러면 근골격계라는 건가요? 만약을 위해 바이탈 사인을 알려주시겠어요?

R 네. 바이탈 사인은 맥박수 67/분, 혈압 150/85mmHg, 호흡수 14/분, 산소포화도 99%(실내공기), 체온 36.6°C입니다.

● OK, 순서대로 진행해봅시다.

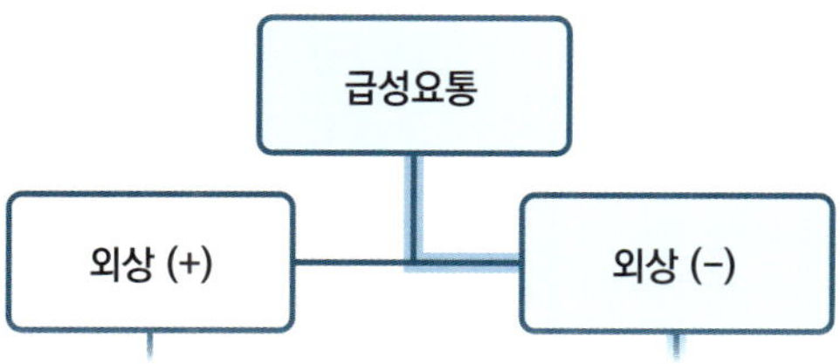

R 네. 이분은 트럭 기사이고, 1주 전 밤에 화물을 트럭에 싣는 작업을 한 뒤 귀가 후에 갑자기 아팠다고 합니다.

● 그렇다면 외상(넘어지거나 부딪히거나)은 일단 없다는 말이군요.

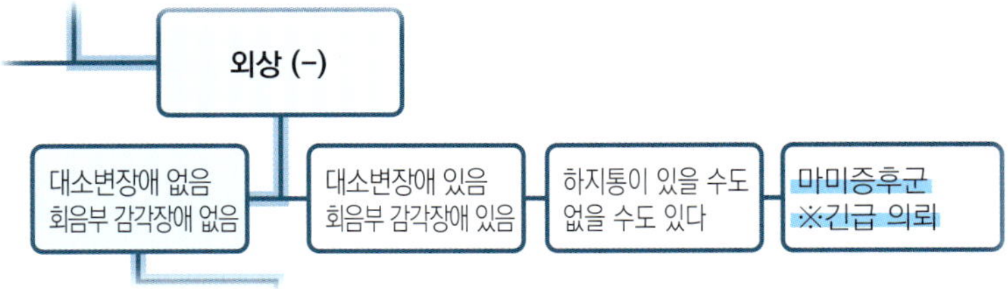

그렇다면 우선 마미증후군은 제외네요.

R 네. 대소변장애(빈뇨, 요폐)와 회음부 감각장애⑭(회음부 작열감)는 없습니다. 신체진찰에서도 방광이 문제되는 것 같지는 않습니다.

⑭ 회음부 감각장애: 마미증후군 증상의 하나. '엉덩이가 뜨거워지거나 저리거나 하지 않나요?'라고 물으면 좋다.

질환명(빈도)	병력	신체소견
마미증후군 빈도★☆☆☆☆	대소변장애(빈뇨, 요폐) (보행시의) 회음부 작열감 (보행시의) 지속발기증	500ml 이상의 요정체 회음부 감각장애 항문괄약근 긴장 약화

OK

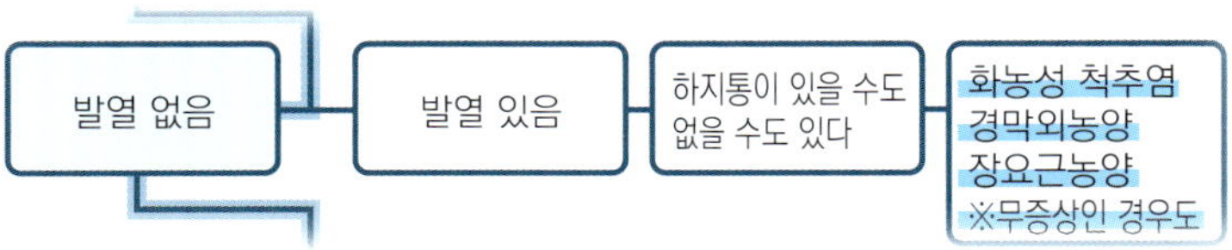

다음은 감염이고, 발열은 없죠?

R 내과 선생님이 혈액검사도 하였습니다. 발열도 없고, 혈액검사는 이상이 없었습니다.

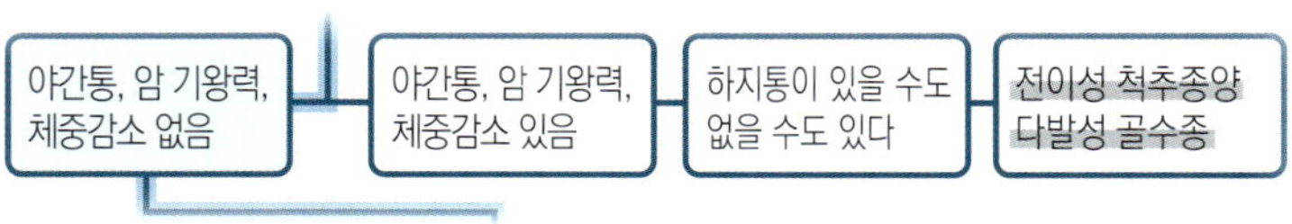

네, 마지막으로 전이성 척추종양과 다발성 골수종을 확인합시다.

R 네. 야간통⑮과 암 기왕력, 체중감소는 없었습니다.

좋습니다. 그러면 이런 간과해서는 안 되는 질환은 거의 배제(R/O) 할 수 있으니, 다음으로 갑시다.

⑮ 야간통: 악성종양 등을 의심하는 병력 중 하나. 아침에 일어나서는 통증이 없으며, 통증으로 잠이 깨는지 안 깨는지 물어보는 것이 좋다.

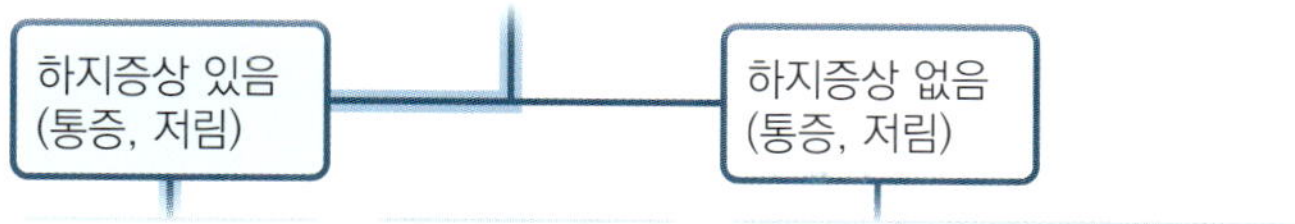

하지증상(통증, 저림)은 어떤가요?

네, 오른쪽 대퇴외측에 통증이 있다고 했습니다.

그렇다면 플로차트의 '하지통, 저림(+)'으로 진행합시다.

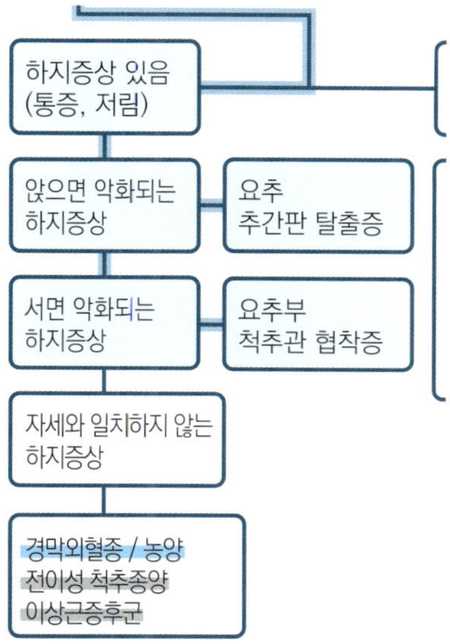

앉아 있을 때가 아픈지 서 있을 때가 아픈지 말하던가요?

앉아 있을 때보다 서 있을 때가 편하다고 합니다.

결국 앉으면 악화되는 하지증상이라는 것이고, 따라서 추간판 탈출증이라는 것이죠. 혹시 모르니 추간판 탈출증과 척추관 협착증 양측의 병력을 살펴볼까요?

질환명(빈도)	병력	LR+	LR−
요추 추간판 탈출증 빈도 ★★★★★	요통이 나타난 후 며칠 지나서 하지증상 나타남	−	−
	하지증상이 있다(좌골신경통)	7.92	0.06
	앉으면 악화되는 요통 또는 하지증상	0.95	1.07
요추부 척추관 협착증 빈도 ★★★★★	50세 이상	3.91	0.13
	앉으면 통증이 줄거나 소실	7.83	0.56
	서면 통증 악화	2.27	0.46
	걸으면 통증 악화	−	−
	마트의 손수레를 밀 때나 자전거 탈 때는 편함	6.5	0.52

PMID: 1386391, PMID: 11971050, PMID: 21156951

R 네, 아까 처음 허리 통증 때문에 약 3일 전부터 오른쪽 대퇴 통증이 시작되었다고 말을 했습니다!

그렇군요. 그 외는요?

R 그 외는 다음과 같습니다.

- 하지증상(오른쪽 대퇴 통증) 있다
- 앉으면 악화된다
- 43세(50세 미만)
- 앉은 자세에서 소실되지 않는다
- 서 있어도 악화되지 않는다
- 걸어도 악화되지 않는다
- 손수레 징후⑯는 평소 밀지 않으므로 알 수 없다
- 앞으로 숙이는 동작은 힘들다

⑯ 손수레 징후(shopping cart sign): 손수레를 밀 때는 척추가 후만되면서 황색인대⑰의 압박이 줄어든다. 척추관 협착증의 증상(파행 등)이 일어나기 어려워진다.

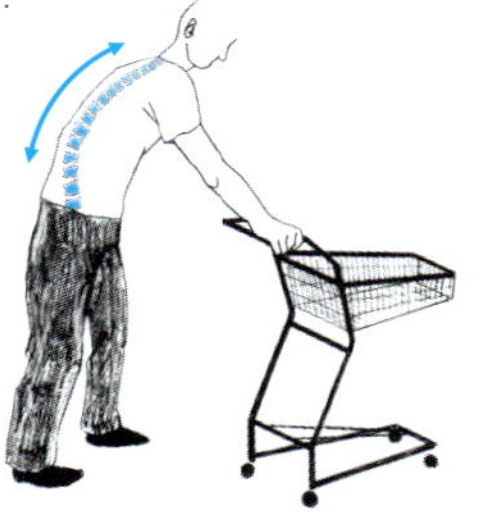

⑰ 황색인대(yellow l.): 척추관 후면에서 추궁끼리 연결하는 인대. 외양이 황색(p.123.)

과연 병력에서도 추간판 탈출증 쪽이네요. 신체소견은 어떤가요?

질환명(빈도)	신체소견	LR+	LR−
요추 추간판 탈출증 빈도 ★★★★★	L2(대퇴 정면의 감각장애)	12.5	0.52
	L3(대퇴 정면의 감각장애)	-	-
	L3(Femoral nerve stretch test)	5.83	0.34
	L4(무릎,족관절 내측의 감각장애)	∞	0.69
	L4(한 다리 스쿼트이 힘들다)	2.84	0.57
	L4(슬개건반사 저하)	0.87	1.11
	L5(대퇴 외측~하퇴 외측~무지 감각장애)	-	-
	L5(족근보행이 힘들다, 장무지신근 좌우 차이)	4.36	0.45
	L5(하지직거상 검사)	0.89~2.14	1.29~0.14
	S1(대퇴 후면~하퇴 후면~뒤꿈치 감각장애)	-	-
	S1(발끝서기가 힘들다)	-	-
	S1(아킬레스건반사 저하)	3.67	0.74
	S1(하지직거상 검사)	0.87~2.14	1.29-0.14
요추부 척추관 협착증 빈도 ★★★★★	신경레벨진단: 신경근 유형에서는 추간판 탈출증과 같다 (p.20)	-	-
	마미 유형에서는 넓은 보폭 보행	14	0.6
	롬베르크 징후	4.44	0.66
	회음부 감각장애	-	-

PMID: 20543768, PMID: 20166095, PMID: 21156951

R 요통은 신체소견이 많네요. 결과는 다음과 같습니다.

- 대퇴 외측~하퇴 외측에 걸쳐 통증
- 장무지신근 근력 저하(오른쪽)(p.122)
- 한 다리 스쾃, 족근보행, 발끝서기 가능
- 슬개건반사, 아킬레스건반사 좌우 차이 없다
- 하지직거상 검사(SLR test)에서 우측이 40° 정도에서 하지통 있다
- 넓은 보폭 보행(Wide based gait), 롬베르크 징후(Romberg sign), 진동감각저하(pallhypesthesia), 통각저하 없다

POINT 4 압박받는 신경근별 하지증상 영역과 신체소견의 차이

장애 신경근	감각장애	근력저하	건반사
L4	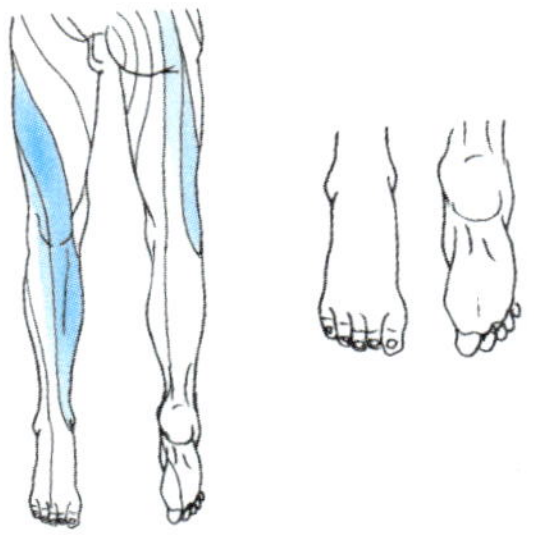 무릎의 감각장애를 호소하는 경우가 많다	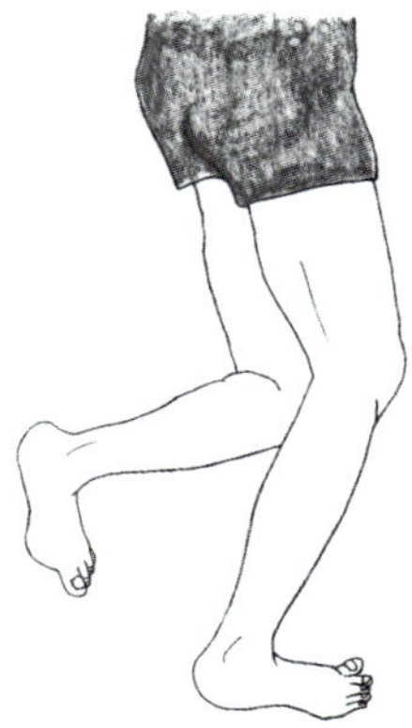 대퇴사두근(한 다리 스쾃)	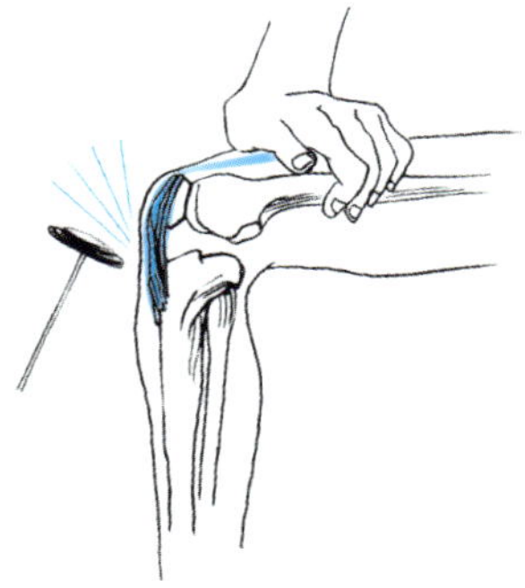 슬개건반사

L 4 신경근 장애에서는 대퇴 외측부터 무릎을 지나 하퇴 내측의 통증과 저림의 증상이 있습니다. 근력저하에서는 한 다리 스쾃이 힘든 경우가 있고, 심부건반사에서는 슬개건반사의 좌우 차이가 나타납니다.

L5	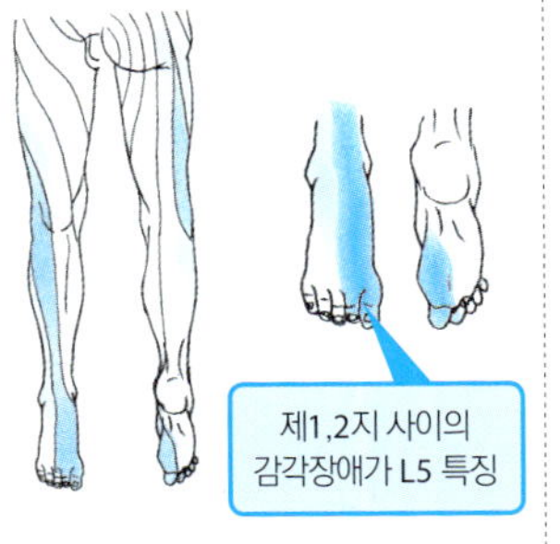 대퇴 외측 ~ 하퇴 외측의 감각장애를 호소하는 경우가 많고, 제1지로 방산하는 경우도 있다	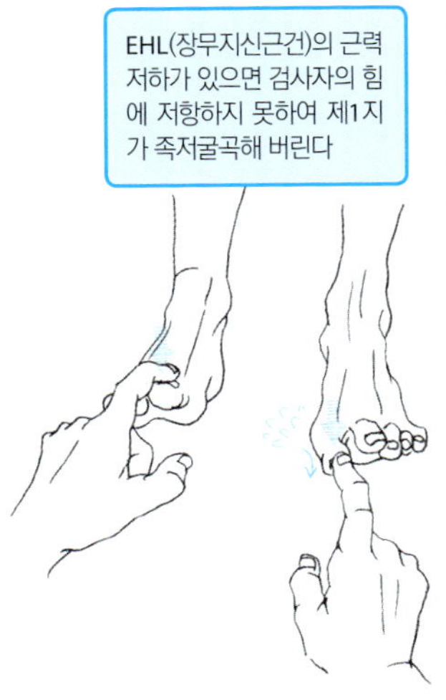 장무지신근 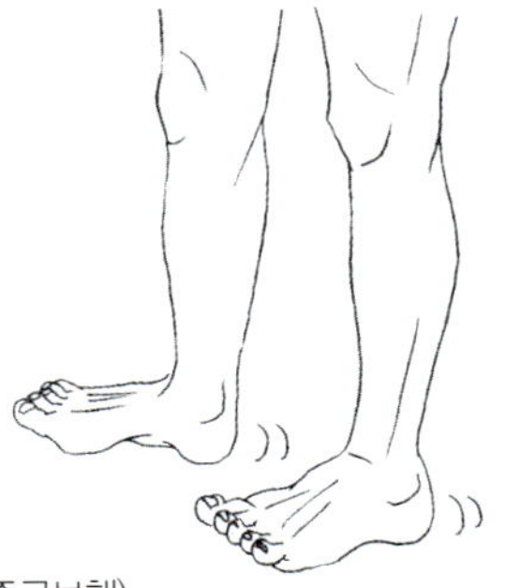 (족근보행)	

L5 신경근 장애에서는 대퇴 외측~하퇴 외측, 무지와 족저의 통증과 저림의 증상이 있습니다. 근력에서는 장무지신근의 저하가 보이고, 족근보행이 어려워집니다.

S1	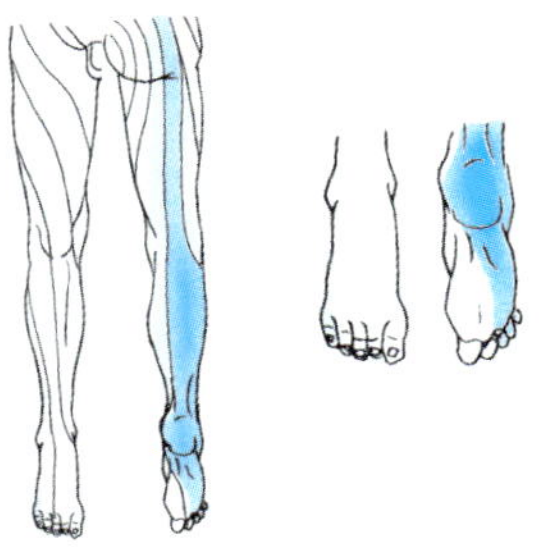 대퇴와 하퇴 후면의 감각장애를 호소하는 경우가 많다	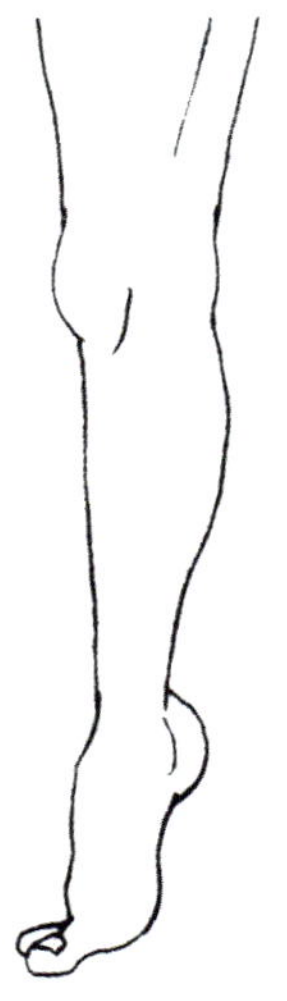 비복근(발끝서기)	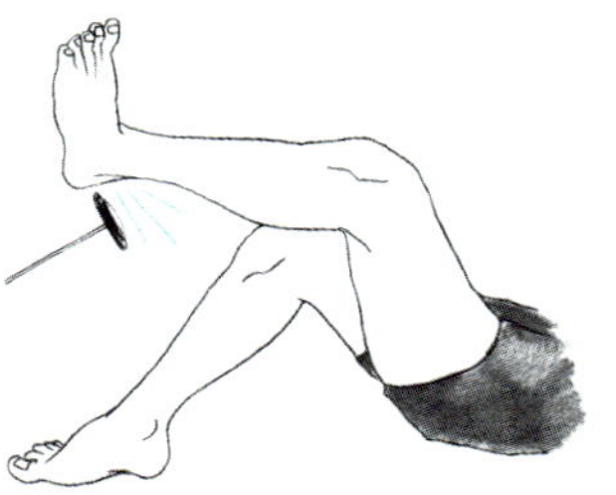 아킬레스건반사

S1 신경근 장애에서는 대퇴 후면~하퇴 후면, 뒤꿈치의 통증과 저림의 증상이 있고, 비복근은 근력저하가 나타나고 발끝서기가 어려워집니다. 심부건반사에서는 아킬레스건반사의 좌우 차이가 나타납니다.

POINT 5 추간판 탈출증(spinal disc herniation)과 척추관 협착증(spinal stenosis)의 차이

추간판은 단단한 외피(섬유륜[anulus fibrosus])의 가운데에 젤리(수핵[nucleus pulposus])가 들어 있는 형태로, 탈출증은 이 섬유륜 후방에서 수핵이 뒤로 튀어나와서 신경근을 압박합니다. 앞으로 숙이면 추간판에 후방을 향하는 힘이 실려 증상이 악화됩니다. 척추관 협착증에서는 신경근의 뒤에서 비후해진 황색인대(척수와 마미의 뒤에도 있다)가 서 있을 때 신경 옆으로 주름이 잡히면서 비후해져 신경근을 압박합니다. 앞으로 숙이면 황색인대가 늘어나므로, 자전거나 손수레를 이용할 때는 통증이 나타나지 않습니다.

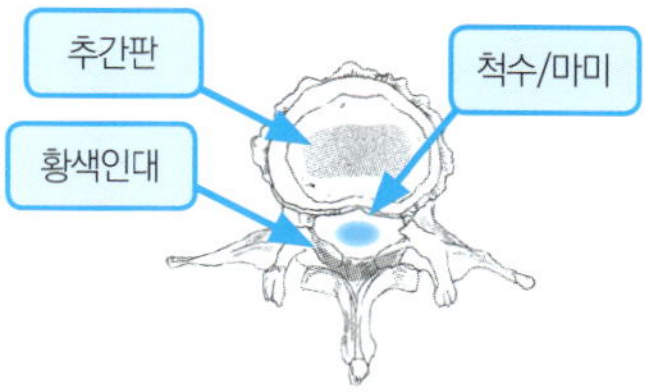

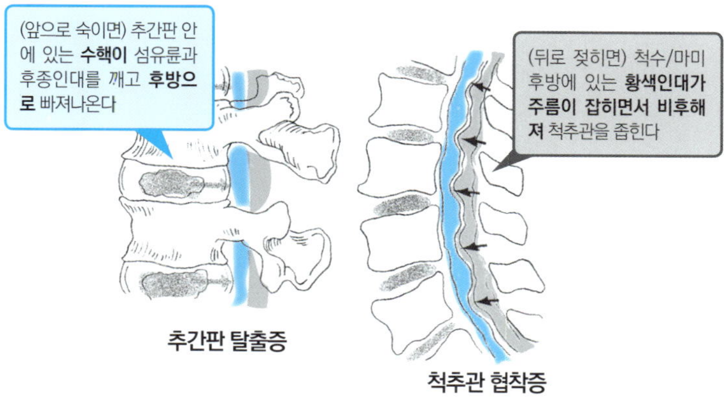

● 오른쪽 L5의 신경근 장애군요. 그렇다면 L4/5(L5의 신경근이 분지하는 부분이 L4/5의 추간판 레벨)의 추간판 탈출증 가능성이 높군요.

R 그렇습니다. 영상검사는 어떻게 할까요?

질환명(빈도)	검사
요추 추간판 탈출증 빈도 ★★★★★	X-Ray L/S(AP, Lat & Flx/Ext) MRI
요추부 척추관 협착증 빈도 ★★★★★	X-Ray L/S(AP, Lat & Flx/Ext) MRI

R X-Ray가 가장 먼저 할 검사군요. 추간판 탈출증과 척추관 협착증에 MRI가 아니면 알 수가 없다고 생각하는데요, 무엇을 봐야 합니까?

그렇습니다. 원래 퇴행성 측만증이 있었는지, 병력 중에 예를 들면 소아기에 요통이 있었는지, 요추전방전위증이 있었는지 등의 기왕력을 확인해야 합니다.

네.

POINT ⑥ 추간판 탈출증의 CT와 MRI

영상검사는 MRI가 표준이지만, 체내 금속 등의 이유로 촬영을 할 수 없는 경우에는 CT 촬영을 검토합니다. 소개하는 문헌에서는 정밀도가 떨어진다고 하지만, 일고의 여지는 있는 것 같습니다.

- **CT**

평면으로 보는 것이 가능(LR+ 2.90 LR− 0.31)하고, 혈종을 배제(R/O)하는 데도 사용할 수 있다.

- **MRI**

신경근 압박도 볼 수 있다(LR+ 3.26 LR− 0.32, 신경근 압박으로 제한하면 LR+ 27～∞ LR− 0.04～0.2)

PMID: 21915747, 腰椎椎間板ヘルニア診療ガイドライン2012.

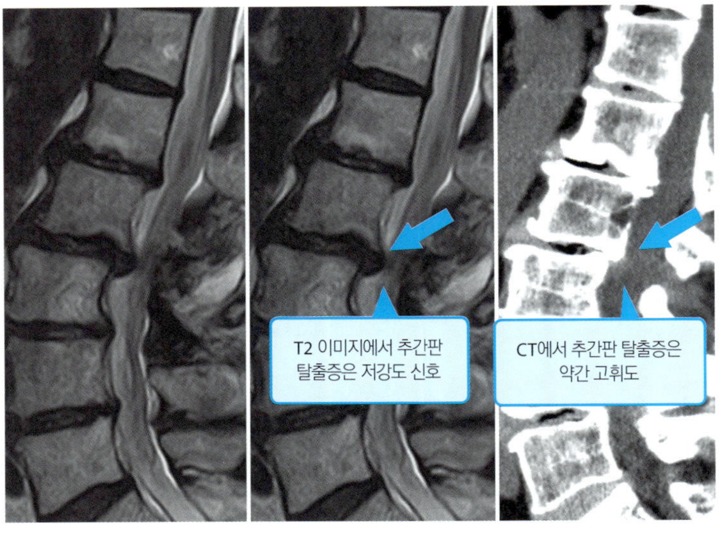

X-Ray에서 특별한 문제가 없고 통증이 멎어서 귀가하였습니다.

네, 수고하셨어요.

Diagnosis ●진단●

요추 추간판 탈출증(L4/5 탈출에서 L5 신경근 장애)

40대 남성의 업무(무거운 짐을 들어 올림) 후 요통. 내과에서 위험신호(Red flag)인 혈관계 질환은 배제(R/O)하였다. 병력은 요통이 발병한 지 3일 되었고, 앉으면 심해지고 서면 심하지 않은 하지증상을 확인하였다. 신체소견으로는 오른쪽 무지의 족배굴곡 근력저하를 확인하였고, 하지직거상 검사가 양성이라 요추 추간판 탈출증(L5 이상)을 의심하고 있다. 가능성을 설명하였고, 통증이 멎어서 귀가시켰다. 다음 날 정형외과에서 진료를 받도록 지시하였다.

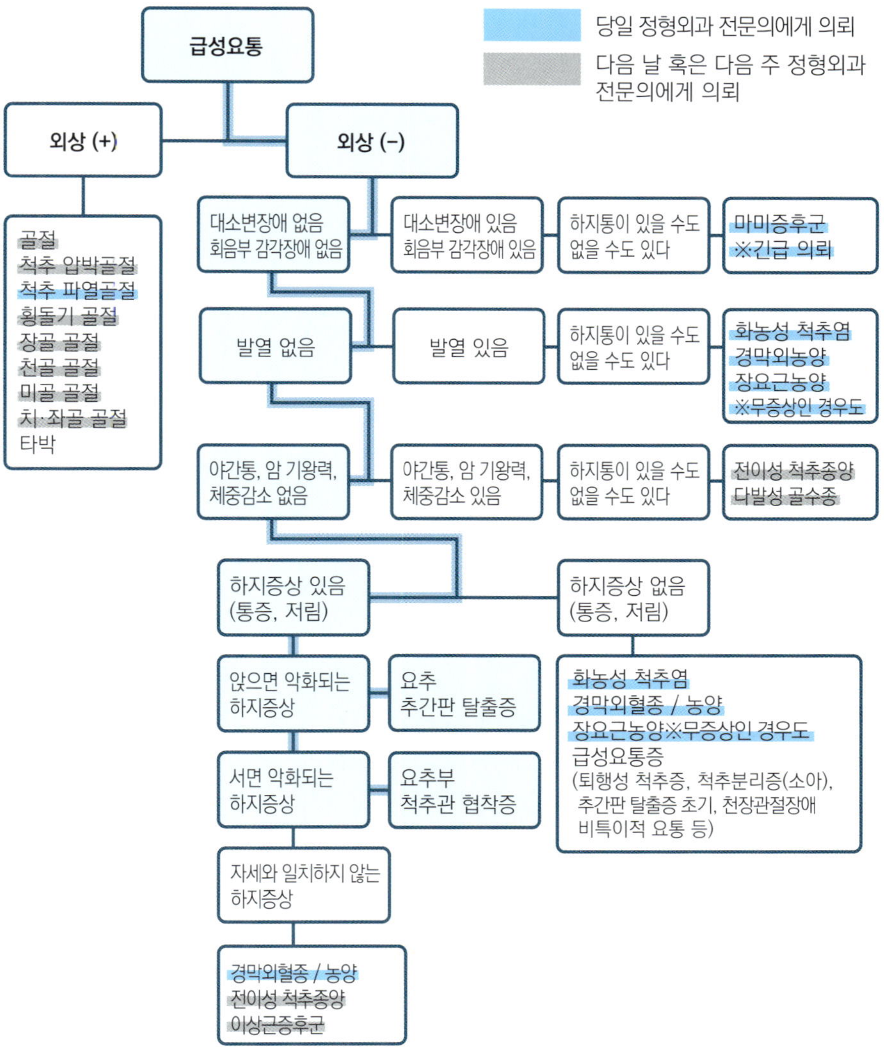

Advanced 만약 내가 외래진료를 한다면

급성요통증(추간판 탈출증·협착증 포함)으로 발생하는 요통의 초기대응

- **보존치료의 내용**

환자에게 일상생활을 보내는 방법 등을 설명합니다. 또 초기치료로 진통제 처방을 합니다.

- 안정은 필요 없다(1일 이내)
- 아세트아미노펜
- 비스테로이드 항염증제(NSAIDs), 위산분비억제제(PPI)

※ 통증이 심하지만 어떻게든 일을 하러 가야 하는 등의 경우는 NSAIDs 좌약을 증상이 나타날 때 쓸 수 있도록 처방합니다. 이 경우 필자는 반드시 위·십이지장궤양과 직장궤양 가능성을 설명하고 있습니다.

PMID: 17909209

- **급성요통증 환자가 귀가할 때 설명**

구체적으로 신경증상이 악화되거나 마미 증상의 출현이 있으면 반드시 진료를 받으라고 합니다.

- 진행하는 근력저하(발이 걸려 넘어질 뻔했다던가)
- 1개월 이상 통증 지속
- 마미증후군
  - 요폐/빈뇨(마미 증상)
  - 엉덩이가 뜨거워지는 등의 이상감각(마미 증상)
  - 대변실금(마미 증상)

PMID: 2936744, PMID: 9786651, PMID: 20726746, PMID: 19490073

증례⑫
85세 여성

3일 전부터 허리가 아프다 Case 12:

당뇨병, 고혈압이 있고 1개월 전에 요로감염증으로 입원을 했던 85세 여성. 1주 전부터 지병인 요통이 악화되었다. 3일 전부터 통증이 심해져 누워서 지내고 있다. 어제부터 발열이 있고 움직일 수 없게 되어, 가족들의 도움으로 응급실에서 진료를 받았다.

R 선생님, 요로감염증이 의심스러워 내과에서 검사하였는데, 소변검사는 깨끗하고 허리가 아파서 움직일 수 없다고 하십니다. 그래서 요통 평가를 해달라는 요청이 있었습니다.

● 네, 바이탈은요?

R 바이탈 사인은 맥박수 109/분, 혈압 111/75mmHg, 호흡수 24/분, 산소포화도 99%(실내공기), 체온 38.8°C입니다.

● OK, 허리가 아픈 것은 언제부터죠?

R 1주 전부터 지병인 요통이 악화되었다고 합니다.

● 그렇다면 요통 자체는 급성이군요, 순서대로 가봅시다.

R 알겠습니다!

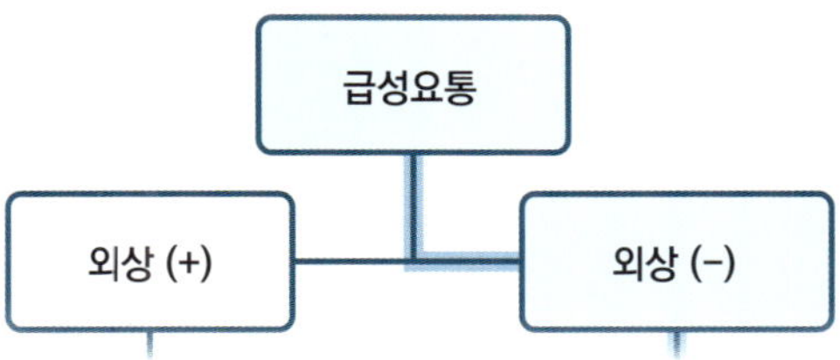

R 외상(넘어짐, 엉덩방아)은 없었다고 합니다. 함께 사는 가족이 알려준 병력입니다.

● 네, 그럼 외상(−)으로 진행합시다.

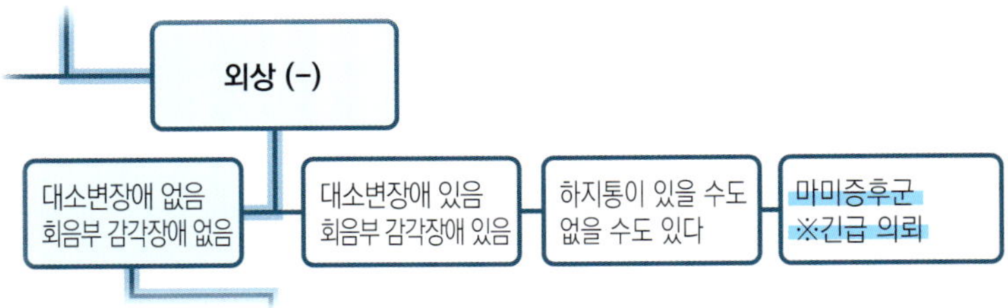

일단 마미증후군은 제외군요.

대소변장애나 감각장애는 없는 것 같지만, 확실치 않은 면도 있습니다.

네, 감염으로도 농양형성으로 신경을 압박하는 경우도 있고, 종양도 위치에 따라 신경을 압박해서 마미증후군으로 나타날 가능성이 남아 있으므로 빠르게 평가해봅시다. 이번에는 감염이 있을 것 같아서요.

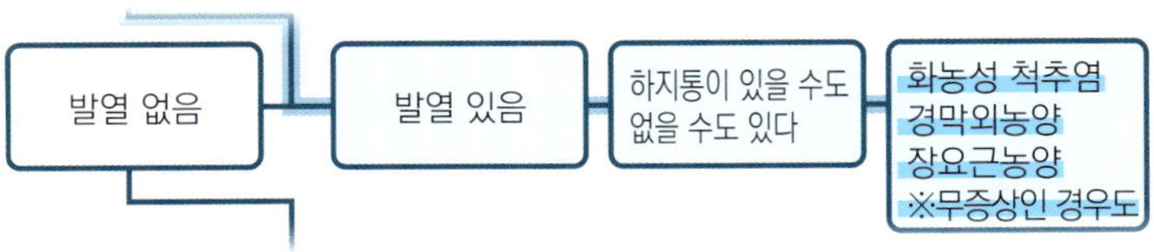

그렇습니다. 발열이 있습니다.

네, 그렇다면 검사가 필요합니다.

질환명(빈도)	병력
화농성 척추염 빈도 ★☆☆☆☆	안정시 통증 발열 + 요통 간균혈증(특히 황색포도상구균) 또는 감염성 심내막염 + 요통
경막외농양 빈도 ★☆☆☆☆	면역부전(당뇨병과 만성신장병, 암환자 등), 척추수술 후 발열 + 배부통 전신권태감 대소변장애 하지증상(통증, 저림)
장요근농양 빈도 ★☆☆☆☆	화농성 척추염과 요로감염증이 배경 발열 무증상인 경우도 있음 급하게 발병하면 고관절을 굴곡하는 요근 자세를 한다

PMID: 26229122, PMID: 11996416, PMID: 15299155

다음은 병력입니다.

- 요통 + 발열 있음
- 내과 심장초음파에서 사마귀(vegetations)나 판막증 없음
- 앞서 요로감염증은 대장균(*E.Coli*)이 원인균
- 대소변장애 없음
- 하지증상 없음
- 요근 자세 없음

POINT 7

요근 자세(Psoas position)

장요근[18]의 긴장을 풀어서 통증을 완화하기 위한 자세를 잡는다. 구체적으로는 고관절을 가볍게 굽히고 외회전한다.

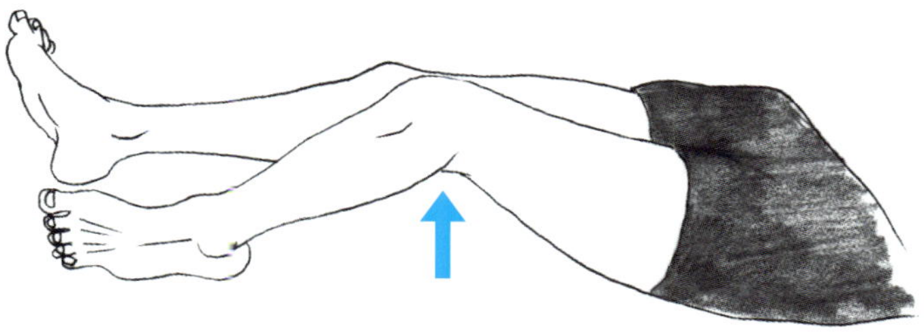

PMID: 15299155

[18] 장요근(iliopsoas m.): 대요근(psoas m., 척추체에서 대퇴골 소전자)과 장골근(iliac m., 장골에서 대퇴골 소전자)의 두 근육으로 이루어진다. 고관절을 굴곡할 때 쓴다. L2~4 신경이 지배한다.

네, 병력으로는 화농성 척추염이네요. 기초질환으로 당뇨병만 있나요?

네. 1개월 전에 집에서 요로감염증이 생겨서 입원하였습니다.

그렇군요. 신체소견은요?

질환명(빈도)	신체소견
화농성 척추염 빈도 ★☆☆☆☆	척추 고타통 극돌기 압통 신경학적 이상소견의 유무
경막외농양 빈도 ★☆☆☆☆	신경학적 이상소견의 유무 대소변장애
장요근농양 빈도 ★☆☆☆☆	요근 징후

PMID: 11996416

신체소견은 다음과 같습니다.

- 척추 고타통(어디를 두드려도 아파하는 데다 요추에 압통이 있다)
- 신경증상으로 하지통은 없지만, 하지근력저하는 확실하지 않음
- 발열이 있지만 신경학적 이상소견은 없음
- 의식장애 없음
- 요근 징후 없음

POINT 8 요근 징후(Psoas sign)

충수염 신체소견으로 알려져 있지만, 장요근을 신전하는 테스트로 장요근농양에도 유용합니다. 테스트는 고관절을 신전시켜서 장요근을 신전합니다. 장요근농양이 있으면 통증이 발생합니다.

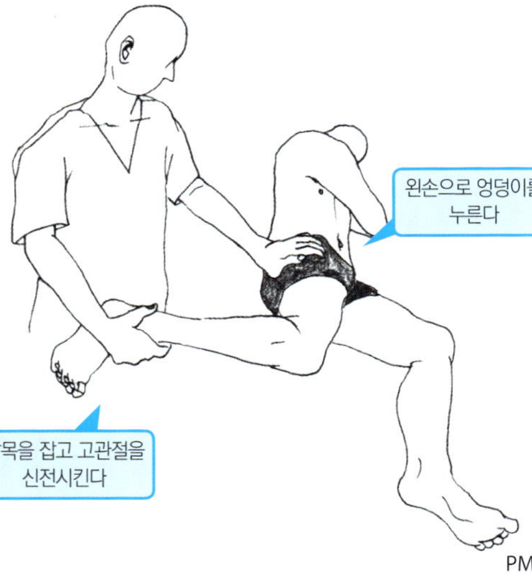

PMID: 15299155

Q 그러면 척추 고타통이 있나요?

R 네, 하부요추의 통증을 호소합니다.

네, 검사는 어디까지 했나요?

질환명(빈도)	검사	LR+	LR-
화농성 척추염 빈도 ★☆☆☆☆	혈액검사(CBC, 생화학, ESR)	-	-
	혈액배양 등의 각종 배양검사	-	-
	추간판 천자, 배양		
	X-Ray L/S(AP & Lat) ※ 통증부위에 맞춰 촬영범위를 넓힌다	1.91	0.32
	MRI	11	0.04
경막외농양 빈도 ★☆☆☆☆	혈액검사	-	-
	배양검사(외과적으로 채취하는 경우가 있음)	-	-
	CT	-	-
	MRI	-	-
장요근농양 빈도 ★☆☆☆☆	혈액검사	-	-
	배양검사(외과적으로 채취하는 경우가 있음)	-	-
	CT(조영)	-	-
	MRI	-	-

PMID: 26229122, PMID: 13677808

혈액검사결과가 나왔습니다. WBC 18,500/μl, CRP 15.6mg/dl, ESR (60min) 104mm로 높습니다. X-Ray에서는 골극과 일부 추간판 사이가 좁아진 곳이 있지만, 잘 모르겠습니다.

X-Ray로는 상태가 진행을 하고 나서 소견이 나오니까 MRI나 추간판 천자가 필요해요. 전원합시다.

그렇게 하겠습니다, 선생님! 빨리 옮길 병원을 찾아보겠습니다.

Diagnosis ●진단●

화농성 척추염 의심

당뇨병으로 요로감염증 기왕력이 있는 80대 여성이 1주일 전부터 요통이 악화되었고, 어제부터 발열이 있다. 병력에서 마미 증상(회음부 증상)은 없고, 안정시 통증을 확인하였다. 신체소견은 하부요추에서 척추 고타통을 확인하였다. 혈액검사에서 염증반응이 높게 나왔다. 내과에서 요로감염을 포함해서 뚜렷한 발열 원인을 찾을 수 없어서 화농성 척추염을 의심하였다. 입원과 정밀검사가 가능한 시설로 긴급 전원하였다.

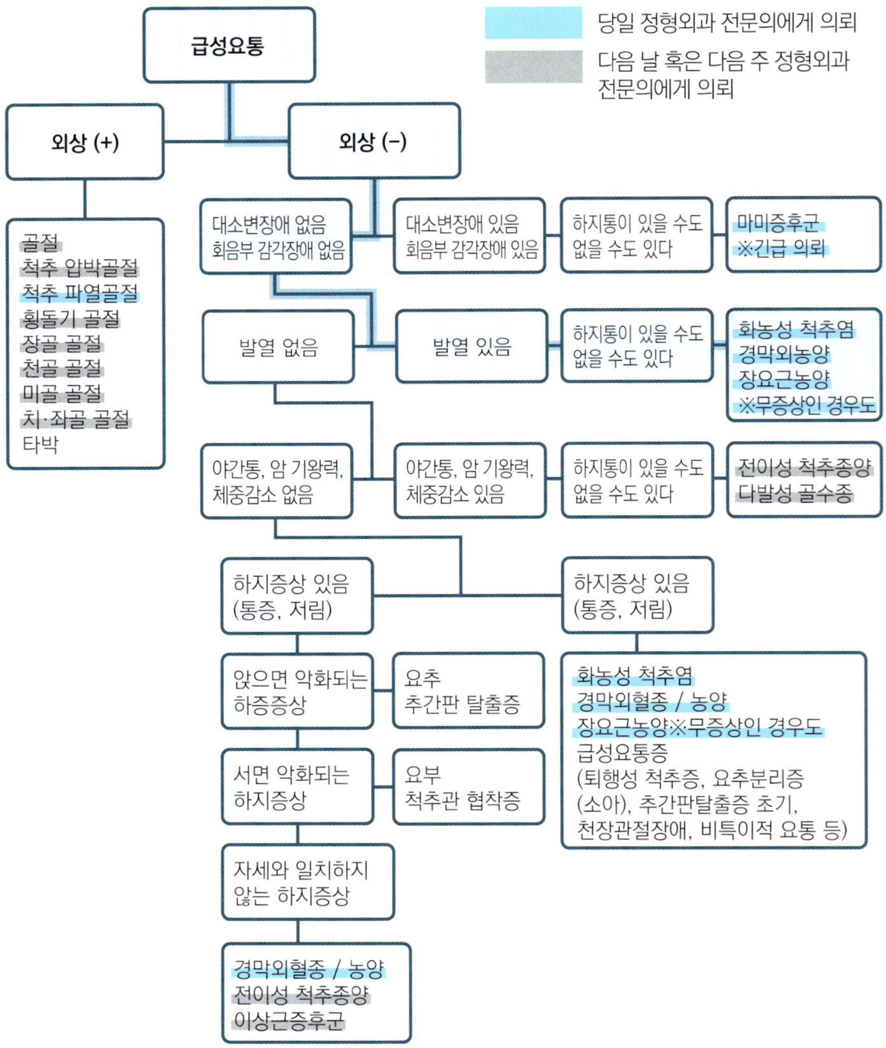

POINT 9 감염과 악성종양이 척추에서 확산하는 차이

세균은 주로 척추체로 가는 동맥을 통하고, 종양은 배슨 정맥총(Batson venous plexus)을 역행하여 척추체에 도달하지만, 다다르는 장소가 다릅니다.

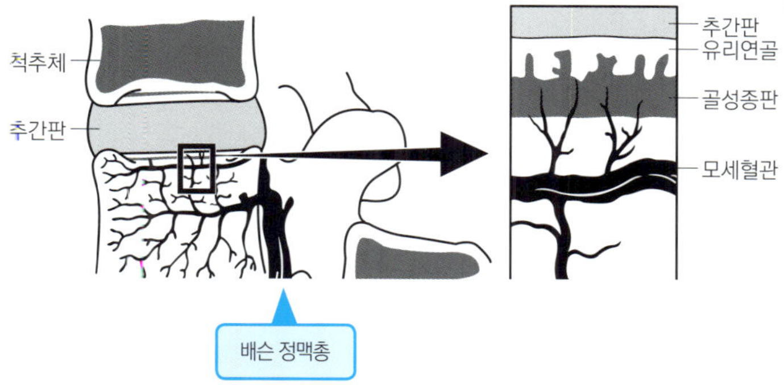

세균은 작기 때문에 동맥 끝의 모세혈관까지, 마침내 골성종판 주변에 도달하고 추간판으로 향해갑니다.

한편, 종양은 크기 때문에(부피로 말하면 세균의 1,000배 정도) 정맥총 근처에, 즉 척추체 후방 중앙부에 도달해서 머뭅니다. 그리고 조직이 치밀하지 않은 척추체~추궁을 향해 갑니다.

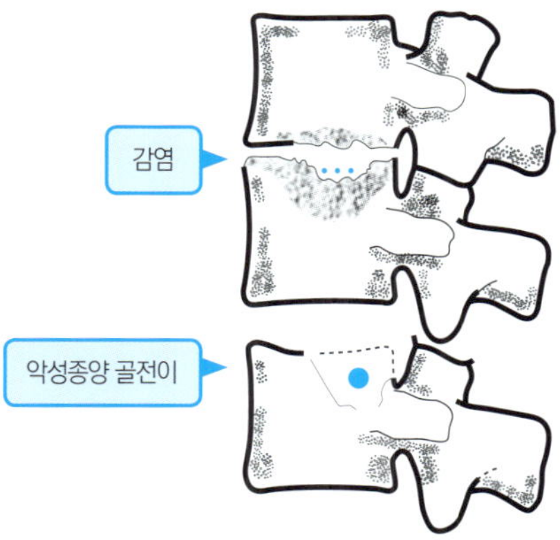

따라서 영상검사에서 화농성 척추염을 의심할 때는 척추체 종판을 중심으로, 종양을 의심할 때는 척추체 후방이나 추궁[21]을 중심으로 판독합니다.

PMID: 17857618

[21] 추궁(vertebral arch): 척추의 일부. 척추체와 관절돌기, 극돌기를 연결하는 부분.

▶요통의 감별질환과 개관

질환명(빈도)	병력	신체소견	검사	치료
척추 압박골절 빈도 ★★★★★	70세 이상 외상력(넘어짐, 엉덩방아) 스테로이드 사용 통증으로 일어날 수 없다	척추 고타통(p.110) 극돌기 압통	X-Ray L/S (AP, Lat & Flx/Ext) (P.112) ※ 통증부위에 따라 촬영범위를 넓힌다 CT MRI	보존(통증조절, 코르셋) (p.115) 수술
척추 파열골절 빈도 ★★☆☆☆	고령층 압박골절 후 젊은층의 굴러떨어짐, 추락(고에너지외상 포함)	척추 고타통 극돌기 압통	X-Ray L/S (AP, Lat & Flx/Ext) ※ 통증부위에 따라 촬영범위를 넓힌다 CT MRI	보존(통증조절, 코르셋) 수술
횡돌기 골절 빈도 ★☆☆☆☆	젊은층의 굴러떨어짐, 추락(고에너지외상 포함)	극돌기 외측 압통	X-Ray L/S(AP & Lat) CT	보존(통증조절, 코르셋)
장골 골절 빈도 ★★☆☆☆	외상력(넘어짐, 엉덩방아)	장골익 압통	X-Ray Pelvis(AP) CT	보존(통증조절) 수술
치골·좌골 골절 빈도 ★★☆☆☆	외상력(넘어짐, 엉덩방아)	치골결합, 좌골 압통	X-Ray Pelvis(AP) CT	보존(통증조절) 수술
천골 골절 빈도 ★★☆☆☆	외상력(넘어짐, 엉덩방아)	천골 압통	X-Ray Sacrum(AP & Lat) CT	보존(통증조절) 수술
미골 골절 빈도 ★★☆☆☆	외상력(넘어짐, 엉덩방아)	미골 압통	X-Ray Coccyx(AP & Lat) CT	보존(통증조절)
마미증후군 빈도 ★☆☆☆☆	대소변장애(빈뇨, 요폐) (보행시의) 회음부 작열감 (보행시의) 지속발기증	500ml 이상의 요정체 회음부 감각장애 항문괄약근 긴장 약화	MRI	긴급수술
화농성 척추염 빈도 ★☆☆☆☆	안정시 통증 발열 + 요통 간균혈증(특히 황색포도상구균) 또는 감염성 심내막염 + 요통	척추 고타통 극돌기 압통 신경학적 이상소견의 유무	혈액검사(CBC, 생화학, ESR) 혈액배양 등의 각종 배양검사 추간판 천자, 배양 X-Ray L/S(AP & Lat) ※ 통증부위에 맞춰 촬영범위를 넓힌다 MRI	항생제 수술(세정, 고정술)

질환명(빈도)	병력	신체소견	검사	치료
경막외 농양 빈도 ★☆☆☆☆	면역부전(당뇨병과 만성신장병, 암환자 등), 척추수술 후 발열 + 배부통 전신권태감 대소변장애 하지증상(통증, 저림)	신경학적 이상소견의 유무 대소변장애	혈액검사 배양검사(외과적으로 채취하는 경우가 있음) CT MRI	항생제 수술 (세정, 고정술)
장요근농양 빈도 ★☆☆☆☆	화농성 척추염과 요로감염증이 배경 발열 무증상인 경우도 있음 급하게 발병하면 고관절을 굴곡하는 요근 자세를 한다	요근 징후	혈액검사 배양검사(외과적으로 채취하는 경우가 있음) CT(조영) MRI	항생제 수술 (세정 등)
전이성 척추종양 빈도 ★★☆☆☆	50세 이상 앙와위에서 사라지지 않는 요통 암 기왕력 설명할 수 없는 체중감소 1개월 이상 보존치료로 개선 없음	척추 고타통 신경학적 이상소견의 유무	혈액검사(CBC, 생화학, ESR) X-Ray L/S (AP & Lat) ※ 통증부위에 따라 촬영범위를 넓힌다 MRI	원인 질환 치료 통증조절 수술
다발성 골수종 빈도 ★☆☆☆☆	40세 이상 움직이려 할 때의 요통 안정시 통증	척추 고타통	X-Ray L/S (AP & Lat) (통증부위에 따라 촬영범위를 T1까지도 바꾼다) 혈액검사(CBC, 생화학, ESR, 면역글로불린 정량, 면역전기영동) 요검사(정성, 현미경, 벤스존스 단백)	원인 질환 치료 통증조절
요추 추간판 탈출증 빈드 ★★★★★	요통이 나타난 후 며칠 지나서 하지증상 나타남 하지증상이 있다 (좌골신경통) 앉으면 악화되는 요통 또는 하지증상	L2(대퇴 정면의 감각장애) L3(대퇴 정면의 감각장애) L3(Femoral nerve stretch test) L4(무릎, 족관절 내측의 감각장애) L4(한 다리 스쾃이 힘들다) L4(슬개건반사 저하) L5(대퇴 외측～하퇴 외측～무지 감각장애) L5(족근보행이 힘들다, 장무지신근 좌우 차이) L5(하지직거상 검사) S1(대퇴 후면～하퇴 후면～뒤꿈치 감각장애) S1(발끝서기가 힘들다) S1(아킬레스건반사 저하) S1(하지직거상 검사)(p.121)	X-Ray L/S (AP, Lat & Flx/Ext) MRI	보존 (통증조절) (p.126) 수술

질환명(빈도)	병력	신체소견	검사	치료
요추부 척추관 협착증 빈도 ★★★★★	50세 이상 앉으면 통증이 줄거나 소실 서면 통증 악화 걸으면 통증 악화 마트의 손수레를 밀 때나 자전거 탈 때는 편함	신경레벨진단: 신경근 유형에서는 추간판 탈출증과 같다 마미 유형에서는 넓은 보폭 보행, 롬베르크 징후, 회음부 감각장애	X-Ray L/S (AP, Lat & Flx/Ext) MRI	보존(통증조절) (p.126) 수술
급성경막외혈종 빈도 ★☆☆☆☆	돌연~급성으로 발병하는 요통 자세와 관계없는 요통, 하지증상 항혈소판제, 항응고제 복약 이력	신경학적 이상소견의 유무	혈액검사 CT MRI	신경학적 이상소견이 있거나 마미증후군일 때는 긴급수술(세정) 그 외는 보존(통증조절)을 선택하는 경우도 있음.
이상근증후군 빈도 ★☆☆☆☆	둔부~하지통, 저림 외상력(엉덩방아) 오래 앉아 있을 수 없다	Freiberg test	MRI	보존치료(통증조절, 재활) 수술
척추분리증(소아) 빈도 ★★☆☆☆	사춘기 청소년(중고생) 스포츠 이력(배구, 야구, 높이뛰기 등 요추에 반복 부하가 걸리는 경우가 많다) 하지통이 나타나는 경우도 있다	전굴에서 통증 없음 후굴에서 통증 있음 Kemp test (+)	X-Ray L/S (AP, Lat & Both oblique) CT MRI	보존치료(코르셋, 통증조절 등) 수술
천장관절 장애 빈도 ★★☆☆☆	둔부통 하지통이 나타나는 경우도 있다 외상력(교통사고, 넘어짐)이 있는 경우도	Thigh thrust test Patrick test Compression test	X-Ray Pelvis(AP), Sacroiliac joint(AP) MRI	보존치료(통증조절, 천장관절 신경차단술 포함) 수술

6 고관절통

선생님, 서혜부가 아프다고 합니다.

고관절통(서혜부통)은 흔한 주소증 가운데 하나입니다. 그 가운데 가장 흔하게 경험하는 골절인 대퇴골근위부 골절❶이 있습니다. 외상을 제외하고는 감염·종양 외에 요추질환도 감별해야 합니다. 또 응급실에서는 서혜부탈장 등의 소화기계 질환도 놓치면 안 됩니다. 이처럼 고관절통을 접하면 아래 세 가지를 먼저 생각해야 합니다.

PMID: 2444505

고관절이 아픈 환자를 보면 무엇을 생각해야 할까?

▶외상은?

외상이 있으면 골절을 의심합니다. 위험신호(Red flags)로는 대퇴골근위부 골절 이외에 고관절 탈구가 있습니다. 또 골반주변의 골절은 출혈량도 많고, 수상 초기에는 수액 보충이 필요한 경우도 있습니다. 한편 외상력이 확실히 없는 골절이나 X-Ray로 진단이 안 되는 골절(잠재골절[occult fracture])도 있어서 신체소견 등에서 타박흔적, 피하혈종 등을 알아낼 필요가 있습니다. 해부학적으로 중요한 곳은 장골❷, 좌골❸, 치골❹, 대전자❺입니다.

▶감염과 종양은?

발열과 혈액검사에서 염증반응 상승은 화농성 관절염을 의심합니다. 80세 이상 고령자와 당뇨병, 최근 관절 수술력❻이 있는 경우는 특히 주의가 필요합니다. 또 암환자는 원인 없는 고관절통에서 전이성 골종양을 확인하는 경우가 있으므로 잊지 말고 상기해야 합니다.

▶소아인가?

소아는 '슬통❼'을 주소증으로 진료를 받지만 고관절 질환과 위험신호(Red flags)인 화농성 고관절염에 주의해야 합니다. 흔히 경험하는 일과성 고관절 윤활막염(Transient synovitis of the hip)도 중요합니다.

❶ 대퇴골근위부 골절: 대퇴골경부 골절과 대퇴골전자부 골절을 포함하는 대퇴골근위부에서 발생하는 골절의 총칭.

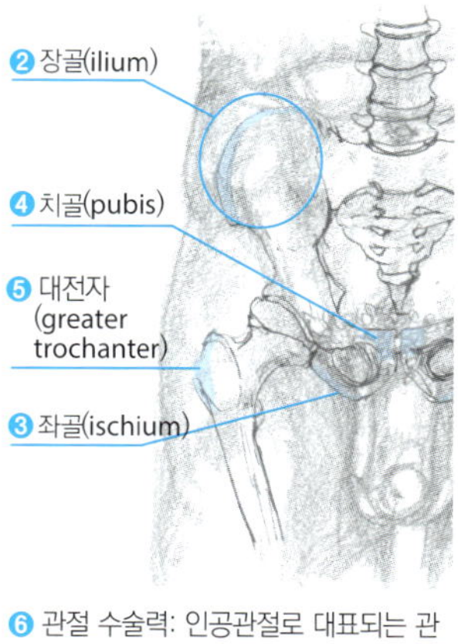

❻ 관절 수술력: 인공관절로 대표되는 관절을 포함하는 수술력. 화농성 관절염에서는 3개월 이내 관절 수술력이 특히 중요.

❼ 슬통: 경험적으로는 슬관절 전체라기보다는 대퇴부에서 무릎까지 뭐라고 말할 수 없는 통증이라고 표현한다.

Flowchart

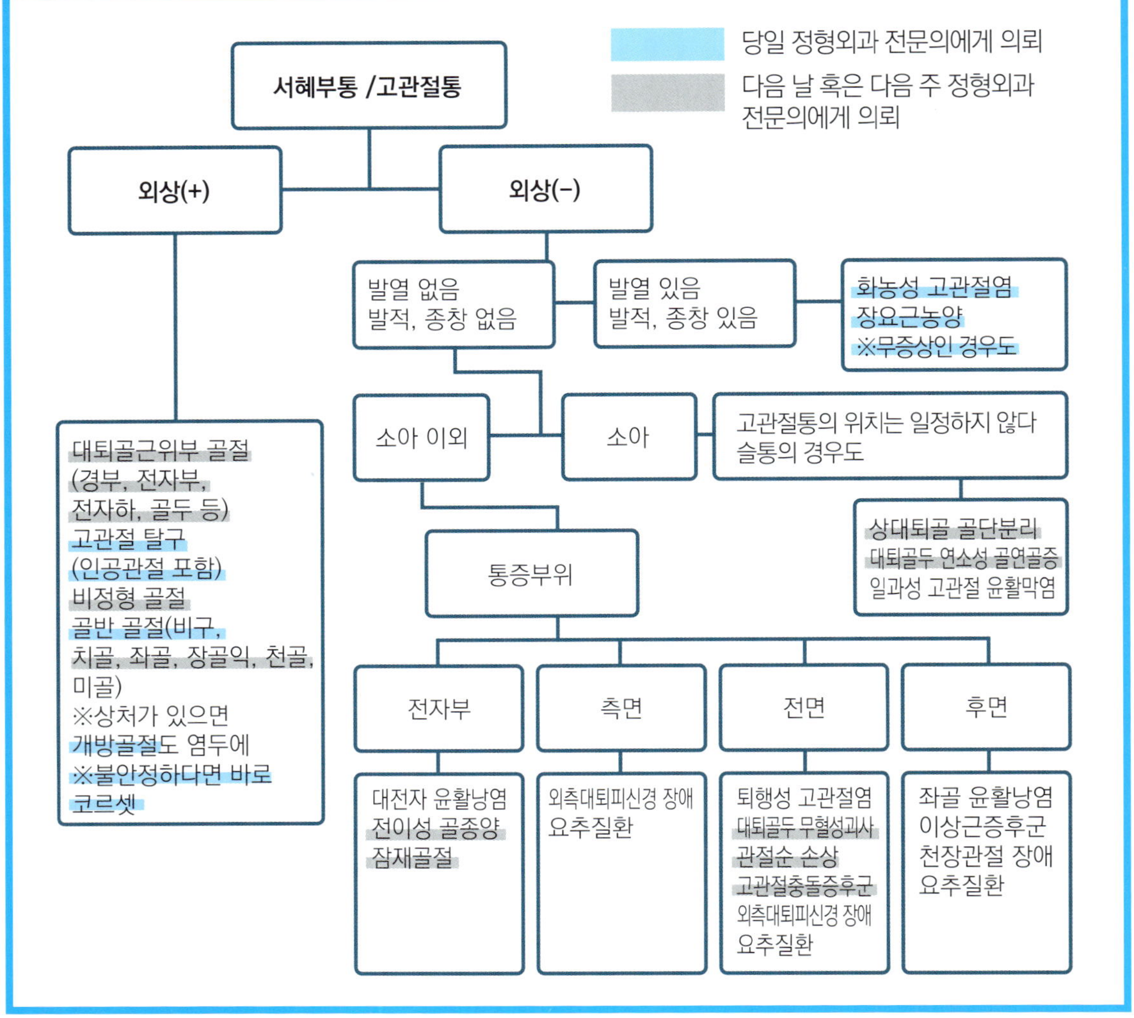
당일 정형외과 전문의에게 의뢰
다음 날 혹은 다음 주 정형외과 전문의에게 의뢰
서혜부통 /고관절통
외상(+)
외상(-)
대퇴골근위부 골절 (경부, 전자부, 전자하, 골두 등)
고관절 탈구 (인공관절 포함)
비정형 골절
골반 골절(비구, 치골, 좌골, 장골익, 천골, 미골)
※상처가 있으면 개방골절도 염두에
※불안정하다면 바로 코르셋
발열 없음 발적, 종창 없음
발열 있음 발적, 종창 있음
화농성 고관절염
장요근농양
※무증상인 경우도
소아 이외
소아
고관절통의 위치는 일정하지 않다 슬통의 경우도
상대퇴골 골단분리
대퇴골두 연소성 골연골증
일과성 고관절 윤활막염
통증부위
전자부
측면
전면
후면
대전자 윤활낭염
전이성 골종양
잠재골절
외측대퇴피신경 장애
요추질환
퇴행성 고관절염
대퇴골두 무혈성괴사
관절순 손상
고관절충돌증후군
외측대퇴피신경 장애
요추질환
좌골 윤활낭염
이상근증후군
천장관절 장애
요추질환

▶통증부위와 감별질환

※ 푸른 부분은 체표에서 촉진 가능

외상

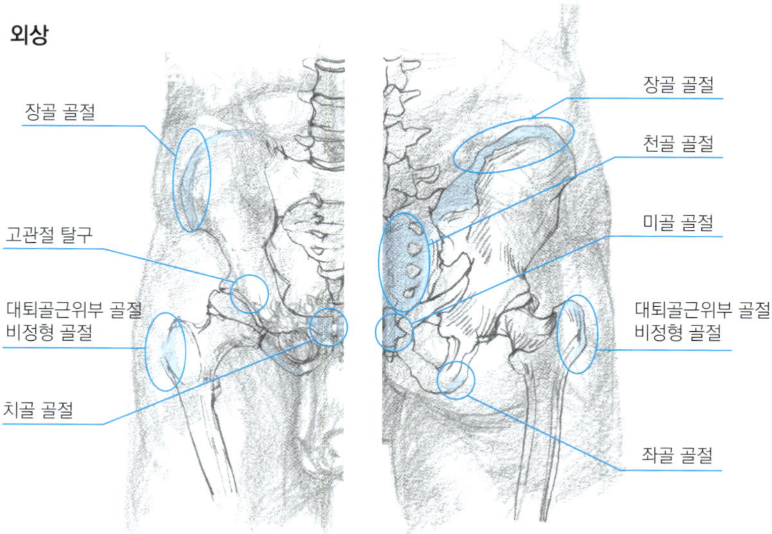

전면　　후면

비외상

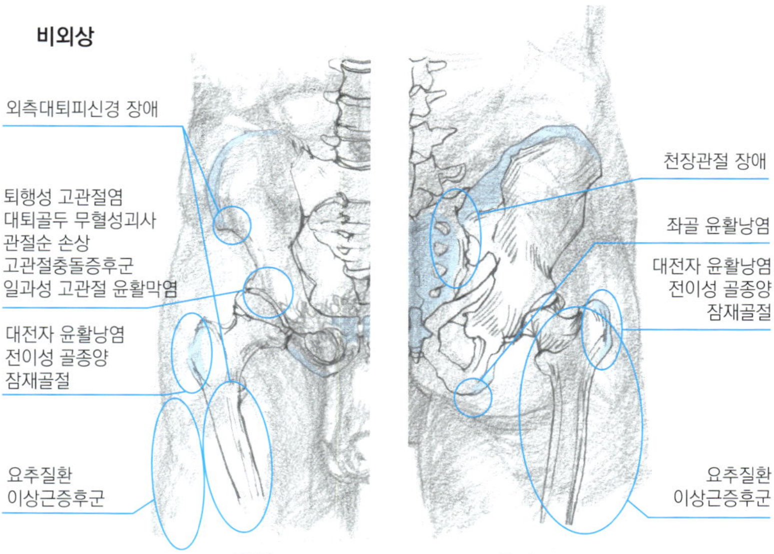

전면　　후면

응급실에서는 고령자의 **서혜부탈장**과 **폐쇄공탈장**을 포함하는 **소화기계, 비뇨기계, 골반강(부인과 질환)** 등의 내인성 질환을 잊으면 안 된다!

증례⑬ 87세 여성

고관절통, 보행곤란

Case 13:

평소에 일상활동(ADL) 자립이고, 고혈압이 있는 87세 여성. 3시간 전에 자택 현관에 발이 걸려 넘어졌다. 통증이 지속되어 걸을 수 없어서, 가족이 구급대에 요청하여 일요일 낮 응급실로 실려 왔다.

R 선생님, 움직일 수 없을 정도로 아파해서 '진료실에서 말고 경과관찰 베드에서 진찰해도 되겠습니까?'라고 간호사로부터 질문을 받았습니다.

● 네, 통증이 상당한가 보네요.

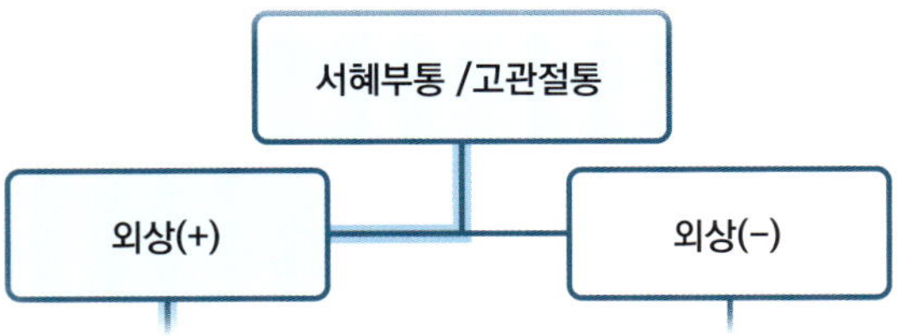

● 이번에는 넘어졌으니까 외상이네요.

R 그렇습니다.

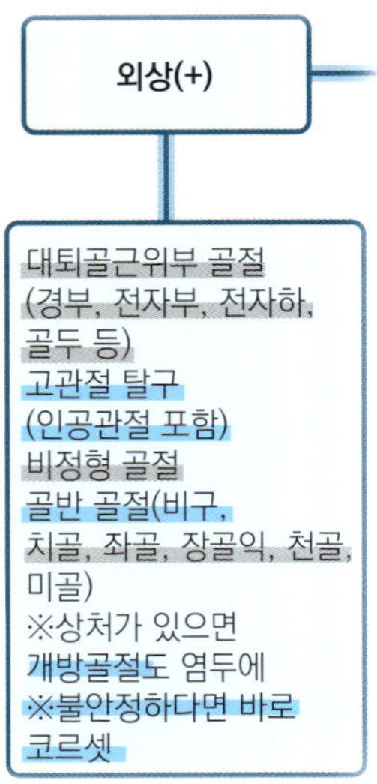

골절이나 탈구를 염두에 두고 봅시다. 87세인데 의사소통은 어떤가요?

R 지남력장애⑧도 없고 정신도 차렸습니다. 정원을 청소하고 돌아오면서 넘어졌다고 스스로 말할 수 있는 사람입니다.

질환명(빈도)	병력
대퇴골근위부 골절 (경부, 전자부, 전자하, 골두) 빈도 ★★★★★	외상력(넘어짐, 삠, 부딪힘)
고관절 탈구(인공관절 포함) 빈도 ★☆☆☆☆	침대에서 물건을 잡으려다 움직일 수 없었다 교통사고 등의 고에너지외상 (대시보드에 부딪히는 상해 포함)
비정형 골절⑨ 빈도 ★★☆☆☆	비스포스네이트 복용 5년 이상 외상력(넘어짐, 삠, 부딪힘)
골반 골절(비구 골절) 빈도 ★☆☆☆☆	외상력(넘어짐, 부딪힘)
골반 골절 (치골, 좌골, 장골익, 천골, 미골) 빈도 ★★☆☆☆	외상력(넘어짐, 부딪힘)

PMID: 20473124

⑧ 지남력장애: 시간, 사람, 장소 등 자기가 처한 상황을 알지 못하는 상태. 오늘 날짜와 자기가 있는 곳, 눈앞에 있는 사람의 직업 등을 묻는다.

⑨ 비정형 골절(Atypical femoral fracture): 비스포스네이트 복용을 지속하는 사람의 대퇴골근위부 골절 중, 골절선이 소전자에서 대전자부로 향하지 않고 원위측을 향한다. '역경사 골절'이라고도 한다.

⑩ 비스포스네이트(Bisphosphonate): 골다공증 치료제.

병력으로 넘어진 것 말고는요? 비스포스네이트⑩를 복용했다던지.

R 혈압약을 복용합니다.

그렇군요, 신체소견은 어떤가요?

질환명(빈도)	신체소견
대퇴골근위부 골절 (경부, 전자부, 전자하, 골두) 빈도 ★★★★★	대전자 압통 환지 단축, 외회전 FADDIR (+)(p.143)
고관절 탈구(인공관절 포함) 빈도 ★☆☆☆☆	환지 단축, 외회전 통증으로 ROM이 전혀 안 됨
비정형 골절 빈도 ★★☆☆☆	대전자 압통 환지 단축, 외회전 FADDIR (+)
골반 골절(비구 골절) 빈도 ★☆☆☆☆	고관절 압통 FADDIR (+)
골반 골절 (치골, 조골, 장골익, 천골, 미골) 빈도 ★★☆☆☆	국소 압통

PMID: 23987589, PMID: 18963720, PMID: 22773321

환지가 단축되고 외회전됩니다. 아파서 움직일 수가 없습니다. 대전자부위에 압통도 있습니다.

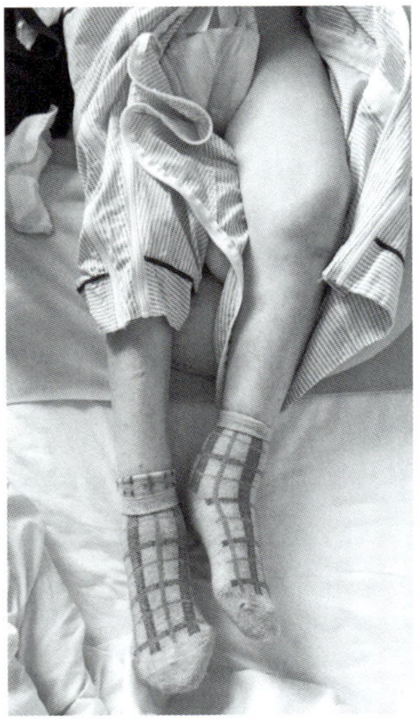

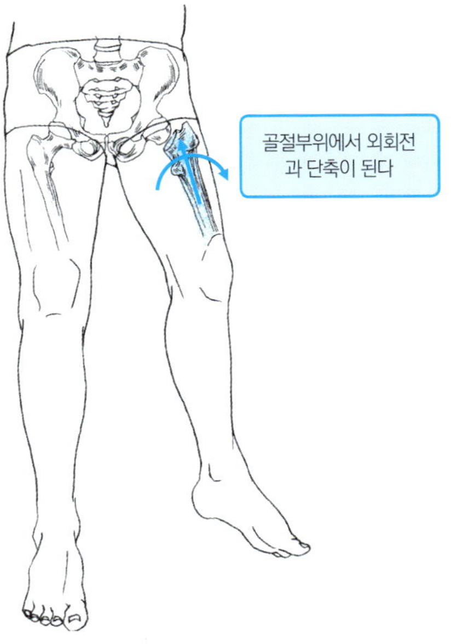

POINT 1 고관절 운동범위

고관절을 움직이는 방향은 모두 6가지입니다.

- 굴곡 신전
- 내회전 외회전
- 외전 내전

굴곡 신전	내회전 외회전(고관절 **90°** 굴곡)	외전 내전(고관절 **90°** 굴곡)
굴곡 125°~140° 신전 15°~20°	내회전 40°~45° 외회전 45°~50°	외전 45°~80° 내전 20°
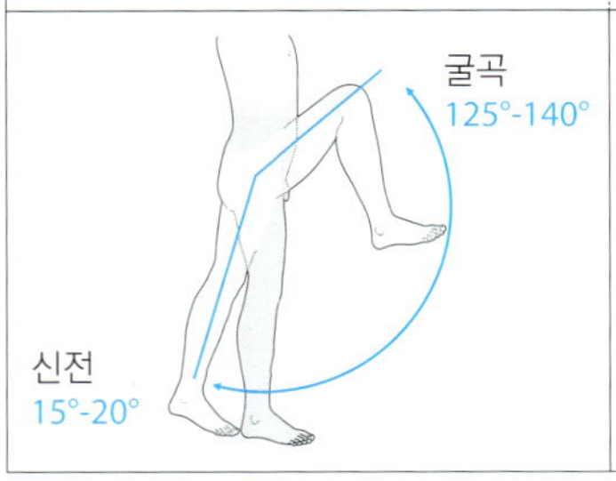	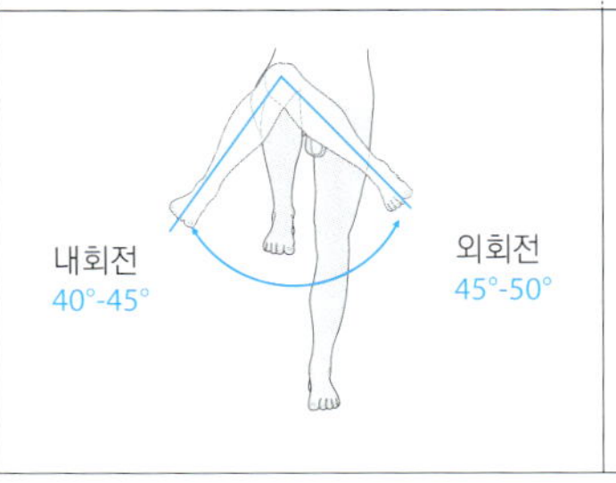	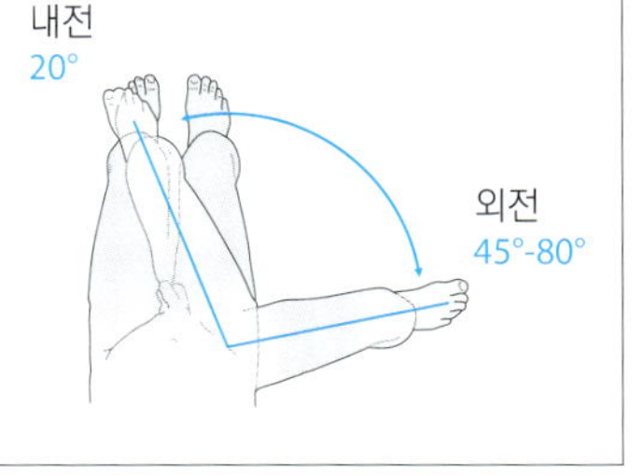

POINT 2 FADDIR test

굴곡(Flexion), 내전(Adduction), 내회전(Internal rotation)의 약칭입니다. 통증이 있으면 고관절 내의 병변(골절, 연골병증, 관절순 손상, 고관절 충돌증후군 등)을 의심합니다.

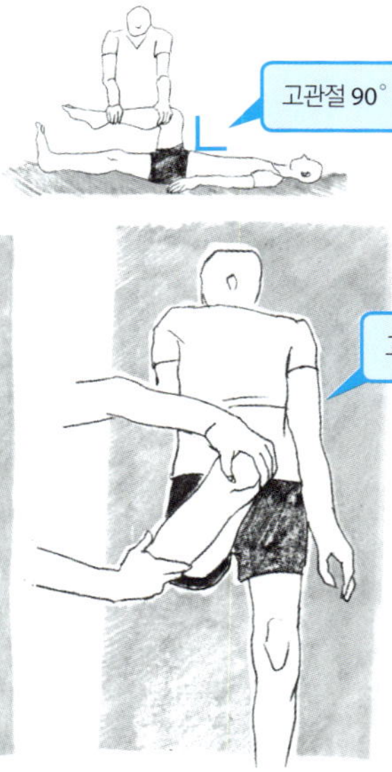

PMID: 24444505

네, 그러면 대퇴골근위부 골절이나 비정형 골절, 탈구 정도로 감별되네요. 통증부위는 맞나요?

▶통증부위와 감별질환(외상)

※ 푸른 부분은 체표에서 촉진 가능

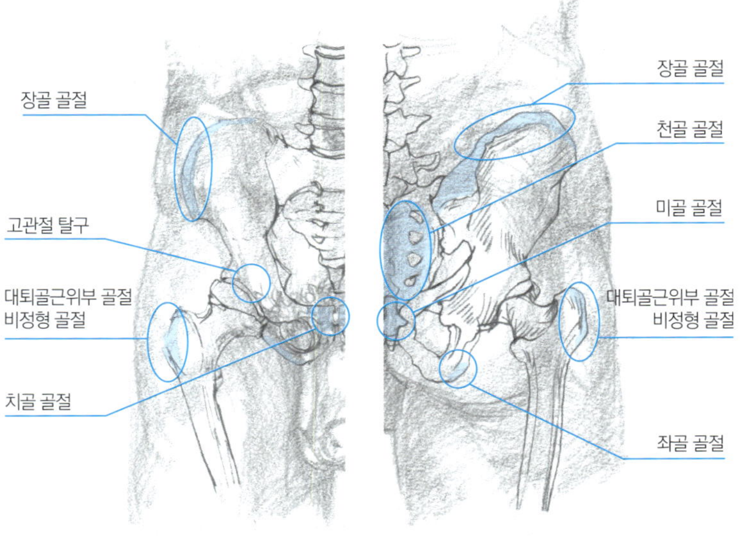

네, 이렇다면 대퇴골근위부 골절이거나 비정형 골절입니다. 탈구인 경우 그다지 아프지 않습니다.

네. 대퇴골근위부 골절이거나 비정형 골절의 가능성이 크군요.

그렇습니다.

바이탈은 괜찮나요?

네, 혈압약을 복용해서 맥박수 78/분, 혈압 144/80mmHg, 호흡수 16/분, 산소포화도 96%(실내공기), 체온 36.6℃입니다.

자, 영상검사를 해야겠군요. 어디를 촬영할 거죠?

질환명(빈도)	검사
대퇴골근위부 골절 (경부, 전자부, 전자하, 골두) 빈도 ★★★★★	X-Ray Hip (Both AP & Axial of affected side) CT
고관절 탈구(인공관절 포함) 빈도 ★☆☆☆☆	X-Ray Hip (Both AP & Axial of affected side) CT
비정형 골절 빈도 ★★☆☆☆	X-Ray Hip (Both AP & Axial of affected side) CT
골반 골절(비구 골절) 빈도 ★☆☆☆☆	X-Ray Pelvis(AP & Inlet/Outlet) CT
골반 골절 (치골, 좌골, 장골익, 천골, 미골) 빈도 ★★☆☆☆	X-Ray Pelvis(AP & Inlet/Outlet) CT

PMID: 18963720

양쪽 Hip AP와 아픈 쪽 Axial view입니다.

POINT ③ 고관절 X-Ray 판독 포인트

AP와 Lat 정상 이미지를 보여드리겠습니다. 우선은 AP에서 골절 구분이 가능하면 합격입니다.

Both AP	Axial of affected side
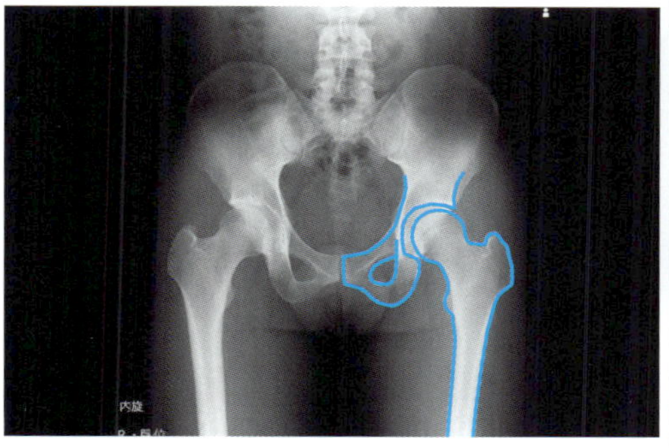	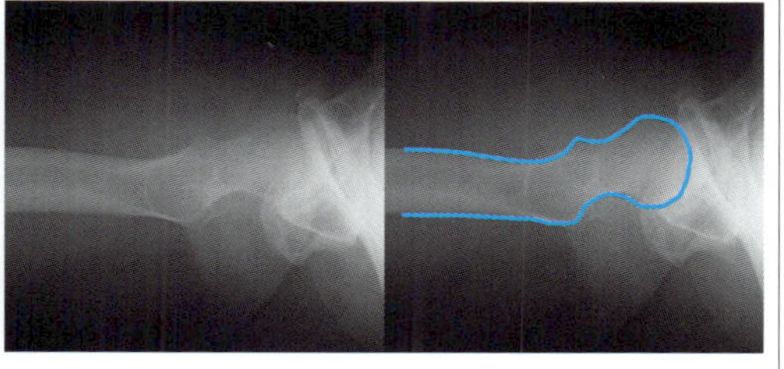
AP에서는 대전자부~소전자부⑪와 경부의 골절선을 찾습니다. 또 치골, 좌골, 장골익, 비구도 찍혔으므로 골절인지 아닌지 스크리닝도 할 겸 판독합니다.	Axial에서는 경부~전자부의 근위 골편과 원위 골편의 위치관계를 파악하는 데 사용합니다.

⑪ 대전자부~소전자부: 대퇴골근위부의 한 부분. 대퇴골경부 골절인지 전자부 골절인지 구별할 때 사용합니다(p.149).

POINT ④ X-Ray를 요청할 때 흔한 실수: 대퇴골근위부 골절

기본은 아픈 쪽을 중심으로 AP & Lat을 촬영하지만, 대퇴골근위부 골절을 의심할 때는 'Hip Both AP & Axial of affected side'로 요청합니다.

정형외과전문의의 요청 **Hip Both AP & Axial of affected side**	흔히 촬영하는 **Femur AP** & **Lat**
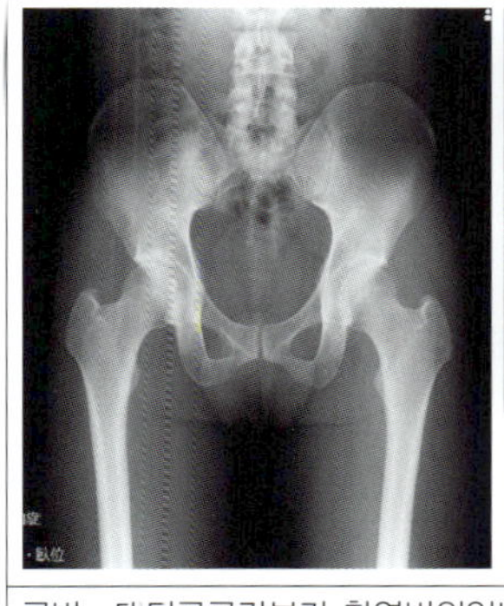 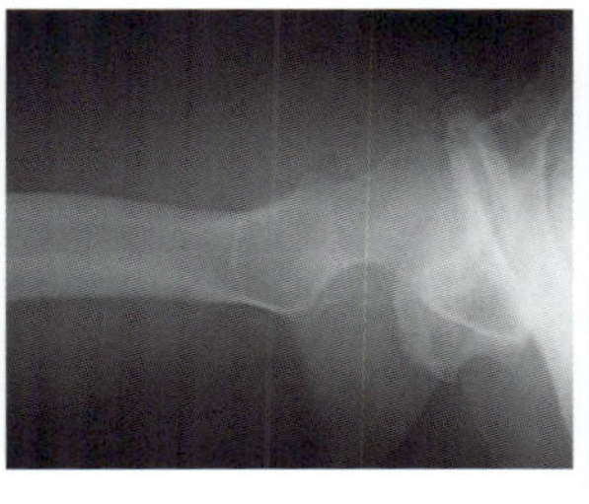	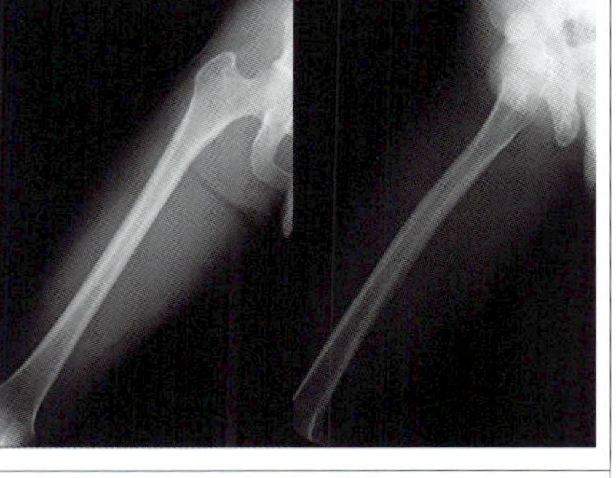
골반~대퇴골골간부가 촬영범위입니다. 대퇴골근위부와 비구를 포함하는 골반 골절을 스크리닝할 때 유용합니다.	대퇴골 전체가 촬영범위입니다. 대퇴골골간부 골절을 정밀검사할 때 유용합니다. 대퇴골근위부의 판독은 어렵습니다.

▶X-Ray검사

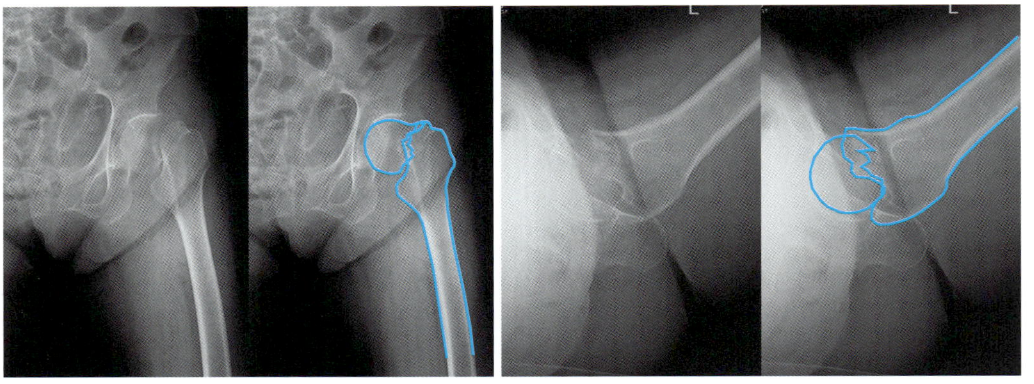

대퇴골경부 골절입니까?

그렇네요, 경부 골절이네요.

이 경우는 수술해야 하지 않습니까?

POINT 5 대퇴골경부 골절의 가든 분류법(Garden classification)

분류를 하는 가장 큰 이유는 수술방법을 검토하기 위해서입니다. 우측 그림을 보면서 어떤 형태인지 전해주면, 정형외과 의사가 수술실에 전달하는 내용(수술시간, 체위, 임플란트[12] 등)이 명확해집니다.

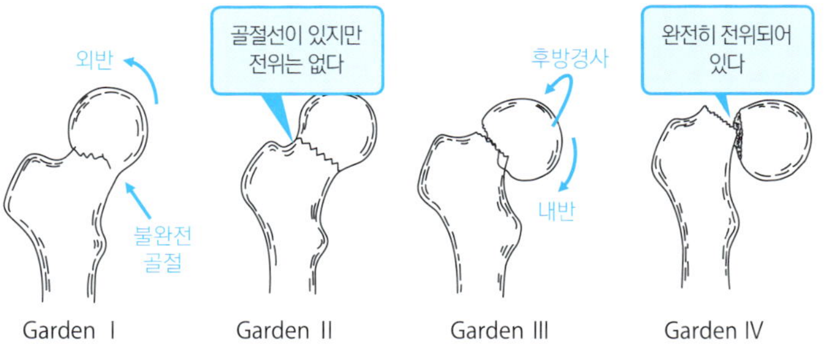

I, II: 개방정복술(골접합술)
III, IV: 인공고관절치환술(THA)

PMID: 29166235

그렇습니다, Garden IV 유형의 경부 골절이네요. 이 경우는 인공고관절치환술을 합니다.

네, 그러면 일단 입원시키고 내일 월요일에 전원하겠습니다. 혹시 오늘 받아주는 곳이 있는지 전화해보겠습니다.

[12] 임플란트: 정형외과 수술에서 사용하는 금속 이식물. 복수의 제조사가 있다.

Diagnosis ●진단●

왼쪽 대퇴골경부 골절

고혈압 기왕력이 있고 치매는 없는 87세 여성이, 자택 앞에서 넘어져 보행이 곤란해져서 구급차로 실려 왔다. 환지가 단축되고 외회전되어 있었다. 대전자에 압통을 확인하였다. X-Ray에서 대퇴골경부 골절을 확인하였고, 전원하기로 방침을 정했다.

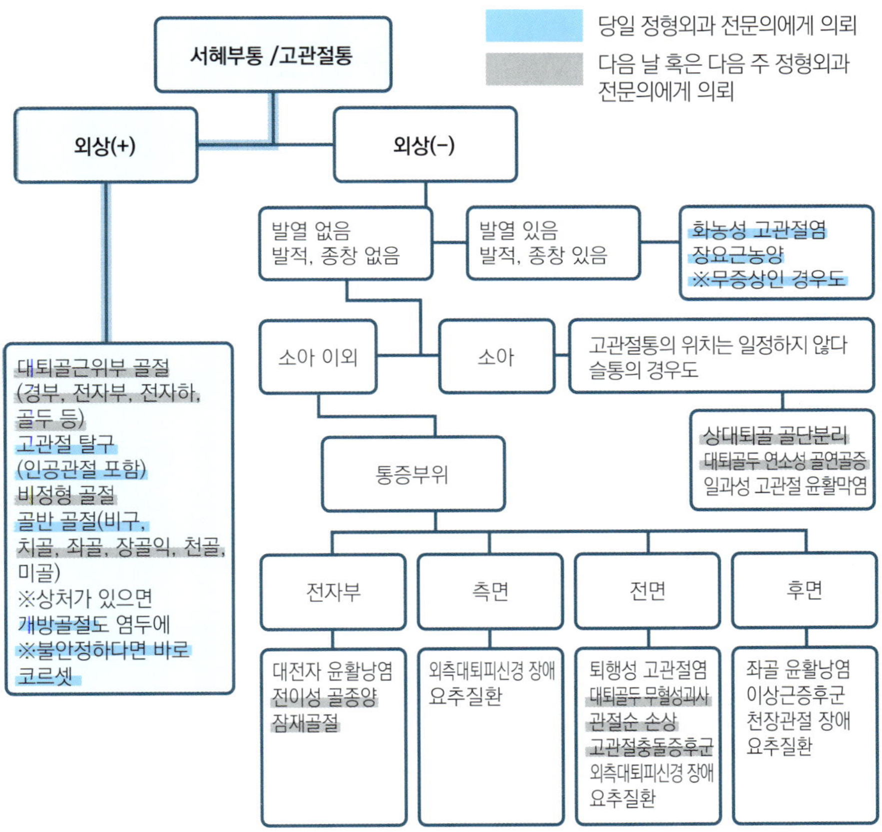

Advanced 만약 내가 외래진료를 한다면

대퇴골근위부 골절

가능한 빠른 수술치료가 원칙입니다. 문헌에서는 사망과 관련해서 수술까지의 추천 시간이 짧아지고 있으며, 가이드라인과 2017년 리뷰는 24시간이라는 숫자가 나오고 있습니다.

그렇지만 전신상태가 나빠지거나, 본인 가족이 수술을 희망하지 않는 예도 있습니다. 이 경우는 보존치료를 합니다. 보존의 경우 이후 환지에 체중을 싣는 것은 불가능합니다.

- **보존치료**

통증조절(NSAIDs, PPI, 아세트아미노펜)

일상활동(ADL)을 확보해서 흡인폐렴 예방(좌위를 유지)

〈병동이나 가정에서 관리 사례〉

병동에서는 간호사, 재활요원과 함께 환자에게 설명한 후에 통증이 있더라도 좌위를 유지하는 훈련을 빠른 시기부터 시작합니다.

POINT 6 대퇴골경부 골절과 대퇴골전자부 골절의 차이

왜 정형외과 의사가 '경부 골절(neck fracture)'과 '전자부 골절(pertraochanteric fracture)'을 그렇게 집요하게 나누고 있냐면, 수술 방법이 다르기 때문입니다. 나누는 방법은 간단하게 대전자와 소전자보다 가까운 곳의 골절을 '경부 골절', 대전자와 소전자를 포함하는 골절을 '전자부 골절'이라고 합니다.

대퇴골 **경부** 골절

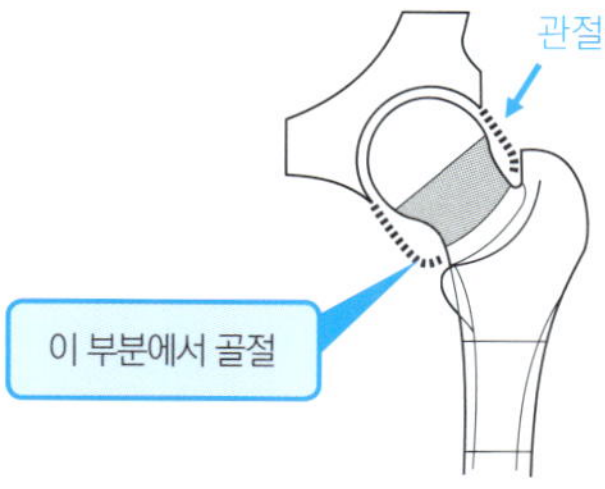

대퇴골 **전자간** 골절

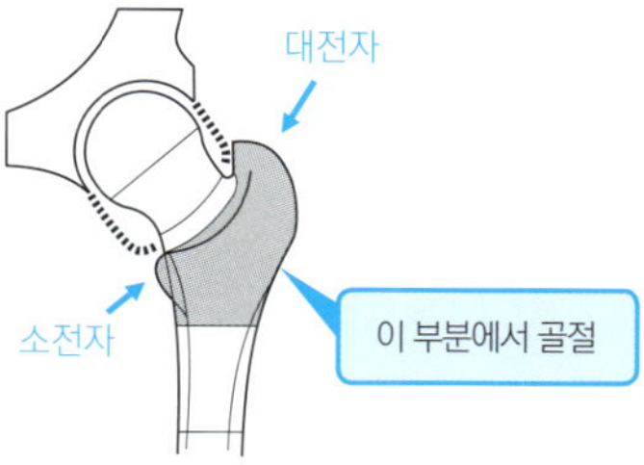

대퇴골 **경부** 골절

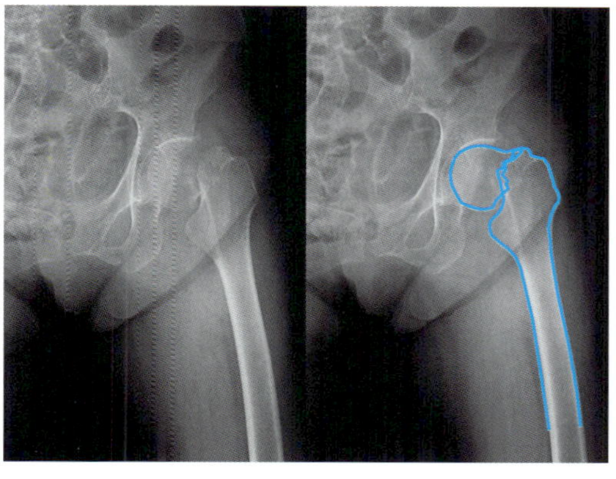

대퇴골 **전자간** 골절

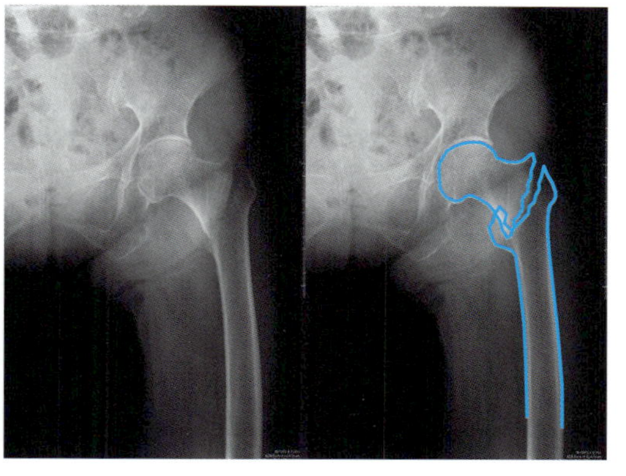

아무튼, 정형외과 전문의가 아니더라도 '대퇴골근위부 골절이 있는지 없는지'를 아는 것은 중요합니다.

증례⑭ 70세 여성

왼쪽 고관절통

Case 14:

헬스장에도 다닌다는 기왕력이 없는 70세 여성. 3주 전부터 보행시 왼쪽 고관절에 통증이 나타났다. 걸을 수 없을 정도로 통증이 심해져서 응급실에서 진료를 받았다.

R 선생님, 오래 걷는 게 힘든 것 같습니다.

● 네, 외상은요? 넘어졌거나?

R 없는 듯합니다. 헬스장에 다닐 정도로 건강한 사람입니다.

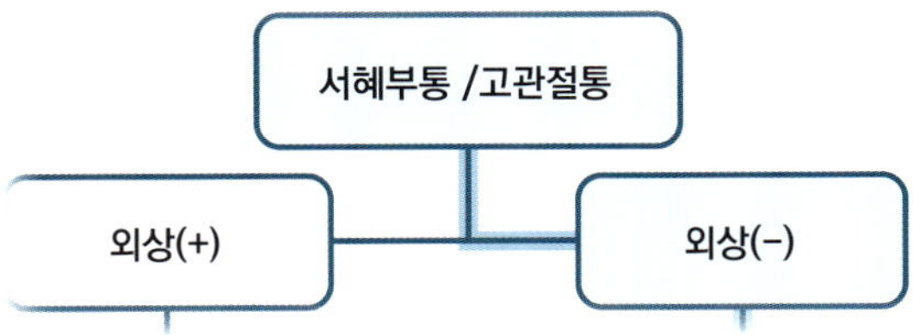

● 그렇군요, 외상이 없는 것으로 진행합시다.

R 그렇게 하겠습니다.

● 발열이나 관절의 발적, 종창은요?

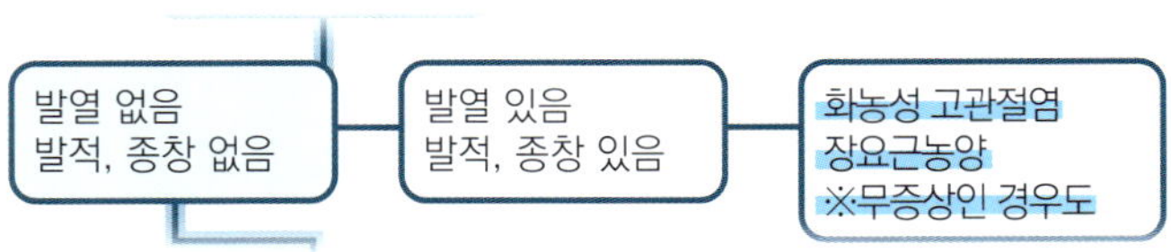

R 네, 그런 것은 없습니다.

● OK.

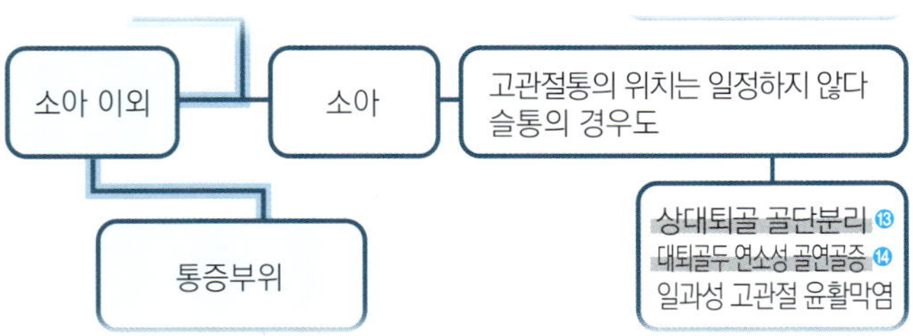

⑬ 상대퇴골 골단분리(Slipped upper femoral epiphysis): 대퇴골 근위골단선에서 골단과 경부가 어긋나는 질환(p.158).

⑭ 대퇴골두 연소성 골연골증(Juvenile osteochondrosis of head of femur [Legg-Calve-Perthes]): 대퇴골근위골 단핵이 무혈성괴사를 일으키는 질환(p.158).

소아가 아니므로 통증부위를 보겠습니다.

네.

전자부	측면	전면	후면
대전자 윤활낭염 전이성 골종양 잠재골절	외측대퇴피신경 장애 요추질환	퇴행성 고관절염 대퇴골두 무혈성괴사 관절순 손상 고관절충돌증후군 외측대퇴피신경 장애 요추질환	좌골 윤활낭염 이상근증후군 천장관절 장애 요추질환

어디가 아프죠?

앞쪽입니다. 구체적으로는

▶통증부위와 감별질환(비외상)

※ 푸른 부분은 체표에서 촉진 가능

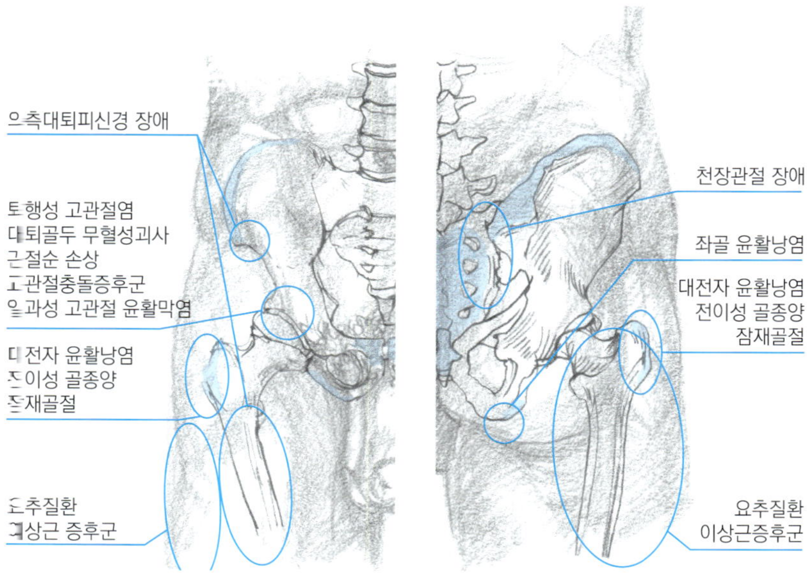

퇴행성 관절염, 대퇴골두 무혈성괴사, 관절순 손상⑮, 고관절충돌증후군 정도입니다.

네, 여기에 맞춰 감별을 진행합시다.

⑮ 관절순 손상(acetabular labral tears): 관절순은 고관절 구성요소의 하나로, 골반 비구 주변을 덮는 역할을 하고 있다. 이 관절순이 손상되는 질환.

질환명(빈도)	병력
퇴행성 고관절염 빈도 ★★★★★	걸으면 고관절에서 소리가 난다 통증 때문에 걸을 수 없다 giving way(보행중 갑자기 힘이 빠진다)
대퇴골두 무혈성괴사 빈도 ★☆☆☆☆	흡연, 음주, 스테로이드 이력이 있다 전신 홍반성 루푸스, 외상후 등
관절순 손상 빈도 ★★☆☆☆	동작시 서혜부 통증 방향전환이 잦은 스포츠(축구, 테니스 등)
고관절충돌증후군 빈도 ★☆☆☆☆	청년~중년에서 스포츠 등을 하는 사람 동작시 서혜부 통증 좌위에서 서혜부 통증

PMID: 20473124

병력은 헬스장에서 에어로빅을 했지만, 최근에는 통증으로 할 수 없었다고 합니다.

- 보행중 갑자기 힘이 빠진다[16]
- 갑상선 질환, 흡연, 음주, 스테로이드 과거력 없음
- 발열 없음
- 동작시 서혜부 통증 있음

[16] 갑자기 힘이 빠진다: 퇴행성 슬관절염과 고관절염을 의심하는 병력 가운데 하나. 대퇴사두근 근력저하에 따른 증상. giving way라고도 한다.

보행 시에도 통증이 있군요.

네, 다음은 신체소견입니다.

질환명(빈도)	신체소견	LR+	LR-
퇴행성 고관절염 빈도 ★★★★★	통증성 보행 패트릭 검사 (+) ROM 제한 FADDIR (+)	- - - -	- - - -
대퇴골두 무혈성괴사 빈도 ★☆☆☆☆	통증성 보행 FADDIR (+)	- -	- -
관절순 손상 빈도 ★★☆☆☆	패트릭 검사 (+) FADDIR (+)	0.58 ~∞ 0.99 ~1.09	2.33 ~0.03 1.2 ~0.11
고관절충돌증후군 빈도 ★☆☆☆☆	패트릭 검사 (+) FADDIR (+)	0.58 ~∞ 0.99 ~1.09	2.33 ~0.03 1.2 ~0.11

PMID: 24444505; PMID: 23987589, PMID: 22365268, PMID: 25515771, PMID: 22773321, PMID: 23902774

신체소견에서 발열은 없고, 패트릭 검사와 FADDIR도 양성이고, ROM제한도 있었습니다.

POINT 7 패트릭 검사(Patrick test, FABER[17] test)

고관절을 90°굴곡하고 외전·외회전을 할 때에 통증을 호소하는지 아닌지 확인하는 테스트입니다. 양성의 경우 고관절 안의 병변(퇴행성 관절염, 고관절충돌증후군, 관절순 손상) 이외에 천장관절과 장요근 관련 질환도 의심합니다.

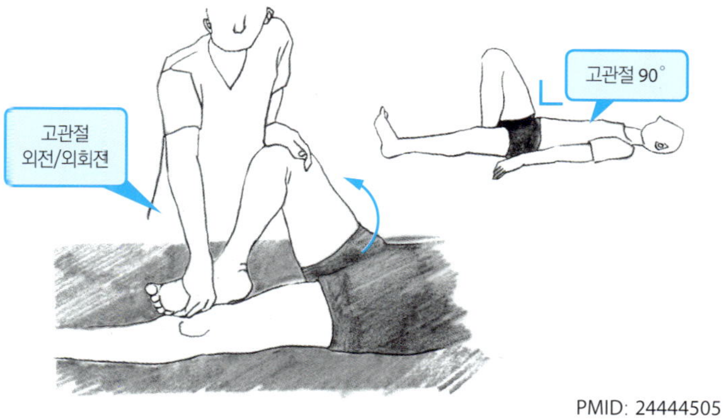

PMID: 24444505

[17] FABER: 굴곡, 외전, 외회전, 즉 Flexion, ABduction and External Rotation의 약칭.

아무튼 고관절을 움직이면 아프다고 하는군요. 화농성 관절염은 아닌 것 같습니다만.

네, 다음 영상검사를 하면 되겠습니까?

질환명(빈도)	검사	LR+	LR-
퇴행성 고관절염 빈도 ★★★★★	X-Ray Hip (Both AP & Frog leg) CT MRI	- - 1.1 ~14.67 -	- - 0.85 ~0.13
대퇴골두 구혈성괴사 빈도 ★☆☆☆☆	X-Ray Hip(Both AP & Axial of affected side) MRI	- -	- -
관절순 손상 빈도 ★★☆☆☆	X-Ray Hip(Both AP & Frog leg of affected side) 초음파검사 CT MRI	- - 3.28 7.46 -	- - 0.24 0.03 -
고관절충돌증후군 빈도 ★☆☆☆☆	X-Ray Hip(Both AP & Frog leg of affected side) CT MRI	- - - ∞	- - - 0.08

PMID: 24444505, PMID: 23902774, PMID: 23530887

R 지금 가능한 것은 초음파와 X-Ray뿐입니다.

가능한 범위 내에서 해봅시다.

POINT 8 고관절의 초음파검사 영상

• 탐촉방법

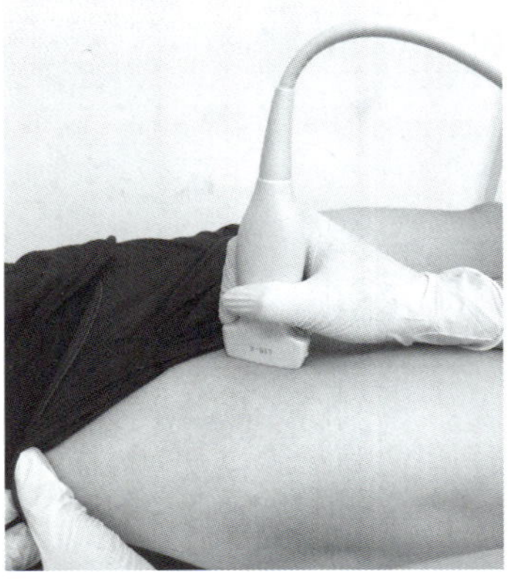

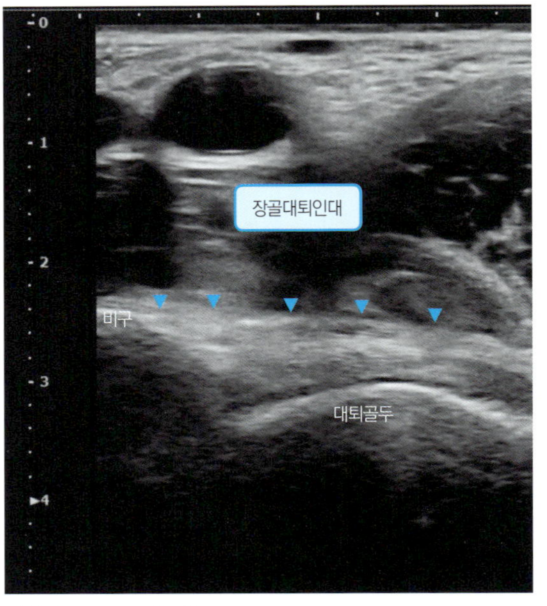

정상고관절 초음파영상

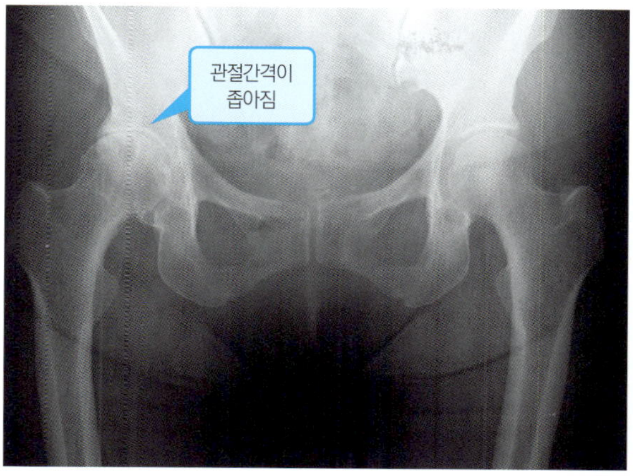

Hip Both AP

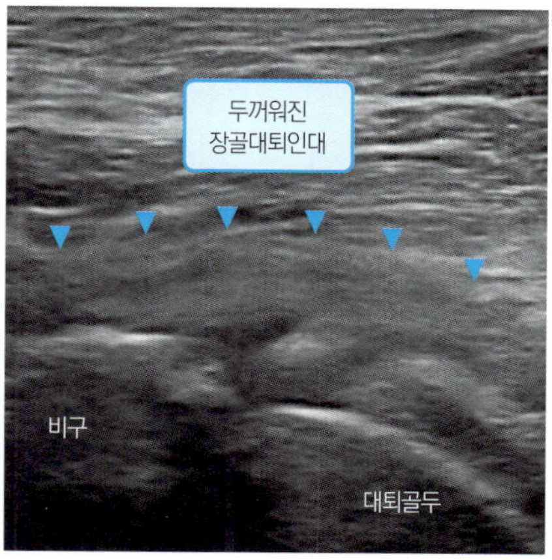

오른쪽 고관절 초음파 검사

퇴행성 고관절염 X-Ray와 **초음파영상**

초음파에서는 관절순 손상이 없는 듯합니다. X-Ray에서는 퇴행성 변화가 있습니다.

네, 병력으로도 만성 경과고, 퇴행성 고관절염이 틀림없네요.

그렇습니다. 오늘은 초기치료로 통증조절을 하고, 내일 이후 가까운 정형외과로 안내하겠습니다.

Diagnosis ●진단●

왼쪽 퇴행성 고관절염

헬스장을 다니는 70세 여성이 3주 전부터 발생한 보행시 왼쪽 고관절 통증을 주소증으로 내원하였다. 통증부위에서 퇴행성 관절염과 대퇴골두 무혈성괴사 등을 감별하였고, 패트릭과 FADDIR 검사가 양성으로 ROM 제한도 확인하였다. X-Ray에서 관절간격이 좁아지고 골경화를 확인하여 퇴행성 고관절염으로 진단하고, 통증조절을 시행하였다.

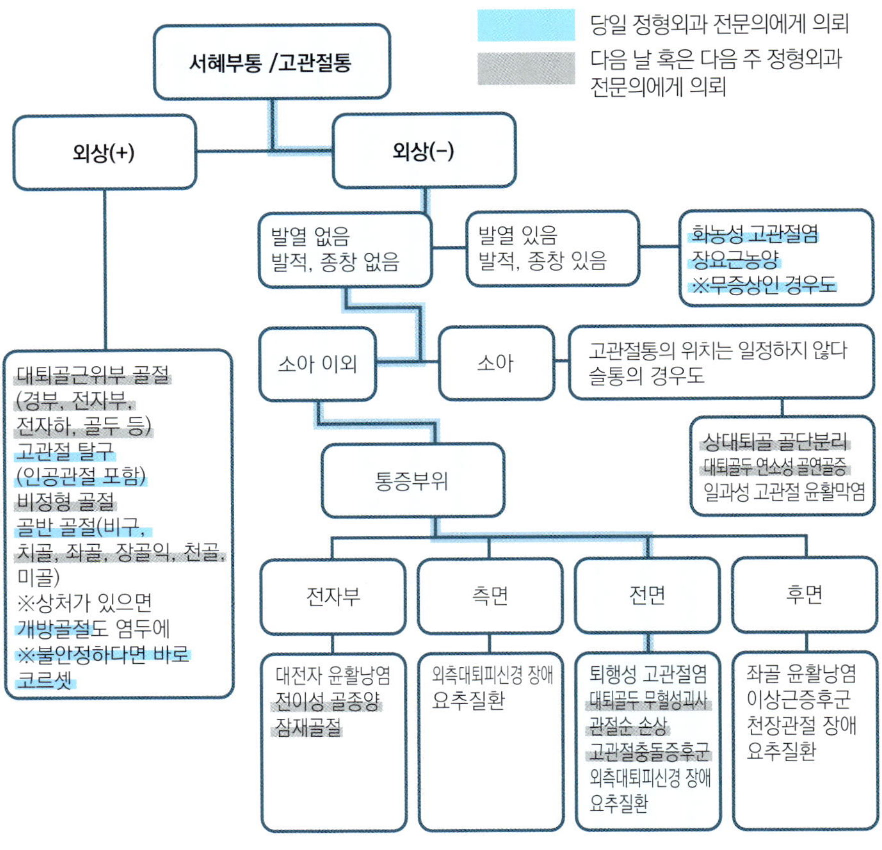

Advanced 만약 내가 외래진료를 한다면

퇴행성 고관절염

보존치료 방법과 수술 적응증이 중요합니다.

- **보존치료**

통증조절(NSAIDs, PPI, 아세트아미노펜, 약한 마약성 진통제), 체중감량, 재활

〈재활, 생활지도 사례〉

체중감량이 현실적으로 어려운 경우가 많다고 생각합니다. 대개 통증 때문에 운동습관을 그만두게 되어 체중이 늘어난 사람도 많아서, '진통제를 먹더라도 지금까지 해오던 운동을 지속해주세요'라고 설명하고 있습니다. 그럼으로써 통증 악화도 일정 정도 막을 수 있습니다. 그 외 '퇴행이 있어도 스키를 타거나 테니스를 하거나 하는 사람이 있습니다'라는 방식으로 '퇴행은 심한 병'이라는 인상을 불식시키는 것도 중요합니다. 다만 통증이 심한 퇴행성 고관절염에 재활을 추천하지는 않습니다.

- **수술 적응증**

뚜렷한 수술 적응증 기준은 없습니다. 통증 정도와 일상생활의 불편 정도, 전신상태, 환자의 희망 등 다양한 요인으로 판단합니다.

'통증 때문에 자다가 깬다', '여태까지 하던 일을 못 하게 되었다' 등의 호소를 하거나, 희망한다면 한번 정형외과에서 상담을 해보는 것도 한 가지 방법입니다.

PMID: 27383835, PMID: 29671497

▶고관절통의 감별질환과 개관

질환명(빈도)	병력	신체소견	검사	치료
대퇴골근위부 골절 (경부, 전자부, 전자하, 골두) 빈도 ★★★★★	외상력 (넘어짐, 삠, 부딪힘)	대전자 압통(p.137) 환지 단축, 외회전 FADDIR (+)(p.143)	X-Ray Hip(Both AP & Axial of affected side) (p.145) CT	수술 경부 골절: 골접합 (Hannson pin 등) 또는 인공관절 전자부·전자하 골절: 골접합(interlocking nail, CHS 등) 보존(통증조절, 재활) (p.148)
고관절 탈구 (인공관절 포함) 빈도 ★☆☆☆☆	침대에서 물건을 잡으려다 움직일 수 없었다 교통사고 등의 고에너지외상(대시보드에 부딪히는 상해 포함)	환지 단축, 외회전 통증으로 ROM이 전혀 안 됨	X-Ray Hip(Both AP & Axial of affected side) CT	탈구정복
비정형 골절 빈도 ★★☆☆☆	비스포스네이트 복용 5년 이상 외상력(넘어짐, 삠, 부딪힘)	대전자 압통 환지 단축, 외회전 FADDIR (+)	X-Ray Hip(Both AP & Axial of affected side) CT	수술 보존(통증조절, 재활)
골반 골절 (비구 골절) 빈도 ★☆☆☆☆	외상력(넘어짐, 부딪힘)	고관절 압통 FADDIR (+)	X-Ray Pelvis (AP & Inlet /Outlet) CT	보존(통증조절, 재활) 수술
골반 골절 (치골, 좌골, 장골익, 천골, 미골) 빈도 ★★☆☆☆	외상력(넘어짐, 부딪힘)	국소 압통	X-Ray Pelvis (AP & Inlet /Outlet) CT	보존(통증조절, 재활) 수술
상대퇴골 골단분리(소아) 빈도 ★☆☆☆☆	10~15세 비만 과도한 스포츠 활동 슬통으로 오는 경우도	Drehmann sign FADDIR (+)	X-Ray Hip (Both AP & Axial) MRI	보존(하중보조기, 통증조절, 재활) 수술
대퇴골두 연소성 골연골증(소아) 빈도 ★☆☆☆☆	3~12세(5,6세 호발) 보행시 통증, 양측성인 경우도	통증성 보행 Trendelenberg sign	X-Ray Hip (Both AP & Axial) MRI	보존(하중보조기, 통증조절, 재활) 수술
일과성 고관절 윤활막염(소아) 빈도 ★★☆☆☆	3~8세 미열, 아파서 걸을 수 없다	통증성 보행 FADDIR (+) 환지 외전/외회전	X-Ray Hip (Both AP & Axial) MRI	보존(하중보조기, 통증조절, 재활)

질환명(빈도)	병력	신체소견	검사	치료
화농성 고관절염 빈도 ★☆☆☆☆	발열, 통증으로 걸을 수 없다 소아는 3~6세 호발 성인 80세 이상, 당뇨병, 3개월 이내 관절수술 이력, 인공관절	발열, 고관절 주변 종창, 발열 통증성 보행 FADDIR(+) 환지 외전/외회전	혈액검사 (WBC, ESR, 배양검사) 관절액검사 (WBC, LDH, 배양검사) 초음파검사(관절액 저류) X-Ray Hip (Both AP & Axial) MRI	항생제, 수술
장요근농양 빈도 ★☆☆☆☆	화농성 척추염과 요로감염증이 배경 발열 무증상인 경우도 있음 급하게 발병하면 고관절을 굴곡하는 요근 자세를 한다	요근 징후	혈액검사 배양검사(외과적으로 채취하는 경우가 있음) CT(조영) MRI	항생제 수술(세정 등)
대전자 윤활낭염 빈도 ★★★☆☆	60세 이상 원인 없는 대퇴외측의 통증 통증으로 보행이 곤란한 경우도	대전자부 압통	X-Ray Hip(Both AP & Axial of affected side) 초음파검사 CT	NSAIDs를 포함하는 통증조절
전이성 골종양 빈도 ★☆☆☆☆	안정시 통증, 야간통	국소 압통	혈액검사 X-Ray Hip(Both AP & Axial of affected side) MRI	원인 질환의 치료 경과관찰 수술 (임박골절 등으로)
잠재골절 (대토골근위부 골절) 빈도 ★★☆☆☆	외상력(넘어짐, 삠, 부딪힘) 넘어진 후 1주 이상 통증이 낫지 않는다	대전자부 압통 FADDIR (+)	X-Ray Hip(Both AP & Axial of affected side) MRI	수술 경부 골절: 골접합 (Hannson pin 등) 또는 인공관절 전자부·전자하 골절: 골접합 (interlocking nail, CHS 등) 보존(통증조절, 재활)
외측 대퇴피신경 장애 빈도 ★☆☆☆☆	복와위 수술후, 당뇨병 등이 위험인자 비만도 위험인자가 되지만 마른 사람도 발병한다 서혜부 전면의 통증 보행에 지장이 있다	상전장골극 내측의 압통 대퇴전면을 향하는 방산통, 저림	초음파검사	보존(통증조절, 신경차단주사)
요추질환 빈도 ★★★☆☆	고관절후방~하지로 방산하는 통증, 저림	〈요통〉 참조	〈요통〉 참조	〈요통〉 참조
퇴행성 고관절염 빈도 ★★★★★	걸으면 고관절에서 소리가 난다 통증으로 걸을 수 없다 give away(보행중 갑자기 힘이 빠진다)	통증성 보행 패트릭 검사 (+) ROM 제한 FADDIR (+)	X-Ray Hip (Both AP & Frog leg) CT MRI	보존(통증조절, 재활)(p.157) 수술(인공관절)

질환명(빈도)	병력	신체소견	검사	치료
대퇴골두 무혈성괴사 빈도 ★☆☆☆☆	흡연, 음주, 스테로이드 이력이 있다 전신 홍반성 루푸스, 외상후 등	통증성 보행 FADDIR (+)	X-Ray Hip(Both AP & Axial of affected side) MRI	보존(하중보조기, 통증조절, 재활) 수술
관절순 손상 빈도 ★★☆☆☆	동작시 서혜부 통증 방향전환이 잦은 스포츠(축구, 테니스 등)	패트릭 검사 (+) FADDIR (+)	X-Ray Hip(Both AP & Frog leg of affected side) 초음파검사 CT MRI	보존(통증조절, 재활) 수술
고관절충돌증후군 빈도 ★☆☆☆☆	청년~중년에서 스포츠 등을 하는 사람 동작시 서혜부 통증 좌위에서 서혜부 통증	패트릭 검사 (+) FADDIR (+)	X-Ray Hip(Both AP & Frog leg of affected side) CT MRI	보존(통증조절, 재활) 수술
좌골 윤활낭염 빈도 ★☆☆☆☆	보행이 곤란한 고령자, 통증으로 앉을 수 없다	좌골 압통	X-Ray Pelvis(AP) 초음파검사	보존(NSAIDs를 포함하는 통증조절)
이상근증후군 빈도 ★☆☆☆☆	둔부~하지통, 저림 외상력(엉덩방아) 오래 앉아 있을 수 없다	Freiberg test	MRI	보존(통증조절, 재활) 수술

7 슬통

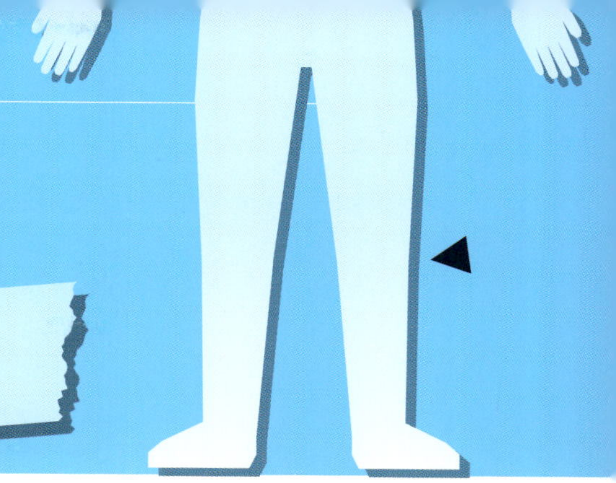

선생님, 무릎이 아프다고 합니다.

슬통은 근골격계 질환의 1/3 정도를 차지합니다. 55세 이상 4명 가운데 1명은 슬통을 경험합니다. 슬통을 진료하는 능력을 갖추는 것은 중요합니다. 경험상 환자층은 두 가지 유형으로 스포츠나 업무 등 활동량이 높은 성인이거나, 퇴행성 관절염이 있는 고령자입니다. 위험신호(Red flags)로는 골절, 감염, 종양이 있습니다. 종양에서는 골연골종(osteochondroma)과 골거대세포종(giant cell tumor of bone) 두 가지가 종양 중에서도 비교적 빈도가 높으므로 주의가 필요합니다. 또 응급실에서는 심부정맥혈전증(deep vein thrombosis) 등의 내인성 질환을 떠올리는 것도 필요합니다. 이런 것들을 염두에 두고 진행합시다.

PMID: 13678139

무릎이 아픈 환자를 보면 무엇을 생각해야 할까?

▶외상은?(삐었다, 부딪쳤다)

이른바 직접외력❶이 가해진 '부딪힘'과 간접외력❷이 가해진 '삠'은 고려 사항이 다른 질환입니다. 다만 고령자가 기저질환으로 골다공증이 있으면 삐는 것만으로도 골절이 되는 경우가 있으므로 주의가 필요합니다.

❶ 직접외력(direct trauma): 가해진 외력이 닿는 곳에서 손상을 입는 것. 예를 들어 부딪친 곳에 혈종을 수반하는 근손상을 일으키는 경우입니다.

❷ 간접외력(indirect trauma): 가해진 외력과는 별도의 장소에 손상을 입는 것. 예를 들어 팔씨름을 하고 있는 상완골 골간부의 골절을 초래한 경우입니다. 외력이 닿은 곳은 손이지만, 부러진 곳은 상완골입니다.

▶관절액(염증)은?

위험신호(Red flags)인 골절과 감염은 관절액이 저류합니다. 골절에서는 '혈종', 감염에서는 '농'입니다. '혈종'은 인대 손상 등에서도 저류합니다. 그 외 통풍과 가성통풍에서도 관절액 저류를 확인해서, 감염 여부의 감별이 필요한 상황도 많습니다.

▶통증부위는?

무릎은 촉진할 곳이 많고, 모두 인접하고 있으므로 해부학 지식이 중요합니다. 압통부위를 찾으면 어느 인대와 근육의 기시·종지인가를 해부학책을 펴서 익혀야 합니다.

마지막으로 정형외과적으로 놓쳐서는 안 될 것이 소아가 슬통으로 왔지만 고관절 질환인 경우입니다. 구체적으로는 상대퇴골 골단분리이거나 대퇴골두 연소성 골연골증입니다.

PMID: 13678140

Flowchart

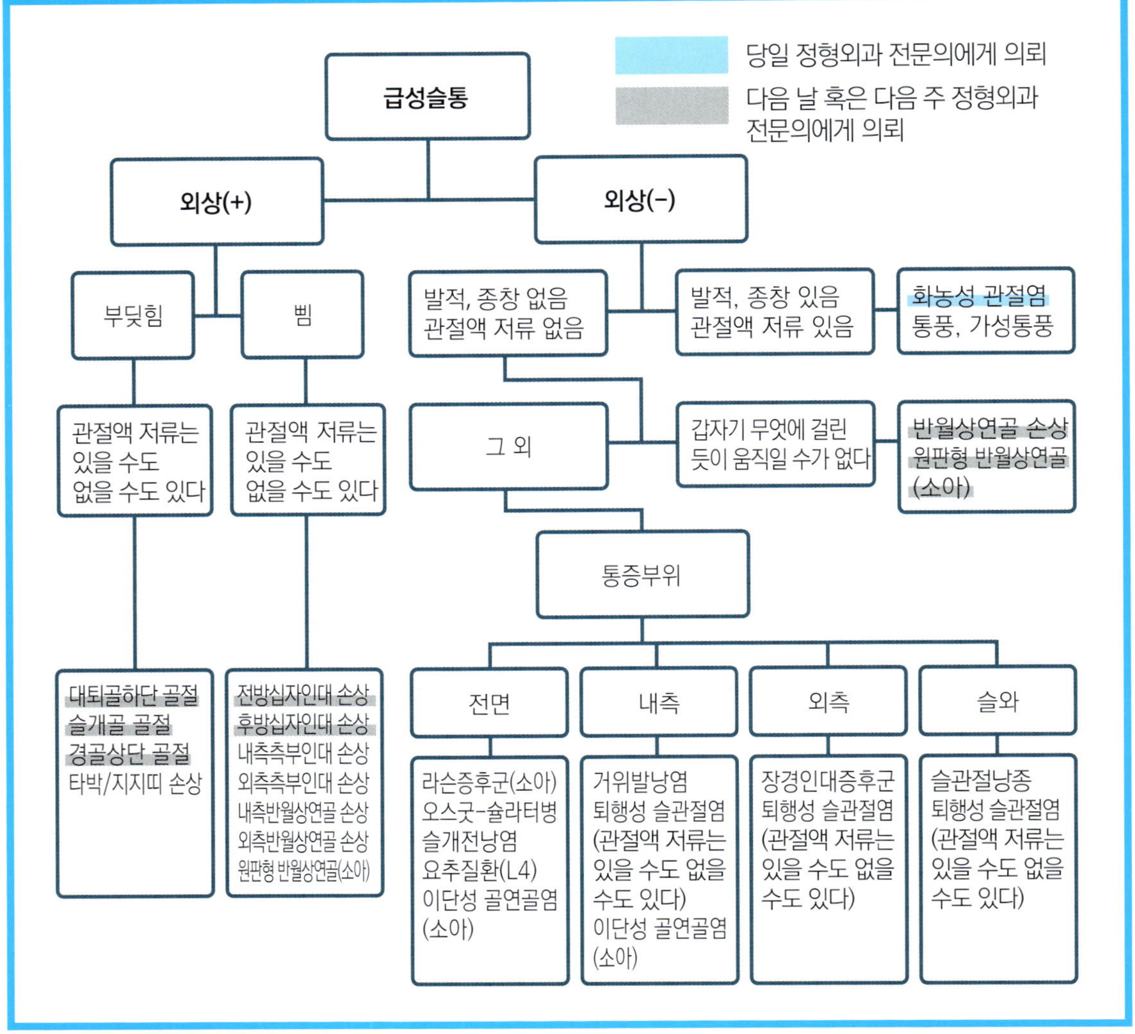

응급실에서는 **심부정맥혈전증**을 포함하는 **혈관계, 슬통으로 온 소아의 상대퇴골 골단분리와 대퇴골두 연소성 골연골증** 등의 고관절 질환을 잊으면 안 된다!

▶통증부위와 감별질환

※ 푸른 부분은 체표에서 촉진 가능

외상

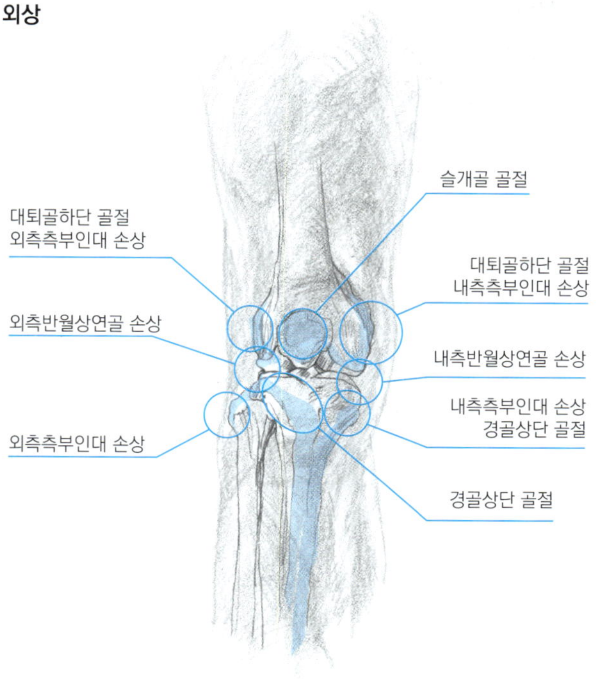

비외상

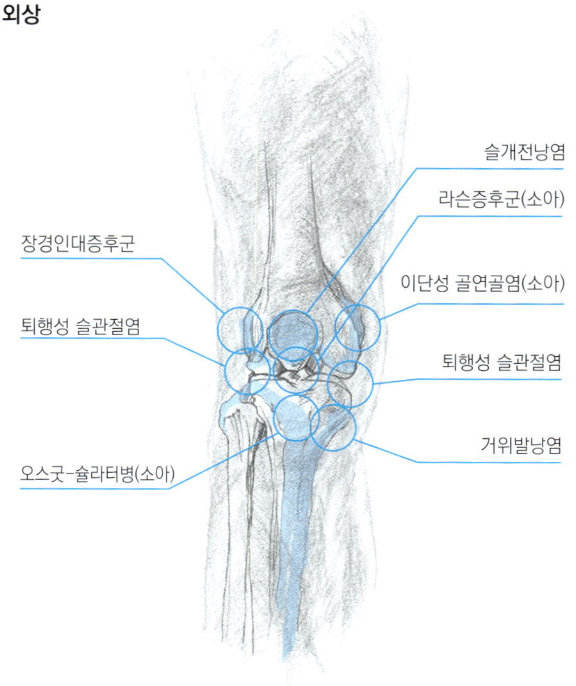

증례⑮ 78세 여성

오른쪽 슬통

Case 15:

고혈압 기왕력이 있고 월 1회 의원을 다니고 있는 78세 여성. 2주 전부터 갑자기 오른쪽 무릎이 아프기 시작, 결국 걸을 수 없을 정도로 아파서 저녁에 응급실에서 진료를 받았다.

2주 정도 무릎이 아파서 온 것 같습니다.

그렇군요. 플로차트에서는 어디에 해당하나요?

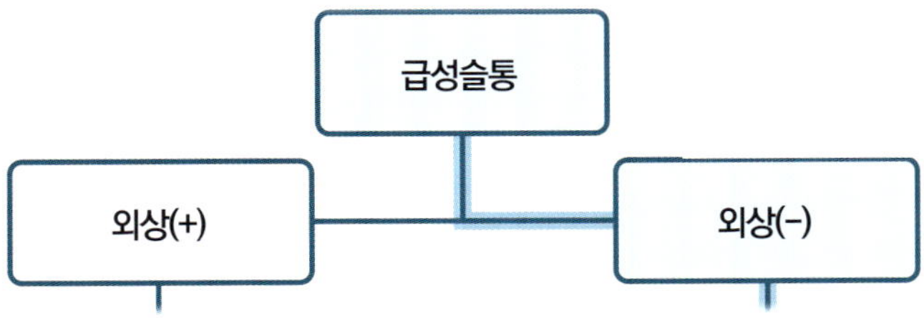

외상은 없는 듯합니다. 특별히 넘어지거나 하지는 않았다고 합니다.

네, 그러면 외상(-)으로 진행합시다.

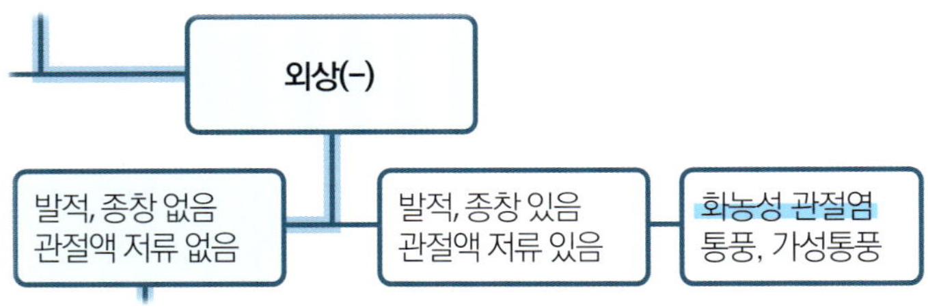

발적이나 종창은 없는 듯합니다. 관절액이 찼는지 아닌지 확인해야겠습니다.

네, 관절액 저류의 신체소견은 슬개골 부구감❸ 검사로 확인해보면 어떤가요?

❸ 슬개골 부구감(Ballottement Of Patella, BOP): p.165 참조.

POINT 1 슬개골 부구감(Ballottement Of Patella, BOP) 검사

슬관절 안의 관절낭은 하나의 공간입니다. 슬와에 베개를 대고 대퇴골과 경골 양쪽에서 짜내듯이 관절액을 중앙으로 모읍니다.

슬개대퇴관절에 관절액으로 간격이 생긴 상태에서 슬개골을 누르면, 슬개골과 대퇴골이 붙었다 떨어졌다를 반복합니다. 정상이라면 슬개골과 대퇴골은 항상 붙어 있기 때문에 소리가 나는 경우는 없습니다.

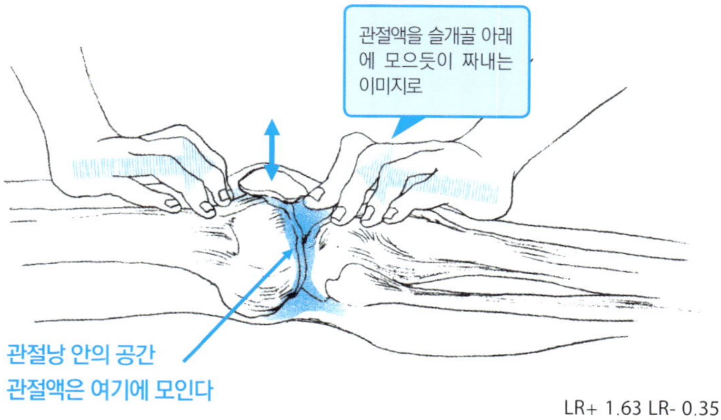

LR+ 1.63 LR- 0.35
PMID: 19154833

제가 봐서는 없습니다.

OK.

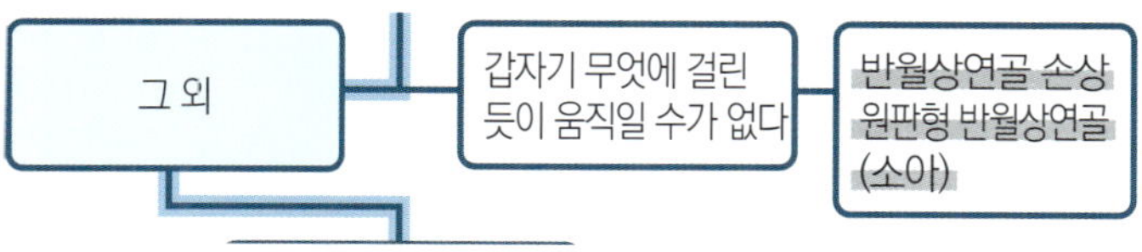

갑자기 걸리는 느낌은 없습니다.

네.

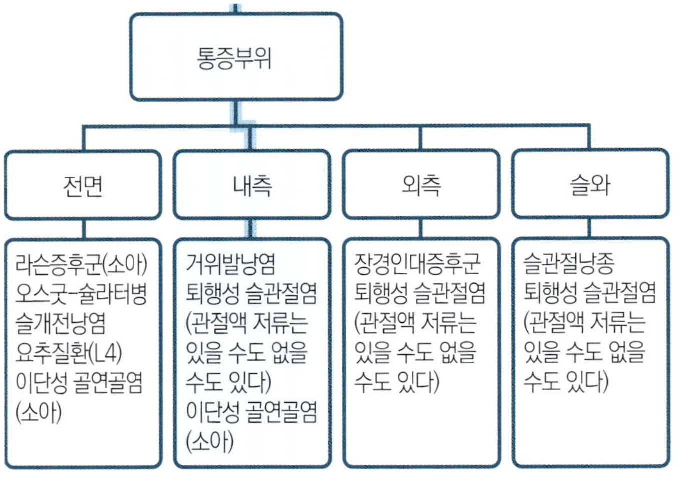

이것으로 말하면 내측이 됩니다.

네. 그렇다면 성인이기 때문에 거위발낭염이나 퇴행성 슬관절염을 염두에 두고 진행합시다.

질환명(빈도)	병력
거위발낭염 빈도 ★★★★★	보행시 통증 고령자로 최근 워킹을 시작했다
퇴행성 슬관절염 빈도 ★★★★★	보행시 통증 갑자기 무릎이 덜컥 내려앉는다(giving way) 계단을 오를 때 슬통 무릎을 꿇고 앉을 수가 없다

병력은요?

네. 보행이 안 될 정도로 통증이 심합니다.

- 보행시 통증(+)
- 최근 워킹을 시작
- giving way[4](–)
- 계단을 오를 때 슬통 (+)
- 무릎을 꿇고 앉을 수가 있다

최근 워킹을 시작했다?

네, 주치의의 권유로 워킹을 시작했다고 합니다.

통증부위와 신체소견은 어떤가요?

[4] giving way: 무릎이 덜컥 힘이 빠지는 증상으로, 퇴행성 슬관절염과 고관절염에서 자주 발생하는 병력 중 하나이다.

▶통증부위와 감별질환(비외상)

※ 푸른 부분은 체표에서 촉진 가능

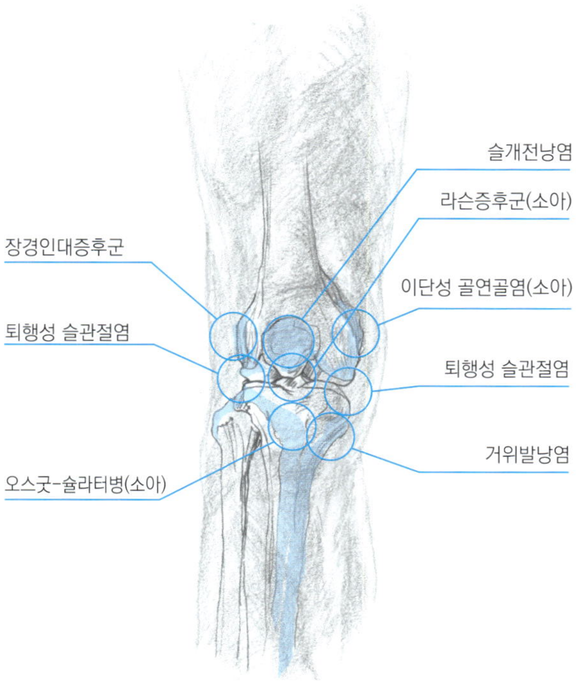

질환명(빈도)	신체소견
거위발낭염 빈도 ★★★★★	경골상단 내측(거위발) 압통 보행이 가능하지만 통증이 있다
퇴행성 슬관절염 빈도 ★★★★★	내측관절간격 압통(+) ROM 제한 비골두 후방 압통 (+) 슬개골 부구감(관절액에 의한)

R 이것으로 말하자면 퇴행성 슬관절염이라기보다는 거위발낭염 부위의 압통 같습니다.

- 거위발 부위 압통 (+)
- 보행은 그럭저럭 가능(다만 상당히 아프다)
- 내측관절간격[5] 압통 (–)
- ROM 제한 없음
- 비골두[6] 후방 압통 (–)
- BOP (–)

[5] 내측관절간격(medial joint space): 대퇴골과 경골이 만드는 슬관절 내측부분. 경험적으로 퇴행성 슬관절염 초기부터 이곳의 통증을 호소하는 경우가 많다.

[6] 비골두(fibular head): 비골상단의 명칭. 촉진가능. 후방으로 비골신경이 지난다.

POINT 2 슬관절 운동범위

일상적으로 문제가 되는 것은 '굽힐 수 없다', '펼 수 없다'입니다. 진료 초기에는 굴곡과 신전을 우선 확인해야 합니다.

굴곡 신전
굴곡 120°~150° 신전 0°~10°

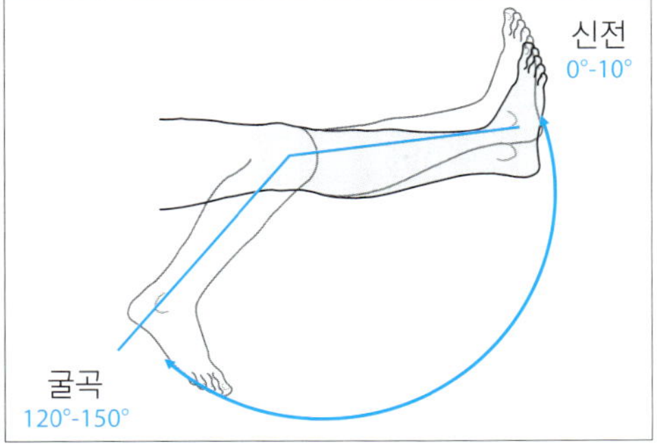

이것으로 말하자면 확실히 거위발[7]낭염이군요.

다음은 검사입니다.

[7] 거위발(pes anserinus): 경골상단 내측에 있다. 봉공근, 박근, 반막양근의 부착부. 여기에 염증을 일으키는 것을 거위발낭염이라고 한다.

질환명(빈도)	검사
거위발낭염 빈도 ★★★★★	X-Ray Knee(AP & lat) 초음파검사
퇴행성 슬관절염 빈도 ★★★★★	X-Ray Knee(AP & lat) 초음파검사

X-Ray와 초음파를 해야겠군요. X-Ray 결과가 나올 때까지 초음파를 해볼까요?

네.

POINT 3 슬관절 X-Ray 판독 포인트

기본은 AP & Lat이지만, 슬관절에는 슬개대퇴관절이 있어서, 대퇴골의 고랑(움푹 들어간 곳)과 슬개골 사이를 Skyline view⑧로 평가합니다.

AP	Lat	Skyline
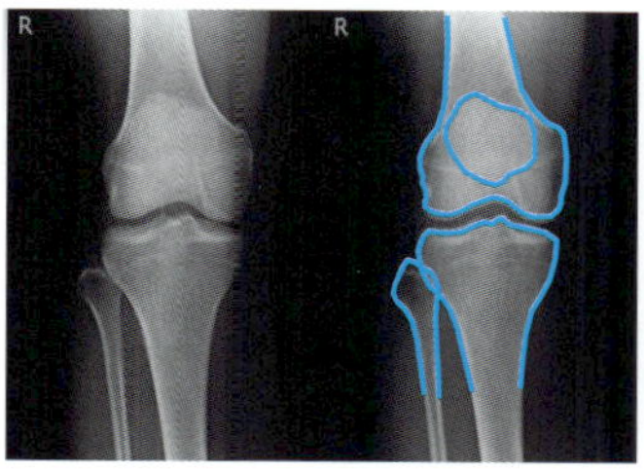	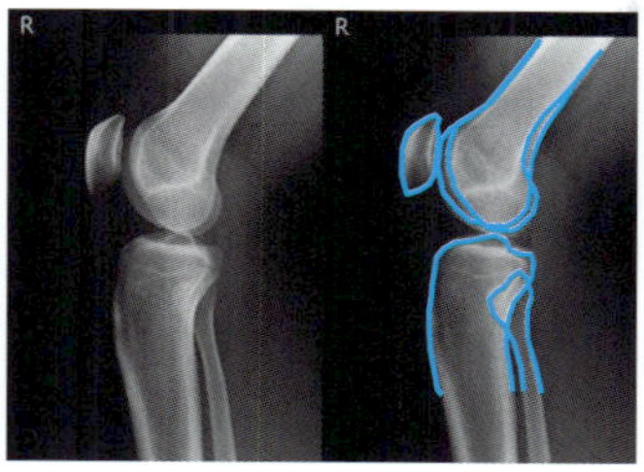	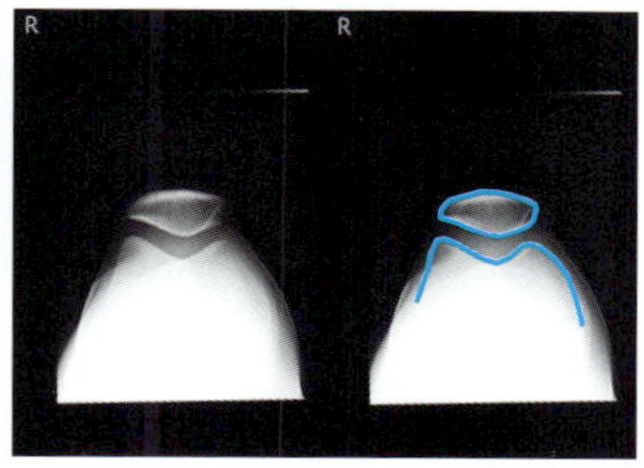
대퇴골, 경골, 비골에 더해, 대퇴골과 경골 사이를 평가합니다. 이 간격을 관절간격이라고 하고 협소화의 정도를 평가합니다. 슬개골과 대퇴골이 중요하지만, 이 이미지로 슬개골의 평가도 시행합니다.	Lat에서는 대퇴골하단, 슬개골, 경골상단을 평가합니다. 슬개대퇴관절의 관절면, 경골상단의 관절면, 경골조면 등을 살핍니다. 관절액이 모이면 대퇴골 전면에 지방패드 징후(어두워진다)가 나타납니다.	슬개대퇴관절의 평가를 합니다. 슬개골 골절 등, 슬개골에 관련하여 평가를 좀더 상세하게 시행합니다.

⑧ Skyline view: 슬관절 X-Ray 촬영방법의 하나. 무릎을 세우고 경골 쪽에서 하늘을 올려보듯이 촬영한다.

▶X-Ray검사

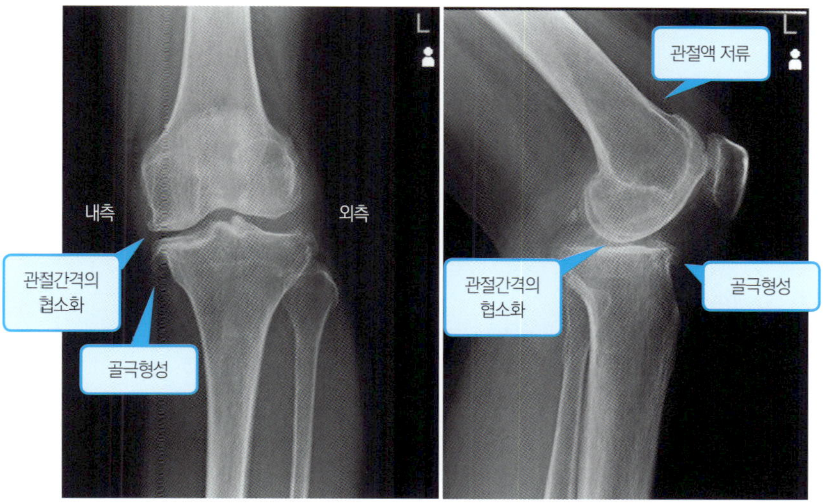

POINT 4 슬관절 초음파검사

슬관절 초음파검사는 복수의 평가방법이 있지만, 퇴행성 관절염을 의심하는 경우는 내측을 스캔합니다.

- **탐촉방법**

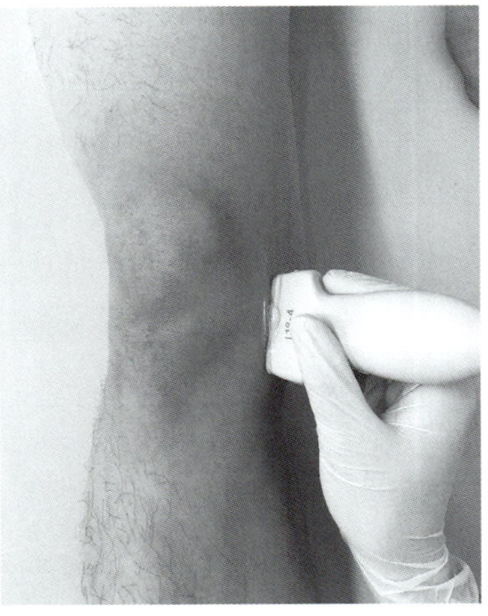

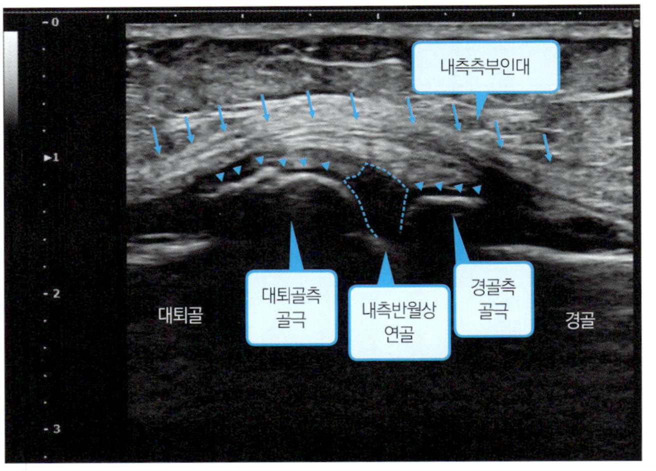

퇴행성 관절염의 초음파검사 영상

사진처럼 슬관절 내측의 장축 평가를 합니다.

화살표 표시가 내측측부인대이고, 대퇴골내과에서부터 경골에 부착해 있습니다. 그 내부에 퇴행성 관절염에 수반하는 골극과 그 사이에 있는 내측반월상연골을 확인합니다.

78세쯤 되면 관절염은 있어요. 골절은 없는 것 같군요.

네. 그러면 가능성으로는 거위발낭염이지만 퇴행성 관절염도 함께 있다고 이해해도 되겠습니까?

네. 그렇게 이해하는 게 좋습니다.

거위발낭염의 치료는 염증이 있으므로 NSAIDs, RICE⑨를 처방하면 되겠습니까?

⑨ RICE: 외상후 조직의 종창을 줄이기 위한 처방법. Rest(휴식), Ice(냉각), Compression(압박), Elevation(거상)의 약칭. 최근에는 POLICE(Protection, Optimal Loading, 나머지는 같다) 등도 사용하는 추세입니다.

POINT 5 거위발낭염의 치료

- RICE
- 재활
- 국소주사(리도카인 + 스테로이드)

〈약제 사례〉

트리암시놀론⑩ 40mg 1V을 1%E(–) 리도카인⑪ 10ml에 믹스해서 1ml를 국소주사

PMID: 21125167

⑩ 트리암시놀론: 장시간 작용하는 합성 코르티코스테로이드로써, 구강, 주사, 흡입, 투약, 크림의 방법으로 복용할 수 있다. 저자는 Kenacort-A®를 사용하였다–역자주.

⑪ 리도카인: 국소 마취제이자 항부정맥제이다. 저자는 Xylocaine®를 사용하였다–역자주.

NSAIDs 처방을 하더라도, 국소주사가 효과가 있습니다.

그렇군요. 주사를 놓는 것을 본 적이 없습니다.

꽤 아프긴 하지만, 환자가 괜찮다면 함께 해볼까요?

POINT 6 거위발낭염의 주사 방법

① 거위발 위치를 확인합니다. 반건양근(semitendinosus m.)이라는 대퇴내측 오금 쪽에 탄력 있는 섬유상의 조직을 만져봅니다. 그 연장선과 경골내측의 교점에 거위발이 위치합니다.

② 압통을 확인합니다.

③ (초음파로 피하조직의 종창을 확인)

④ 위에서 만든 1ml의 주사액을 25G 또는 23G 바늘로 뼈까지 닿도록 주입합니다.

거위발낭염의 주사

반건양근의 연장선상에서 경골과의 교점이 거위발

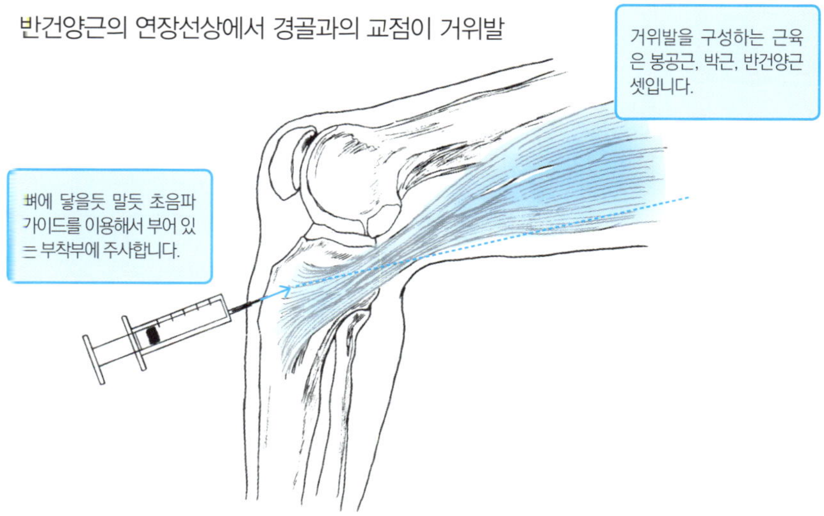

R 선생님, 아주 편해졌다고 합니다!

● 오호, 좋습니다.

R 향후 치료는 우리 일반 외래에서도 괜찮을 듯합니다.

● 그래요, 안 좋아지는 경우는 상급기관에 의뢰합시다.

Diagnosis ●진단●

거위발낭염

고혈압이 있는 78세 여성이 2주 전부터 무릎이 아파서 내원하였다. 외상이나 발적종창, 관절액 저류 등의 염증 소견은 없었다. 통증부위를 볼 때 퇴행성 관절염과 거위발낭염을 의심하였다. 내측관절간격에 압통은 없지만, 거위발 부위에 압통을 확인하였다. X-Ray에서 경미한 퇴행성 관절염을 확인하였지만, 현재 증상은 거위발낭염으로 판단하였다. 국소에 스테로이드를 주사하고 비스테로이드 항염증제(NSAIDs)를 처방하여 귀가시켰다.

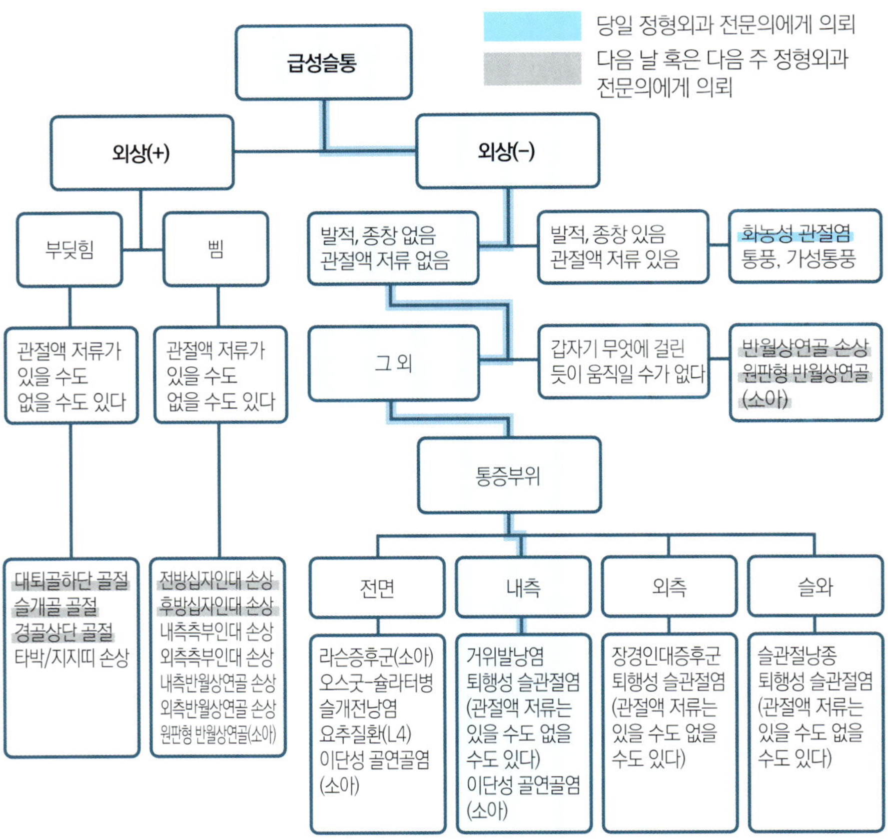

Advanced 만약 내가 외래진료를 한다면

거위발낭염

원칙은 보존치료입니다. 비스테로이드 항염증제(NSAIDs)로 1주 정도 이내에 가벼워지는 경우가 보통입니다. 이번에는 갑자기 시작한 운동습관 등으로 발생하였기 때문에, 운동 후 RICE 처치 등도 지도합니다.

- **보존치료**
  - 통증조절(NSAIDs, PPI, 아세트아미노펜)
  - 운동 후 RICE 처치, 스트레치 등의 관리방법 지도

PMID: 21125167

증례⑯ 46세 남성

오른쪽 슬통

Case 16:

특별한 기왕력이 없는 46세 남성. 인근에서 제초기를 사용하여 둑의 제초작업을 할 때 갑자기 오른쪽 무릎이 아팠다. 보행이 곤란해져서 그냥 바로 휴일 응급실에서 진료를 받았다.

R 갑자기 아픈 듯합니다.

● 그래요, 우선은 하던 대로 외상인지 아닌지 확인해보죠.

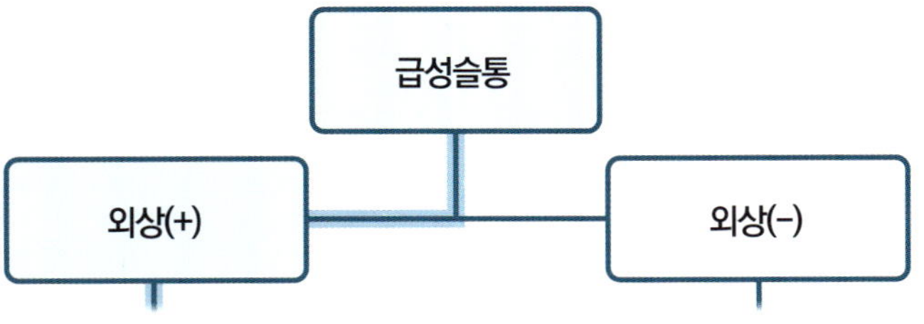

R 들어보니 둑을 등지고 내려가다 턱에 걸렸는데, 넘어지지 않도록 버티다가 통증이 온 것 같습니다.

● 그렇다면, 외상(+)으로 봐야겠군요.

R 그렇습니다.

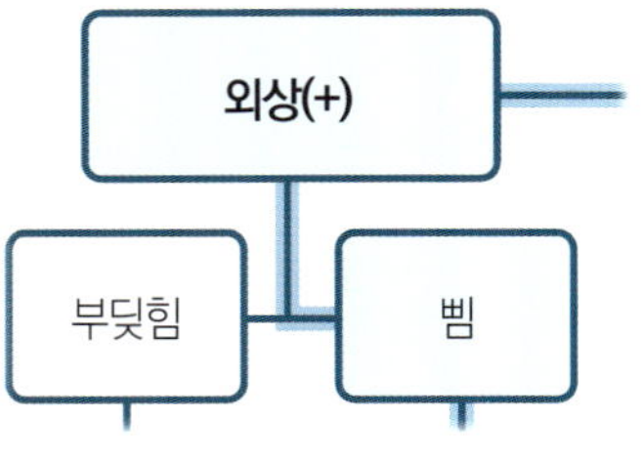

● 아까 병력으로는 삐었다고 했죠?

R 그렇습니다.

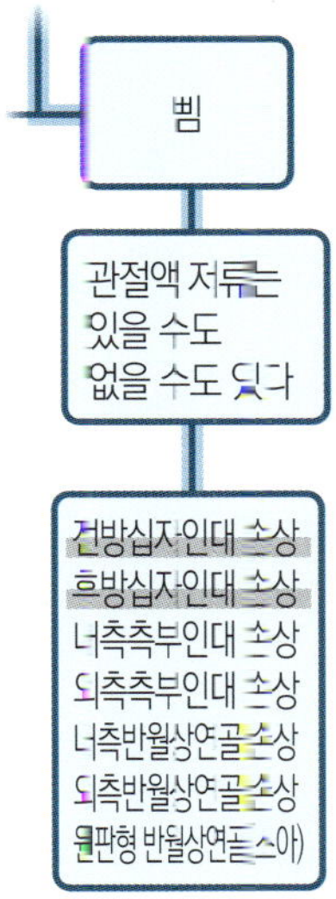

인대 손상이나 반월상연골 손상으로 감별이 됩니다.

그렇군요. 병력은요?

질환명(빈도)	병력
전방십자인대 손상 빈도 ★★☆☆☆	외상력(넘어짐, 부딪힘 등) 점프 착지할 때부터의 통증
후방십자인대 손상 빈도 ★★☆☆☆	외상력(넘어짐, 부딪힘 등) 교통사고로 대시보드에 무릎을 부딪힘
내측측부인대 손상 빈도 ★★★☆☆	외상력(넘어짐, 부딪힘 등) 무릎이 내측으로 꺾이는(외반) 듯한 외상
외측측부인대 손상 빈도 ★★★☆☆	외상력(넘어짐, 부딪힘 등) 무릎이 외측으로 꺾이는(내반) 듯한 외상
내측반월상연골 손상 빈도 ★★★★☆	외상력(넘어짐, 부딪힘 등) 뒤돌아보는 순간 아프다 갑자기 무릎이 걸리는 듯 움직일 수 없다 (잠김무릎[locked knee])
외측반월상연골 손상 빈도 ★★★☆☆	외상력(넘어짐, 부딪힘 등) 뒤돌아보는 순간 아프다 갑자기 무릎이 걸리는 듯 움직일 수 없다(잠김무릎)

이 가운데서 '삠'+'착지 순간'이 아닐까 생각합니다. 내반과 외반은 병력으로는 알 수가 없습니다.

네, 반월상연골⑫ 손상과 전방십자인대⑬ 손상을 가시권에 두고 진행합시다. 신체소견은요?

⑫ 반월상연골(meniscus): 슬관절에 있는 연부조직의 하나. 대퇴골과 경골 사이에 있는 쿠션 역할을 한다.

⑬ 전방십자인대(anterior cruciate l.): 대퇴골외측과의 내측에서 경골에 부착하는 인대. 경골이 대퇴골보다 전방으로 미끄러지는 것을 제어한다. 전방으로 점프해서 착지하는 등으로 손상을 입는다.

질환명(빈도)	신체소견	LR+	LR-
전방십자인대 손상 빈도 ★★☆☆☆	통증이 있지만 보행은 그럭저럭 가능 레버검사 (+) 세설리 검사 (+) Lachman test (+) 슬개골 부구감(혈종으로, 없는 경우도)	- ∞ 22.25~30.67 4.21~49.5 -	- 0.02~0.00 0.11~0.08 0.25~0.01 -
후방십자인대 손상 빈도 ★★☆☆☆	무릎을 세웠을 때 경골에 함몰이 생김 슬개골 부구감(혈종으로, 없는 경우도)	∞ -	0.21 -
내측측부인대 손상 빈도 ★★★☆☆	대퇴골내측과와 경골상단 내측의 압통 외반 외력 검사(+)	-	-
외측측부인대 손상 빈도 ★★★☆☆	대퇴골외측과와 경골상단 외측의 압통 내반 외력 검사 (+)	-	-
내측반월상연골 손상 빈도 ★★★★☆	내측관절간격의 압통 세설리 검사 (+) McMurray test (+)	0.77~8.5 22.25~30.67 0.7~17.33	1.55~0.17 0.11~0.08 1.09~0.49
외측반월상연골 손상 빈도 ★★★☆☆	외측관절간격의 압통 세설리 검사 (+) McMurray test (+)	0.77~8.5 22.25~30.67 0.7~17.33	1.55~0.17 0.11~0.08 1.09~0.49

PMID: 24994048, PMID: 12690600, PMID: 15866956
PMID: 14530229, PMID: 23085822

R 신체소견은 다음과 같습니다.

- 통증이 있지만 보행은 그럭저럭 가능
- 무릎을 세웠을 때 경골에 함몰[14]이 없음
- 슬개골 부구감 (–)
- 외반 외력 검사 (–)
- 내반 외력 검사 (–)
- 내측관절간격의 압통 (+)
- 외측관절간격의 압통 (–)

[14] 경골에 함몰: 후방십자인대 파열에서 보이는 신체소견. 경골이 대퇴골보다 후방으로 미끄러지는 것을 제어하는 후방십자인대가 파열되어 버리면 경골이 대퇴골보다 함몰된다.

POINT 7 외반 외력 검사와 내반 외력 검사(Valgus & Varus stress test)

측부인대에 신전하듯 부하를 걸어, 통증이 나타나는지 아닌지 확인하는 테스트입니다.

테스트명	외반 외력 검사	내반 외력 검사
대상 질환명	내측측부인대 손상	외측측부인대 손상

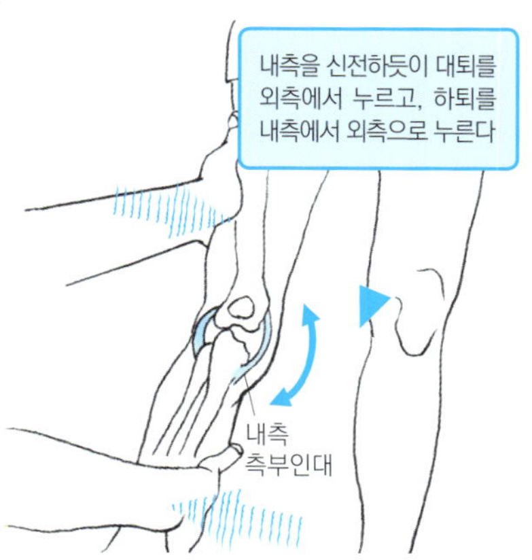

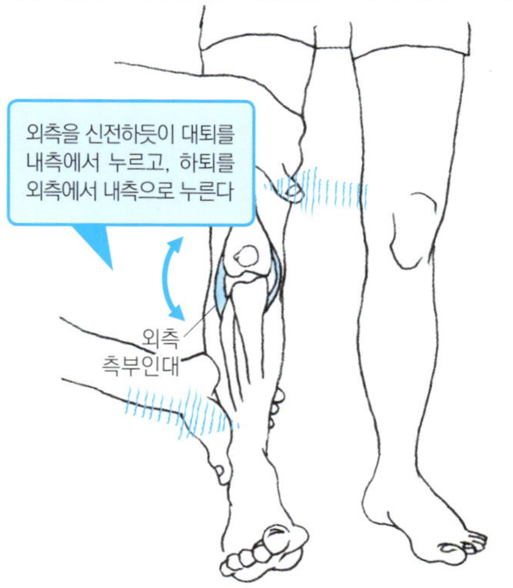

PMID: 24994048

선생님, 이와 관련하여 국가고시에서도 했습니다만, 다양한 사람 이름의 신체소견이 있는데 말입니다. McMurray? Pivot이었나요? 저는 전혀 못 할 것 같아서요…….

그건 나도 마찬가지예요. 어렵고 재현성이 없어요. 그래서 나는 초보자도 할 수 있는 두 가지 신체소견을 사용해요.

POINT 8 반월상연골 손상과 전방십자인대 손상의 신체소견

- **세설리 검사(Thessaly test, 반월상연골 손상+전방십자인대 손상을 의심할 때 하는 검사)**

한 다리로 서서 무릎을 20° 굽히고 그 상태로 무릎을 외회전합니다. 통증이 나타나면 양성입니다. 양성은 반월상연골 손상에다가 전방십자인대 손상의 합병증을 의심합니다.

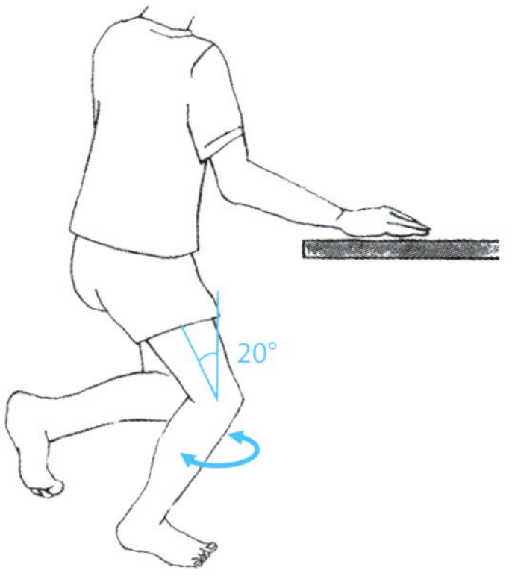

- **대상질환**
  반월상연골 손상
  전방십자인대 손상
- **양성소견**
  무릎에 통증을 느낀다
- **진단정도**
  LR+ 22.25~30.67
  LR− 0.11~0.08

PMID: 15866956

- **레버 검사(Lever test, 전방십자인대 손상을 의심할 때 하는 검사)**

환자를 앉히고 다리는 뻗게 합니다(슬관절 신전). 하퇴상단 후면에 주먹을 넣습니다. 이 상태로 환측 대퇴하단을 아래로 누르고, 뒤꿈치가 들리는지 아닌지 확인합니다. 양성은 뒤꿈치가 들리지 않지만, 통증을 호소합니다. 이 경우 전방십자인대 단독 손상을 의심합니다.

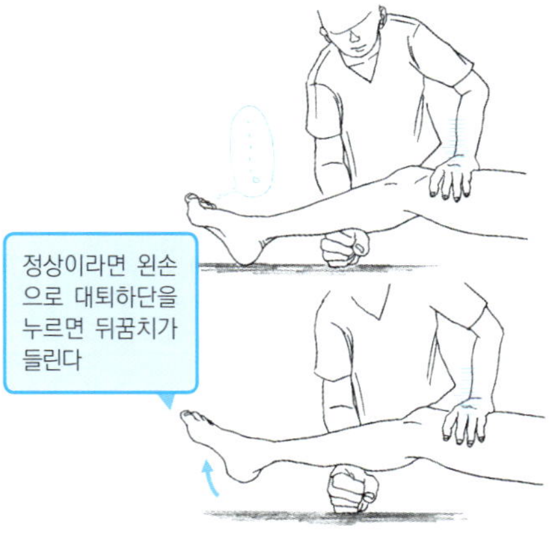

- **대상질환**
  전방십대인대 손상
- **양성소견**
  무릎에 통증을 느낀다
  뒤꿈치가 들리지 않는다
- **진단정도**
  LR+ ∞
  LR− 0.02~0.00

PMID: 26753117

R 둘 다 양성입니다.

네, 그러면 내측⑮에 압통이 있으므로 내측반월상연골 손상과 전방십자인대 손상 둘 다 있다고 말할 수 있습니다.

⑮ 내측: 내측관절간격.

R 이럴 때는 X-Ray를 촬영할 필요가 있습니까?

네, 골절 합병증도 부정할 수 없습니다. 촬영합시다.

질환명(빈도)	검사	LR+	LR-
전방십자인대 손상 빈도 ★★☆☆☆	X-Ray Knee(AP & Lat) MRI	- 0.77~∞	- 2~0.01
후방십자인대 손상 빈도 ★★☆☆☆	X-Ray Knee(AP & Lat) MRI	- 26.67~33.33	- 0.21~0
내측측부인대 손상 빈도 ★★★☆☆	X-Ray Knee(AP & Lat) 초음파검사 MRI	-	-
외측측부인대 손상 빈도 ★★★☆☆	X-Ray Knee(AP & Lat) 초음파검사 MRI	-	-
내측반월상연골 손상 빈도 ★★★★☆	X-Ray Knee(AP & Lat) 초음파검사 MRI	- - 1.9~14.29	- - 0.17~0
외측반월상연골 손상 빈도 ★★★☆☆	X-Ray Knee(AP & Lat) 초음파검사 MRI	- - 3.29~92	- - 0.53~0.08

PMID: 24994048, PMID: 20141727, PMID: 17981182

R 이럴 때는 AP & Lat로 하면 되겠습니까?

네, 슬개골 질환을 의심하지 않으므로 AP & Lat이면 충분합니다. 그 밖에 지금 할 수 있는 것은 초음파검사입니다.

▶X-Ray검사

왼쪽부터 AP & Lat

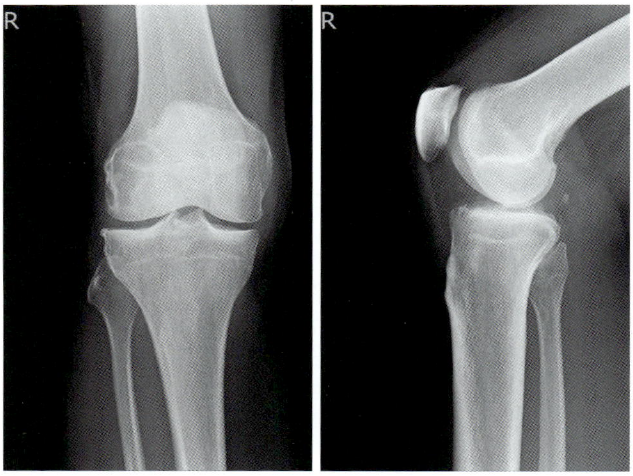

POINT 9 전방십자인대와 내측반월상연골 손상을 의심하는 이차 골절

외측측부인대와 장경인대의 일부가 부착하는 경골전외측면의 골절을 이차 골절(Secondary fracture)이라고 합니다. 골절을 의심하는 경우는 전방십자인대 손상(75~100%)과 내측반월상연골 손상(66~75%)의 존재를 의심해야 합니다.

PMID: 17981179

R 골절은 괜찮습니다.

● 그렇군요. 초음파검사는요?

POINT 10 내측반월상연골 손상의 초음파검사

슬관절 내측에서 장축 방향으로 초음파 스캔을 합니다.

- **탐촉방법**

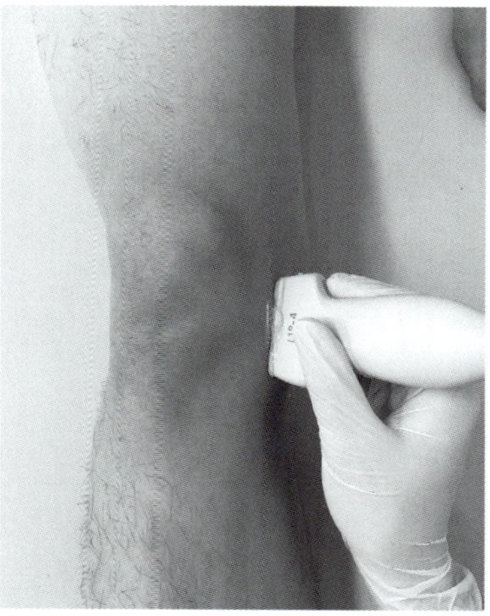

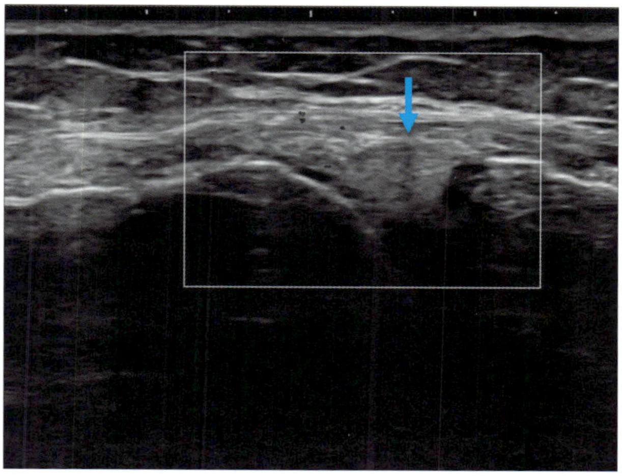

내측반월상연골 손상의 초음파검사 영상

반월상연골은 원래 삼각형의 고에코 이미지로 나타나지만, 파열이 있으면 내부에 균열처럼 저에코 이미지를 확인할 수 있습니다.

R 제가 봐서는 뚜렷한 손상은 알 수 없습니다.

● 네, 반월상연골과 전방십자인대 손상이 의심되니 오늘은 고정을 하고, 내일 정형외과에 의뢰합시다.

R 네. 간호사가 무릎 보호대(knee brace)를 준비하고 있습니다.

● 그래요. 스플린트를 해야 할까도 생각했지만, 무릎 보호대도 좋습니다.

R 비체중부하[16]가 되도록 해야겠습니다.

● 그래요, 하중[17]이 실리는 곳이니까 그렇게 합시다.

[16] 비체중부하(Non Weight Bearing, NWB): 환지에 하중이 실리지 않도록 하는 것. 하지에 문제가 있으면 목발 또는 휠체어를 사용.

[17] 하중(weight bearing): 체중이 실리는 것. 하지에서는 보행, 상지에서는 손을 짚고 일어나는 등의 동작.

POINT 11

무릎 보호대를 이용한 슬관절 고정

무릎의 기능적 지위⑱는 슬관절을 신전한 자세에서 20° 정도라고 되어 있는데, 임상적으로 20° 정도로 굴곡하고 고정하는 방법이 고정 후 재활이 자연스러운 것 같습니다.

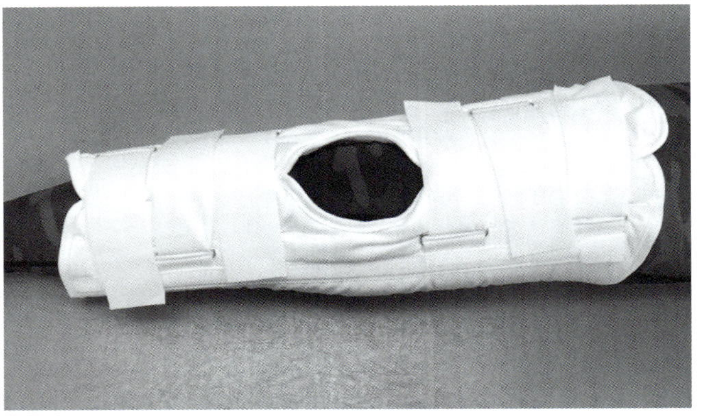

⑱ 기능적 지위(Functional position): 고정할 때 근육의 긴장을 최적화하는 관절의 각도와 회전의 각도(p.240).

Diagnosis ●진단●

나 측반월상연골 손상, 전방십자인대 손상

특별한 기왕력이 없는 46세 남성. 둑에서 제초작업을 하면서 돌아서다 오른쪽 무릎을 삐었고, 보행이 곤란해져서 진료를 받았다. 병력으로는 반월상연골 손상, 전방십자인대 손상을 의심하였다. 세설리 검사와 레버 검사가 양성으로 두 가지 손상이 병존할 가능성이 있었다. X–Ray에서 골절은 확인할 수 없었고, 무릎 보호대로 고정을 하고 다음 날 정형외과에 의뢰하였다.

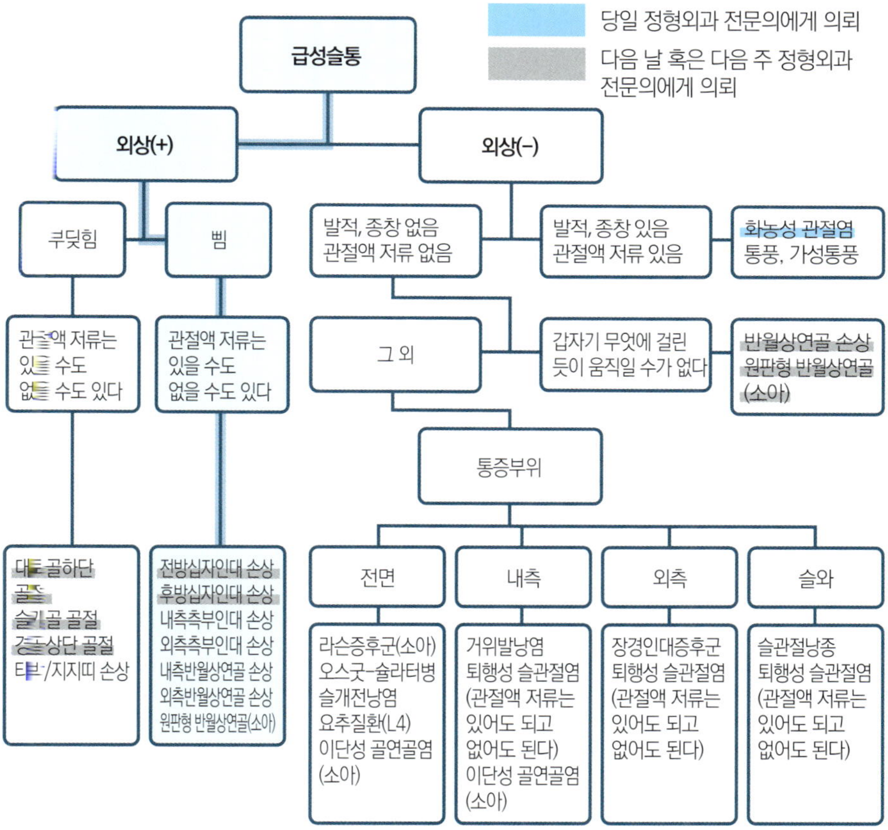

Advanced 만약 내가 외래진료를 한다면

전방십자인대 손상

보존치료냐 수술치료냐의 결말은 아직도 안 났습니다. 2019년 NEJM에서는 아마추어 레벨의 스포츠에서는 보존치료든 수술치료든 어느 쪽이라도 선택이 가능하다고 합니다. 또 보존치료를 해보고 경과를 봐서 수술로 넘어간다 소개하고 있습니다. 필자는 엘리트 선수가 아니라면 환자 본인의 의향에 따라 수술 선택 가능성을 설명하고, 3~6개월 보존치료를 시행하고 있습니다.

- **보존치료**
  - 통증조절(NSAIDs, PPI, 아세트아미노펜)
  - 재활

PMID: 31189037

증례⑰ 82세 여성 내과 입원환자의 왼쪽 슬통 Case 17:

폐렴으로 내과 입원 8일 차의 82세 여성. 2시간 전부터 왼쪽 무릎이 아프다고 해서 야간병동에서 호출하였습니다.

이른 시각이었네요.

진료 기록을 살펴보았는데요, 이 환자는 이제 돌아갈 수 있을 정도까지 좋아졌던 것 같습니다.

그렇군요. 넘어졌나요?

병동 간호사에 따르면 해열 후에는 지각도 유지되고 있어서 지팡이로 혼자 화장실에 갈 수 있을 정도였다고 합니다.

그러면 본인에게 이야기를 들어볼까요?

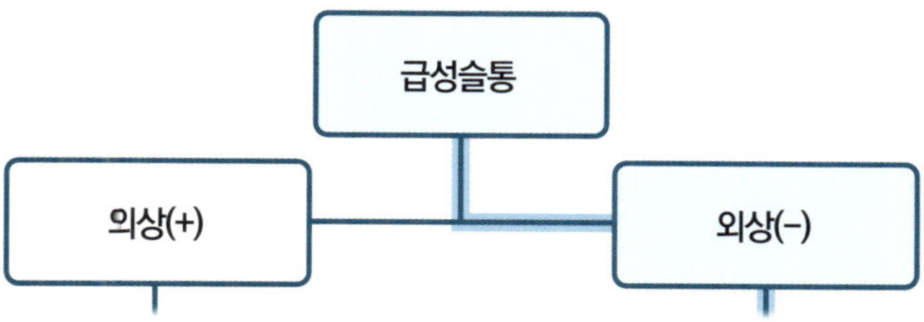

넘어지지 않았다고 합니다. 밤이었지만 확실합니다.

그렇다면 외상은 아닌 쪽으로 가는군요.

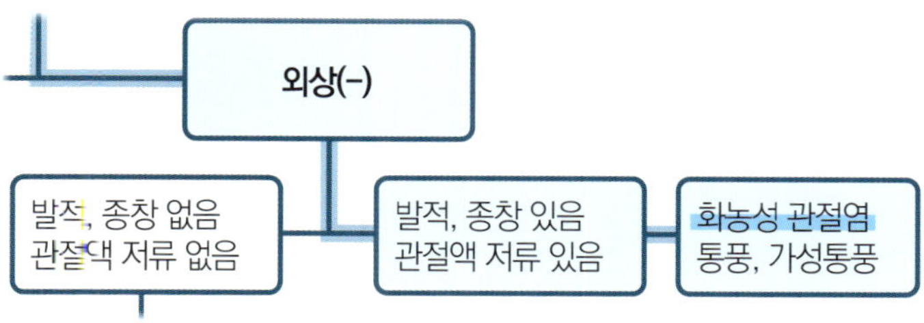

발적은 없지만 관절의 열감이 있습니다. 종창이랄까, 관절액 저류랄까? 열도 38.3℃입니다.

화농성 관절염, 통풍, 가성통풍을 중심으로 살펴볼까요?

질환명(빈도)	병력	LR+	LR-
화농성 관절염 빈도 ★☆☆☆☆	관절의 발적, 종창 80세 이상 당뇨병 등의 위험성 있다 3개월 이내의 관절수술	- 3.8 2.75 8	- 0.85 0.93 0.78
통풍 빈도 ★★★☆☆	관절의 발적, 종창 고요산혈증 지표 있음	-	-
가성통풍 빈도 ★★★★☆	관절의 발적, 종창	-	-

PMID: 21843213

병력은 다음과 같습니다.

- 관절의 발적, 종창
- 80세 이상

관절 수술력은 없습니다.

네, 신체소견은 어떤가요?

질환명(빈도)	신체소견	LR+	LR-
화농성 관절염 빈도 ★☆☆☆☆	슬개골 부구감 발열, 관절의 발적, 종창	- -	- -
통풍 빈도 ★★★☆☆	슬개골 부구감 발열, 관절의 발적, 종창	1.63 -	0.35 -
가성통풍 빈도 ★★★★☆	슬개골 부구감(없는 경우도) 발열, 관절의 발적, 종창(없는 경우도)	1.63 -	0.35 -

PMID: 19154833, PMID: 21843213

슬개골 부구감[19]이 있는 것 같습니다. 발적이 분명하지 않지만, 발열과 관절의 열감이 있습니다. 검사해야 할 것이 많습니다.

질환명(빈도)	검사
화농성 관절염 빈도 ★☆☆☆☆	혈액검사(WBC, ESR 등), 관절액검사(WBC, LDH 등), 배양검사 X-Ray Knee(AP & Lat) 초음파검사 MRI

[19] 슬개골 부구감(Ballottement Of Patella, BOP): p.165 참조.

통풍 빈도 ★★★☆☆	혈액검사(WBC, CRP, UA 등), 관절액검사(WBC, LDH 등), 배양검사 X-Ray Knee(AP & Lat) 초음파검사
가성통풍 빈도 ★★★★☆	혈액검사(WBC, CRP, UA 등), 관절액검사(WBC, LDH 등), 배양검사 X-Ray Knee(AP & Lat) 초음파검사

확실히 슬개골 부구감(BOP)은 경미하네요. 다만 감별로는 화농성 관절염은 위험신호(Red flags)이므로, 관절액은 어떻게 해서든지 채취해야 해요. 초음파검사를 해볼까요?

POINT 12 관절액 저류의 초음파검사

슬개골 상연의 종축주사(longitudinal scan)로 확인합니다. 초보자들도 쉽게 탐촉할 수 있기 때문에, 슬개골 부구감이 확실하지 않을 때는 확인을 위해 초음파검사를 추천합니다. 압박이 과도하면 알 수가 없으므로 주의가 필요합니다. 에코 가이드대로 천자도 가능합니다.

검사	소견	LR+	LR−
초음파검사	관절액 저류	1.58	0.42

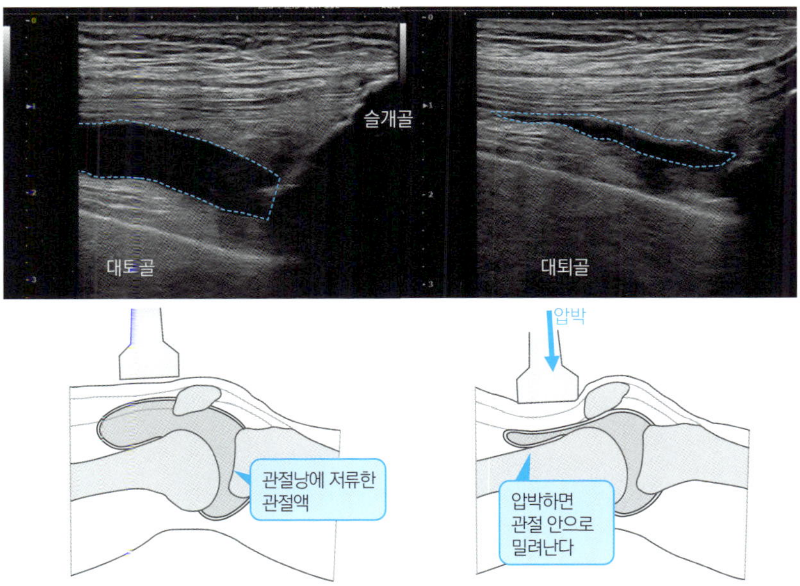

PMID: 17678659

관절액이 있습니다.

그렇군요. 그리고 바이탈은 어떤가요?

맥박수 99/분, 혈압 154/88mmHg, 호흡수 16/분, 산소포화도 97%(실내공기), 체온 38.3℃입니다. 약간 빈맥입니다. 통증 때문일까요? 혈액검사도 추가하겠습니다.

그렇군요. 무릎은 천자해서 검사를 합시다.

POINT 13 슬관절 천자

슬개골 상연에서 슬개골 아래로 미끄러질 수 있도록 외측에서 천자합니다. 관절낭 안으로 바늘을 유도하는 이미지입니다. 외측에는 혈관이나 신경 등을 손상할 우려가 있는 구조물은 없습니다. 천자해서 관절액을 채취할 때 이외에, 히알루론산이나 스테로이드 등의 슬관절 주사에도 사용할 수 있습니다.

슬관절 천자

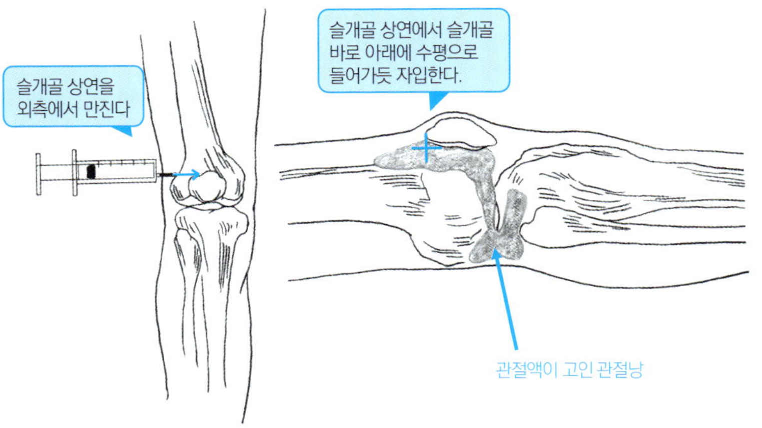

선생님, 혈액검사와 관절액의 세포수 결과가 나왔습니다. 혈액검사는 WBC 12,000/μl, ESR 40mm이고, 관절액은 23,000/μl, 과립구 35%, LDH 190u/l입니다.

해석은요?

POINT 14 화농성 관절염을 의심할 때 혈액검사와 관절액검사의 결과해석

- **혈액검사**

일반적으로는 WBC, CRP, ESR 등의 염증반응을 확인합니다.

항목	LR+	LR−
WBC > 10,000/μl	0.64～1.41	1.61～0.28
ESR > 30mm/h	1.07～1.34	0.83～0.17
ESR > 100mm/h	3～9.83	0.87～0.44
프로칼시토닌(PCT) ≥ 0.5ng/ml	8.83～∞	0.5～0.46

- **관절액검사**

WBC 10만 이상에서 강하게 의심합니다. 또는 5만 이상이거나 과립구가 90% 이상일 때도 화농성 관절염을 감별할 필요가 있습니다.

항목	LR+	LR−
WBC > 100,000/μl	29	0.72
WBC > 50,000/μl	7.75	0.41
과립구 90% 이상	4.2	0.1
LDH > 2[illegible]u/l	16.67	0

PMID: 21843213, PMID: 26096095

R 참고로 그람염색에서 호중구가 보이지만, 세균은 찾지 못했습니다.

● 과연 그렇다면 화농성 관절염이라기보다는 통풍이나 가성통풍이 의심스럽다고나 할까, 세균감염증치고는 기력도 좋고 식사도 잘하는군요.

R 앞서 혈액검사에서는 요산수치가 높지 않았습니다. 지금까지는 눈에 띄는 지표도 없는 것 같습니다.

● 네, 관절액검사에서 결정분석 결과도 제출합시다.

R 알겠습니다! 우선 야간에 안전책으로 항생제를 투여해도 되겠습니까?

● 아뇨, 여기까지 진찰과 검사가 부정적이므로 일단 NSAIDs만으로 상태를 지켜봅시다. 바이탈 변화가 있으면 다시 알려주세요!

R 알겠습니다. 경과를 살피겠습니다.

다음 날

선생님! 환자의 칼슘 피로인산염(Calcium Pyrophosphate) 결정 양성입니다.

그렇다면 가성통풍이군요.

네! 환자도 괜찮아져서 퇴원했습니다. 담당 선생님께 감사하다고 하셨습니다.

오 그것 참 잘됐군요! 다만 가성통풍과 화농성 관절염은 합병증이 생기는 예도 있으므로 주의가 필요합니다.

Diagnosis ●진단●

가성통풍

폐렴으로 입원해 있는 82세 여성이 2시간 전부터 왼쪽 무릎 통증을 호소. 외상력은 없고, 발열, 관절의 열감, 관절액 저류를 확인하였다. 화농성 관절염, 통풍, 가성통풍을 의심하여, 관절천자도 포함해서 검사를 제출하였다. 관절액 세포수로 화농성 관절염은 부정적이었기에, NSAIDs로 치료하였다. 다음 날 관절액에서 칼슘 피로인산염 결정의 분리배출을 확인하여, 가성통풍으로 진단하였다.

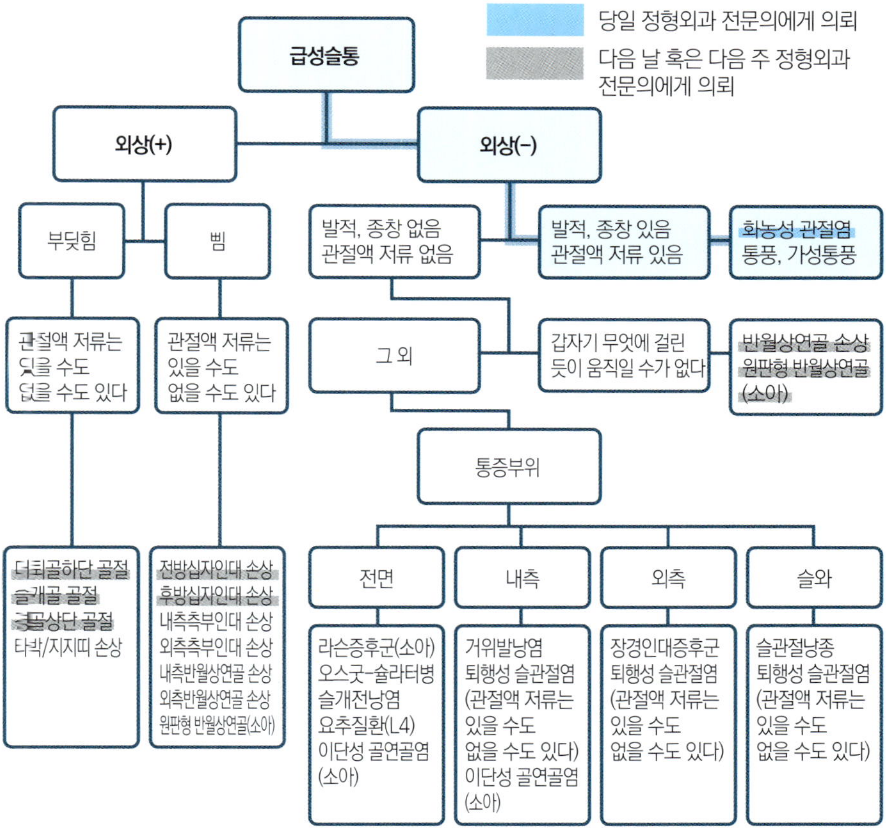

Advanced 만약 내가 외래진료를 한다면

가성통풍

치료의 기본은 보존치료입니다.

NSAIDs를 투여하면 수일 이내에 낫습니다. NSAIDs를 사용하기 힘든 경우는 콜히친이나 스테로이드를 사용합니다. 관절내에 스테로이드를 주사해도 효과가 있습니다.

PMID: 15461235

▶슬통의 감별질환과 개관

질환명(빈도)	병력	신체소견	검사	치료
대퇴골하단 골절 빈도 ★★☆☆☆	외상력 (넘어짐, 부딪힘 등)	압통(대퇴골 상과부위) (p.163) 통증으로 ROM이 어렵다 보행 불능	X-Ray Distal femur (AP & Lat)	보존 (고정, 비체중부하, 통증조절) 수술
슬개골 골절 빈도 ★★★★☆	외상력 (넘어짐, 부딪힘 등)	압통(p.163) 슬개골 부구감 (혈종으로) 통증으로 ROM이 어렵다 무릎을 편 자세로 보행이 가능하기도	X-Ray Knee (AP, Lat & Sunrise) (p.165)	보존(무릎 보호대 고 정(p.182), 하중 OK, 통증조절) 수술
경골상단 골절 빈도 ★★☆☆☆	외상력 (넘어짐, 부딪힘 등)	압통(경골상단) 통증으로 ROM이 어렵다 보행 불능	X-Ray Knee(AP & Lat) ※압통이 경골 골간부 까지 있는 경우는 그 취지를 방사선사에게 전달하고, 경골 골간부 까지 촬영을 요청한다.	보존 (고정, 비체중부하, 통증조절) 수술
타박/지지띠 손상 빈도 ★★★★☆	외상력 (넘어짐, 부딪힘 등)	압통 통증으로 ROM이 어려운 경우도	X-Ray Knee(AP & Lat) 초음파검사 MRI	보존(통증조절)
전방십자인대 손상 빈도 ★★☆☆☆	외상력 (넘어짐, 부딪힘 등) 점프 착지할 때부터의 통증	통증이 있지만 보행은 그럭저럭 가능 레버 검사 (+) 세설리 검사 (+) Lachman test (+) (p.178) 슬개골 부구감(혈종으 로, 없는 경우도)	X-Ray Knee(AP & Lat) MRI	보존(통증조절) (p.184) 수술
후방십자인대 손상 빈도 ★★☆☆☆	외상력 (넘어짐, 부딪힘 등) 교통사고로 대시보드 에 무릎을 부딪힘	무릎을 세웠을 때 경골 에 함몰이 생김 슬개골 부구감(혈종으 로, 없는 경우도)	X-Ray Knee(AP & Lat) MRI	보존(통증조절) 수술
내측측부인대 손상 빈도 ★★★☆☆	외상력 (넘어짐, 부딪힘 등) 무릎이 내측으로 꺾이 는(외반)듯한 외상	대퇴골내측과, 경골상단 내측의 압통 외반 외력 검사 (+) (p.177)	X-Ray Knee(AP & Lat) 초음파검사 MRI	보존(통증조절)
외측측부인대 손상 빈도 ★★★☆☆	외상력 (넘어짐, 부딪힘 등) 무릎이 외측으로 꺾이 는(내반)듯한 외상	대퇴골외측과, 경골상단 외측의 압통 내반 외력 검사 (-) (p.177)	X-Ray Knee(AP & Lat) 초음파검사 MRI	보존(통증조절)
내측반월상연골 손상 빈도 ★★★★☆	외상력 (넘어짐, 부딪힘 등) 뒤돌아보는 순간 아프다 갑자기 무릎이 걸리는 듯 움직일 수 없다(잠 김무릎[locked knee])	내측관절간격의 압통 세설리 검사 (+) McMurray test (+)	X-Ray Knee(AP & Lat) 초음파검사(p.181) MRI	보존(통증조절, 비체중부하) 수술

질환명(빈도)	병력	신체소견	검사	치료
외측반월상연골 손상 빈도 ★★★☆☆	외상력 (넘어짐, 부딪힘 등) 뒤돌아보는 순간 아프다 갑자기 무릎이 걸리는 듯 움직일 수 없다 (잠김무릎)	외측관절간격의 압통 세설리 검사 (+) McMurray test (+)	X-Ray Knee(AP & Lat) 초음파검사 MRI	보존 (통증조절, 비체중부하) 수술
원판형 반월상연골(소아) 빈도 ★☆☆☆☆	외상력 (넘어짐, 부딪힘 등) 뒤돌아보는 순간 아프다 갑자기 무릎이 걸리는 듯 움직일 수 없다 (잠김무릎)	외측관절간격의 압통 세설리 검사 (+) McMurray test (+)	X-Ray Knee(AP & Lat) 초음파검사 MRI	보존(통증조절, 스포츠 제한) 수술
화농성 슬관절염 빈도 ★☆☆☆☆	관절의 발적, 종창 80세 이상. 당뇨병 등의 위험성 있다 3개월 이내의 관절수술	슬개골 부구감 발열, 관절의 발적, 종창	혈액검사(WBC, ESR 등), 관절액검사(WBC, LDH 등), 배양검사 X-Ray Knee(AP & Lat) 초음파검사 MRI	항생제, 수술(세정)
통풍 빈도 ★★★☆☆	관절의 발적, 종창 고요산혈증 지표 있음	슬개골 부구감 발열, 관절의 발적, 종창	혈액검사 (WBC, CRP, UA 등), 관절액검사 (WBC, LDH 등), 배양검사 X-Ray Knee(AP & Lat) 초음파검사	발작의 치료: NSAIDs, 콜히친, 스테로이드 고요산혈증의 치료
가성통풍 빈도 ★★★★☆	관절의 발적, 종창	슬개골 부구감 (없는 경우도) 발열, 관절의 발적, 종창(없는 경우도)	혈액검사 (WBC, CRP, UA 등), 관절액검사 (WBC, LDH 등), 배양검사 X-Ray Knee(AP & Lat) 초음파검사	NSAIDs, 관절내 스테로이드 주사
라슨증후군(소아) 빈도 ★★☆☆☆	9~14세의 성장급증 (growth spurt) 시기에 많다 점프가 잦은 스포츠력이 있다 점프할 때 아프다	슬개첨 주변의 압통 ROM 가능하지만 통증이 있다	X-Ray Knee(AP & Lat) 초음파검사 MRI	통증조절 운동제한
오스굿-슐라터병 빈도 ★★☆☆☆	9~14세의 성장급증 시기에 많다 점프가 잦은 스포츠력 이 있다 달리거나, 점프하거나 공을 찰 때 아프다	경골조면의 압통 보행시 통증	X-Ray Knee(AP & Lat) 초음파검사 MRI	통증조절 운동제한
슬개전낭염 빈도 ★★★☆☆	무릎의 발적, 종창 갑자기 무릎이 붓는다 무릎을 꿇는 동작이 많다	슬개골 전면의 종창 슬개골 부구감(-) 슬개골 자체의 압통 (-)	혈액검사, 배양검사 X-Ray Knee(AP & Lat) 초음파검사	NSAIDs를 포함하는 통증조절

질환명(빈도)	병력	신체소견	검사	치료
요추질환 빈도 ★★★☆☆	요통 있다 둔부통~하퇴내측으로 통증, 저림	〈요통〉 참조(p.121)	〈요통〉 참조(p.134)	〈요통〉 참조(p.134)
이단성 골연골염(소아) 빈도 ★☆☆☆☆	12~19세가 최다, 성인도 있다 동작시 통증, 파행	대퇴골내측과의 압통이 많다 병변에 일치하는 압통	X-Ray Knee(AP & Lat + Intercondylar view) MRI	보존(비체중부하, 통증조절 등) 수술
거위발 낭염 빈도 ★★★★★	보행시 통증 고령자로 최근 워킹을 시작했다	경골상단 내측 (거위발) 압통 보행이 가능하지만 통증이 있다	X-Ray Knee(AP & Lat) 초음파검사	NSAIDs를 포함하는 통증조절 국소주사(스테로이드) (p.171)
퇴행성 슬관절염 빈도 ★★★★★	보행시 통증 갑자기 무릎이 덜컥 내려앉는다(giving way) (p.166) 계단을 오를 때 슬통 무릎을 꿇고 앉을 수가 없다	내측관절간격 압통(+) ROM 제한 비골두 후방 압통(+) 슬개골 부구감 (관절액에 의한)	X-Ray Knee(AP & Lat) 초음파검사	통증조절(아세트아미노펜, NSAIDs, 약한 마약성 진통제 등) 재활(대퇴사두근 훈련) 수술
장경인대증후군 빈도 ★★★★☆	마라톤을 하고 있다 장거리(20~30km)를 달렸다	대퇴골외측과의 압통 보행시 대퇴골외측과의 통증	X-Ray Knee(AP & Lat) 초음파검사	NSAIDs를 포함하는 통증조절 국소주사(스테로이드)
슬관절낭종 (Baker cyst) 빈도 ★★★☆☆	무릎 뒤가 아프다 무릎 뒤가 부었다	오금에서 혹(액체 저류)이 촉지	X-Ray Knee(AP & Lat) 초음파검사 MRI	천자 수술
슬와근건 장애 빈도 ★☆☆☆☆	내리막길 러닝, 워킹 등 몸싸움이 많은 스포츠에서 발생한 내반슬을 일으키는 손상기전	오금의 압통 다리를 꼬는 듯한 동작에서의 통증	X-Ray Knee(AP & Lat) 초음파검사 MRI	보존치료 (통증조절 등)

8 족관절통과 족부통

선생님, 발이 아프다고 합니다.

족관절과 발이 아픈 환자를 보면 무엇을 생각해야 할까?

족관절 외상은 대단히 빈도가 높아서, 스포츠를 즐기는 사람 100명 가운데 1명 비율로 염좌가 생긴다는 보고가 있습니다. 경상의 경우 진료가 늦어지는 일도 있어서 내원했을 때는 이미 시간이 꽤 지났을 때가 많습니다. 위험신호(Red flags)인 감염, 골절, 종창 등을 포함해서 감별질환은 다양하지만, 다음 세 가지에 주목해서 진행하겠습니다.

PMID: 28764972

▶외상인가 아닌가?

가장 빈도가 높은 내반❶에 의한 손상을 시작으로, 발끝을 부딪치거나 업무 중에 물건을 떨어뜨리는 등의 외상 병력도 다양합니다. 골절 치료와 관련해서, 족관절 주변과 족지의 큰 차이는 '족근보행'이 가능한지 여부입니다. 족관절❷, 거골❸, 종골❹ 등은 이른바 '하중'이 실리지 않는 비체중부하가 되도록 목발을 사용해야 합니다. 그러나 중족골보다 먼 부위의 골절은 '족근보행'이 가능해서 '비체중부하'를 하는 것이 가능합니다. 그렇지만 고령자는 족근보행으로 넘어질 위험도 있음을 잊어서는 안 됩니다.

❶ 내반(inversion): 족관절이 안쪽으로 꺾임(p.204). 족관절 염좌나 골절의 손상 기전.

❷ 족관절: 경골(내과), 비골(외과), 거골로 이루어진 관절.

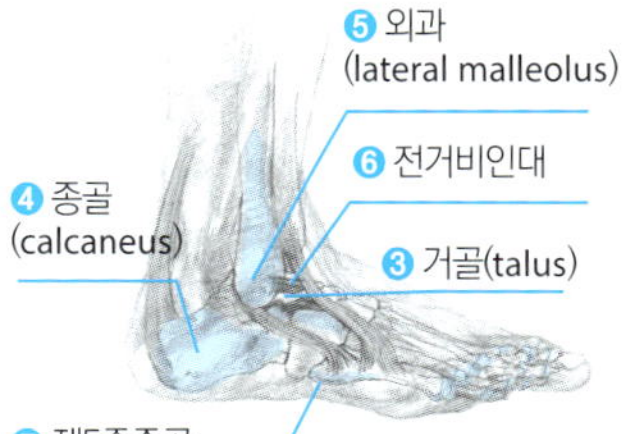

❻ 전거비인대: 족관절 염좌에서 손상되는 인대. 비골 하단내측에서 거골에 부착한다. 내반을 제동한다. ATFL(Anterior TaloFibular Ligament)이라고도 한다.

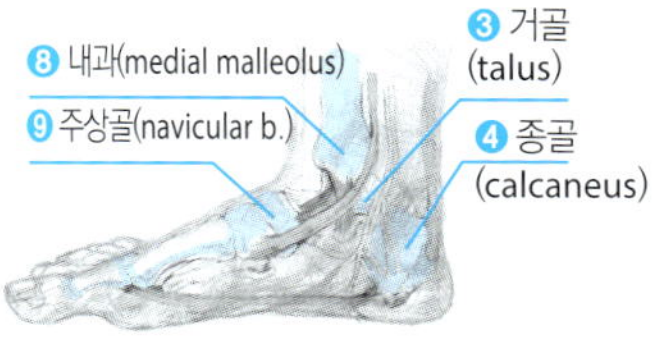

▶염증인가 아닌가?

감염에서 주의해야 할 것은 기저 내과질환입니다. 국소치료와 항생제만으로는 재발이 반복하는 경우도 많아서, 당뇨병 등 내과질환에 대응할 필요가 있습니다. 연부조직감염에서 골수염으로 발전하는 경우는 영상으로 골수의 평가를 시행합니다.

▶아픈 곳은?

특히 중요한 해부 구조는 외과❺, 전거비인대❻, 제5중족골❼, 내과❽, 주상골❾ 5군데입니다. 특히 내과와 외과는 오타와 앵클 룰❿에 있듯이 전방과 후방으로 나눠 촉진할 필요가 있습니다. 마지막으로 소아 영역에서는 족통과 하지통으로 오는 백혈병과 악성 림프종도 있어서, 개선되지 않은 소아의 통증은 정밀검사가 필요합니다.

❿ 오타와 앵클 룰(Ottawa ankle rules): 외상으로 족관절 통증이 있는 경우에 골절 가능성을 타진하는 방법(p.205).

Flowchart

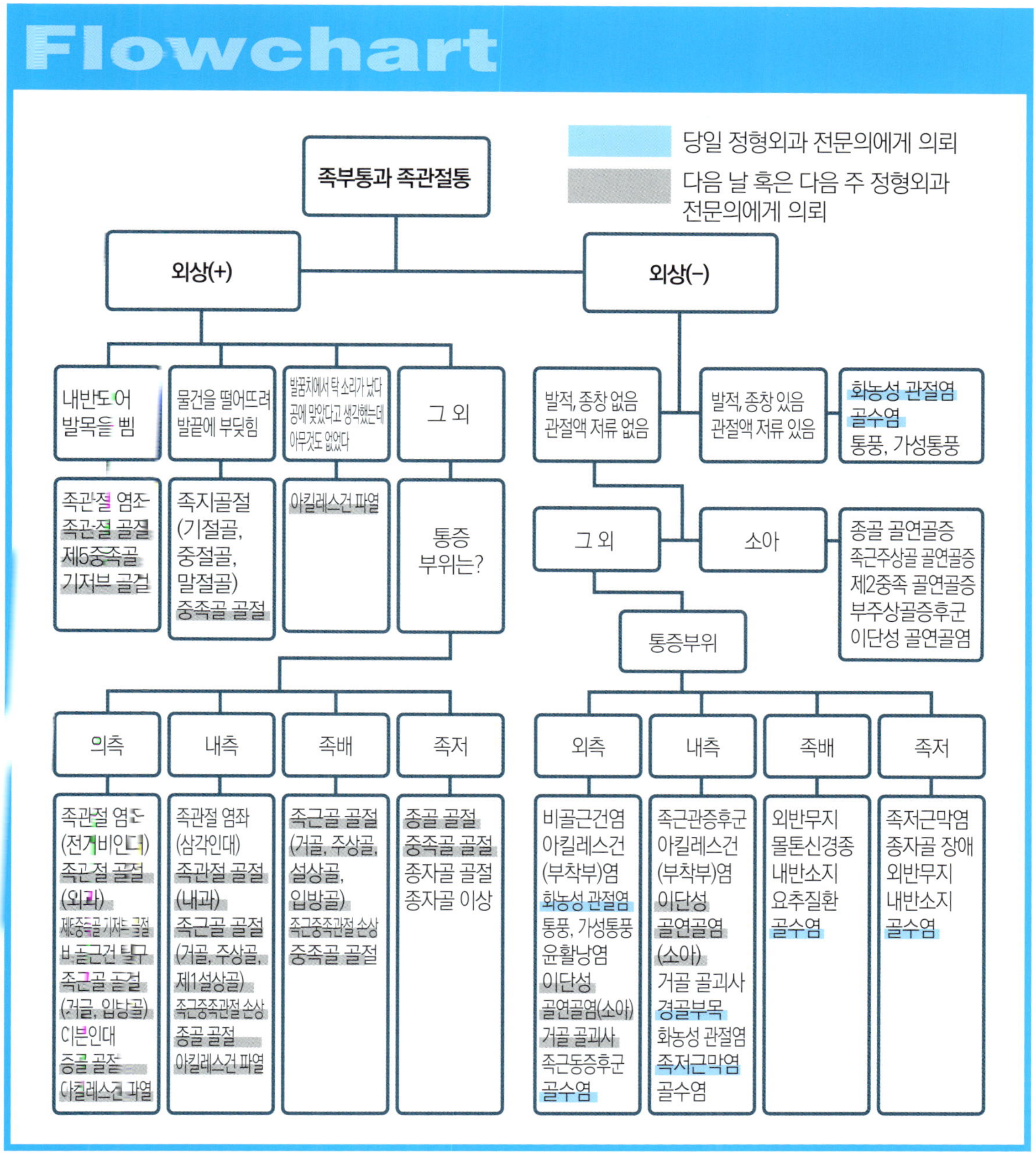

응급실에서는 **봉와직염**과 **족괴저, 급성동맥폐색** 등을 포함하는 **내인성 질환을 잊으면 안 된다! 소아는 발과 하지의 통증으로 오는 악성질환 (백혈병, 림프종)도 잊으면 안 된다!**

▶통증부위와 감별질환(외상)

※ 푸른 부분은 체표에서 촉진 가능

외측

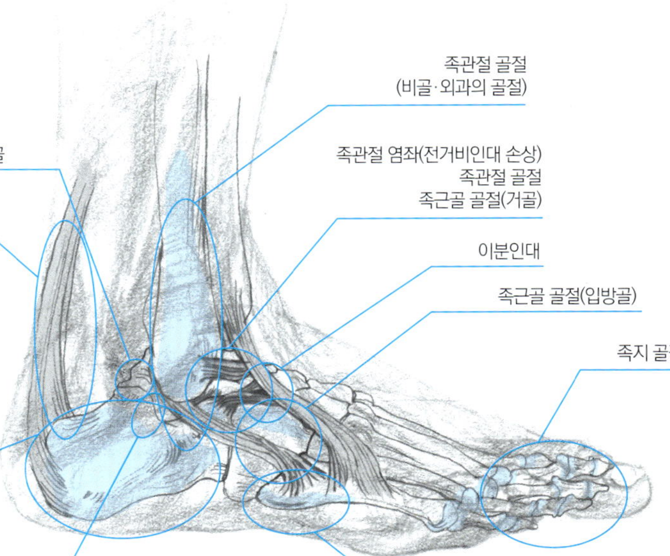

내측

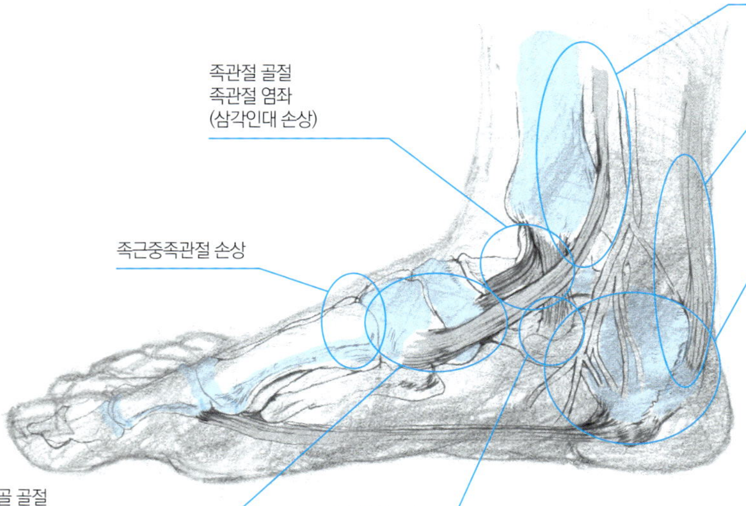

족배

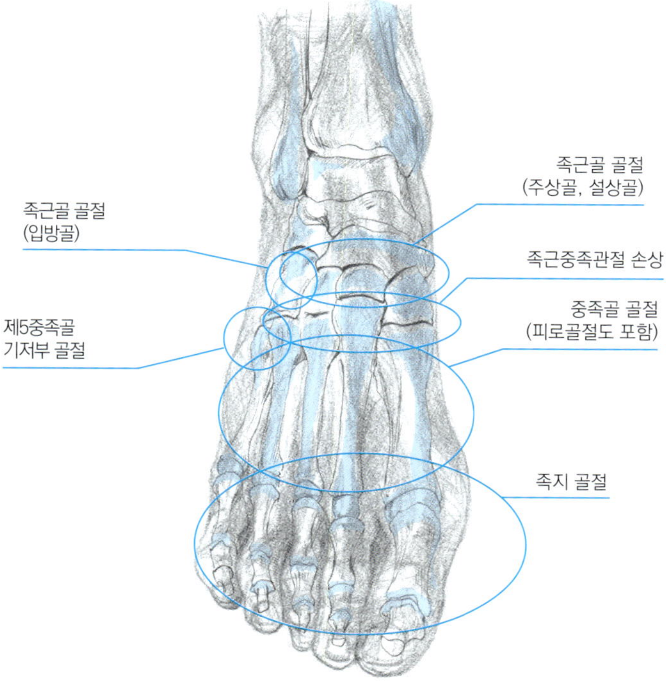
족근골 골절
(주상골, 설상골)
족근골 골절
(입방골)
족근중족관절 손상
중족골 골절
(피로골절도 포함)
제5중족골
기저부 골절
족지 골절

족저

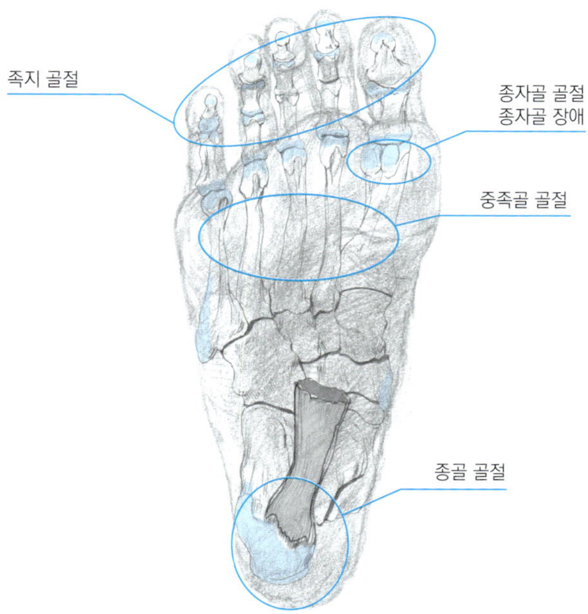
족지 골절
종자골 골절
종자골 장애
중족골 골절
종골 골절

▶통증부위와 감별질환(비외상)

※ 푸른 부분은 체표에서 촉진 가능

외측

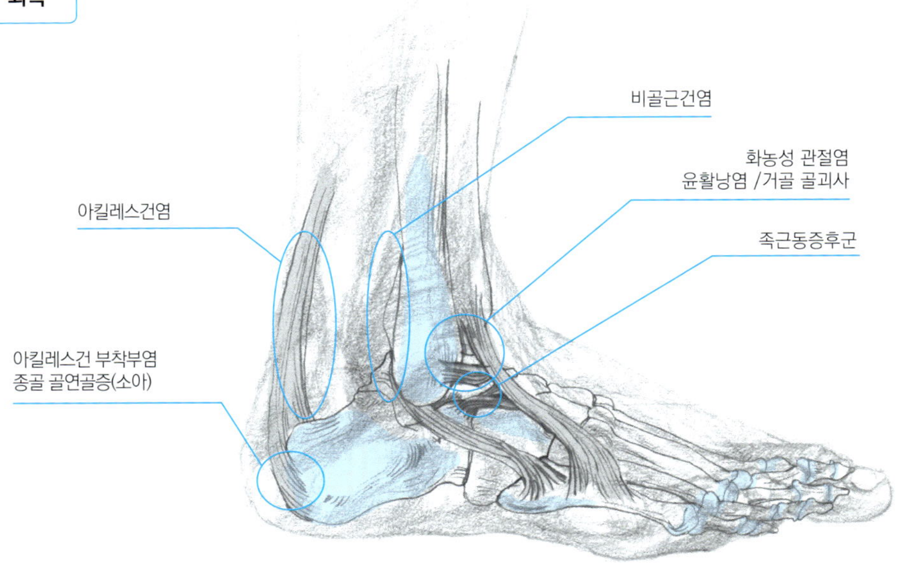

내측

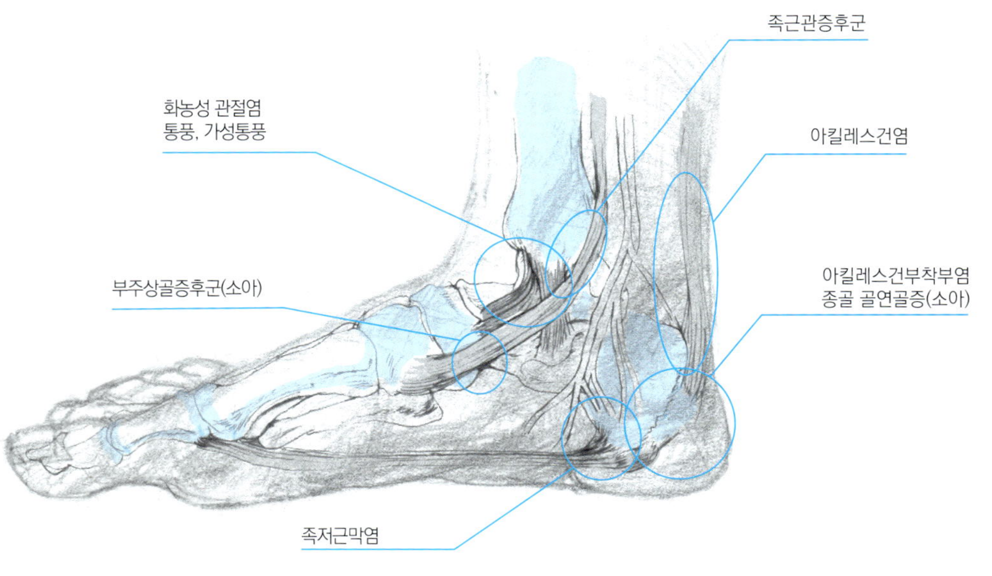

족배

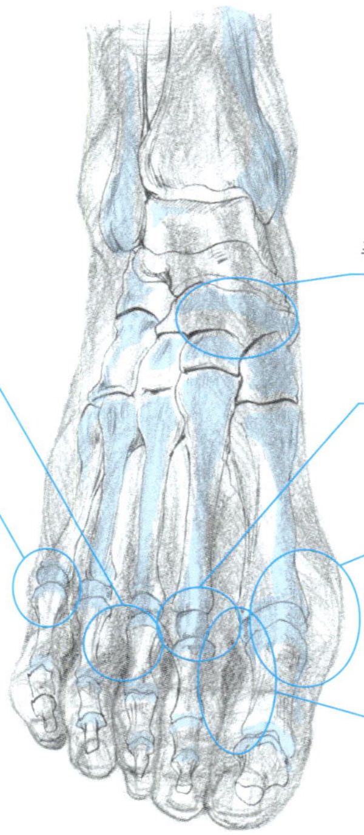
주상골 골괴사(소아)
몰톤신경종
제2중족 골연골증(소아)
내반소지
통풍
외반무지
요추질환(통증, 저림)

족저

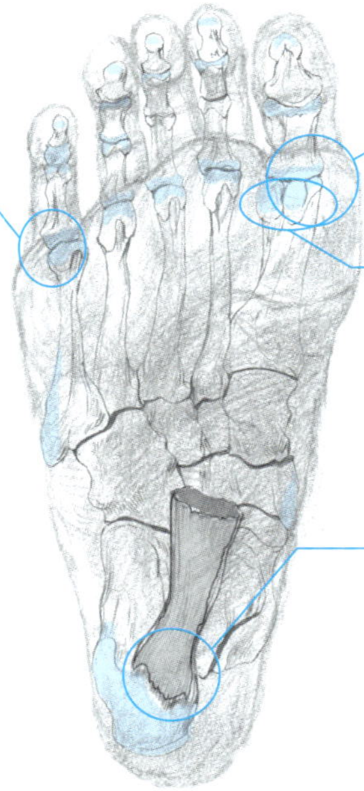
통풍
외반무지
내반소지
종자골 장애
족저근막염

증례⑱ 38세 여성

오른쪽 발목 통증

Case 18:

특별한 기왕력이 없는 38세 여성. 낮에 아들의 축구시합장에서 달려가다가 넘어졌다. 오른쪽 발목이 붓고 아팠다. 간신히 귀가하였지만, 야간통이 심해지고 걸을 수 없을 정도가 되었기에 응급실에서 진료를 받았다.

R 선생님, 확실히 발목이 부어 있고 아파합니다.

● 음, 외상인가? 플로차트를 따라 살펴봅시다.

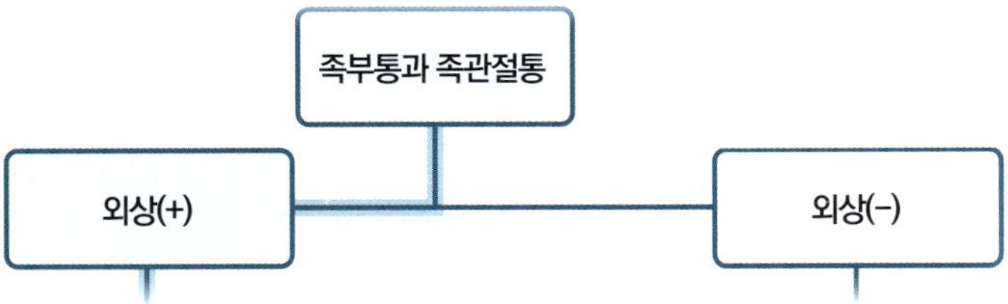

R 낮에 밖에서 넘어지면서 삔 듯합니다.

● 그렇군요.

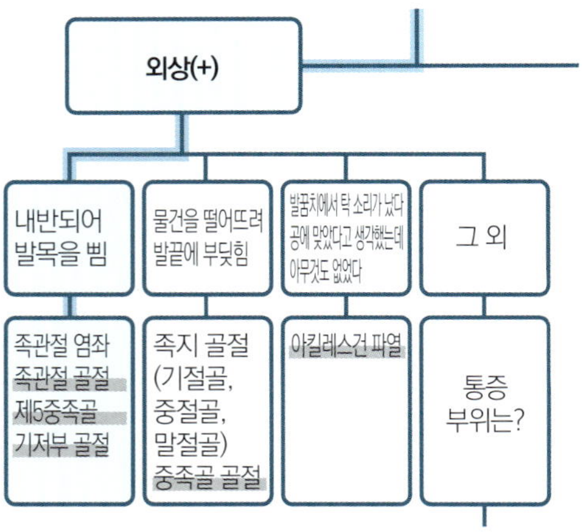

R 삐었을 때 상황을 물어봤는데, 이렇게 보면 '내반'에 해당합니다. 통증으로 걸을 수가 없습니다.

● 네, 그러면 족관절 염좌, 족관절 골절, 제5중족골 골절로 감별되는 군요. 어디가 아픈가요?

▶통증부위와 감별질환(비외상)

※ 푸른 부분은 체표에서 촉진 가능

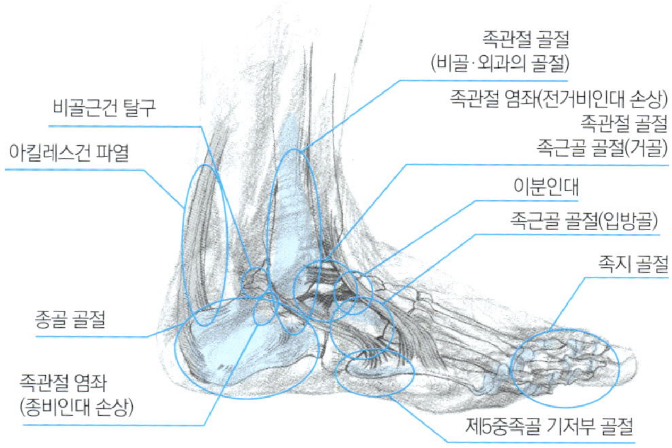

R 이렇게 보면, 족관절 염좌(전거비인대[11] 손상), 족관절 골절에 해당합니다.

[11] 전거비인대: 족관절 염좌에서 손상되는 인대. 비골 원위 내측에서 거골에 부착한다. 내반을 제동한다. ATFL(Anterior TaloFibular Ligament)이라고도 한다.

● 그렇다면 그 세 가지 질환으로 감별되네요. 병력으로 살펴봅시다.

질환경(빈도)	병력
족관절 염좌 빈도 ★★★★★	외상력(넘어짐, 굴러떨어짐, 내반손상, 외반손상 등) 보행곤란
족관절 골절 빈도 ★★★★★	외상력(넘어짐, 굴러떨어짐, 내반손상, 외반손상 등) 보행곤란
제5중족골 기저부 골절 빈도 ★★★☆☆	외상력(넘어짐, 굴러떨어짐, 내반손상 등)

PMID: 29235235, PMID: 15831316

R 병력은 다음과 같습니다.

- 외상이 있었다(넘어짐, 삠)
- 내반
- 다칠 때 소리는 나지 않았지만 몹시 아팠다
- 지금은 걸을 수 없을 정도로 아프다

● 뛰어가다가 내반된 것이군요.

R 그렇습니다.

POINT 1

내반(Inversion)

족관절 움직임의 하나로 안쪽으로 꺾이는 것을 말합니다. 그림처럼 발을 '꺾였다', '삐었다'라고 표현하는 자세입니다.

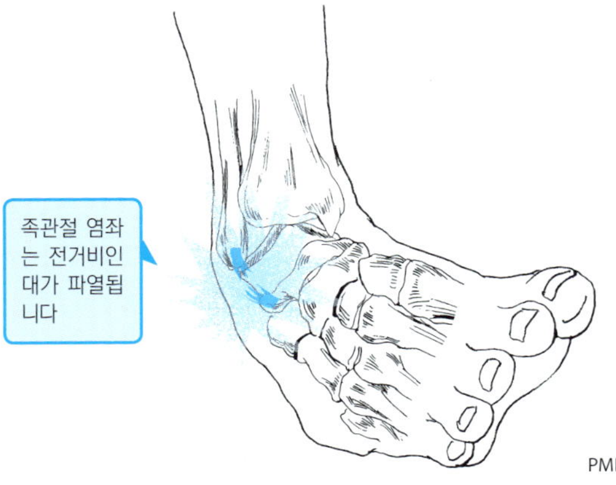

PMID: 24559877

신체소견은 어떤가요?

질환명(빈도)	신체소견
족관절 염좌 빈도 ★★★★★	외과/내과 전방의 압통 (+) 외과/내과 후방의 압통 (–) 족관절 주변의 종창, 피하혈종 크로스트 레그 검사(p.206)
족관절 골절 빈도 ★★★★★	외과 전방/후방의 압통 (+) 내과 전방/후방의 압통 (+) 보통은 보행불가 족관절의 종창과 변형, 피하혈종
제5중족골 기저부 골절 빈도 ★★★☆☆	제5중족골 기저부 압통 (+) 보행곤란(걸을 수 있는 경우도 많다)

PMID: 8114236, PMID: 15831315, PMID: 22962897, PMID: 28764962

R 아래와 같습니다.

- 외과 전방의 압통 (+)
- 외과 후방의 압통 (–)
- 크로스트 레그 검사 (–) (p.206)

- 내과는 전후가 다 압통 (−)
- 족관절 외과 주변의 종창과 피하혈종
- 보행불가(통증 때문에)

그렇다면, 골절 가능성도 남아 있군요.

POINT ② 오타와 앵클 룰(Ottawa ankle rules)

신체소견으로 족관절 주변의 골절을 배제(R/O)하기 위한 수단입니다.

그림의 ①②③④ 어느 쪽이든 압통이 있고, 통증 때문에 하중을 견딜 수 없는 경우는 X-Ray 촬영이 필요합니다.

민감도가 높은 수단으로, 정확하게는 '①②③④ 어디에도 압통이 없고, 하중을 견딜 수 있으면 X-Ray를 촬영할 필요가 없다'처럼 사용합니다.

X-Ray 촬영은

①②에 압통이 있는 경우 → Ankle(AP & Lat, or + Both obliques)

③④에 압통이 있는 경우 → Foot(AP & Lat, or + Both obliques)

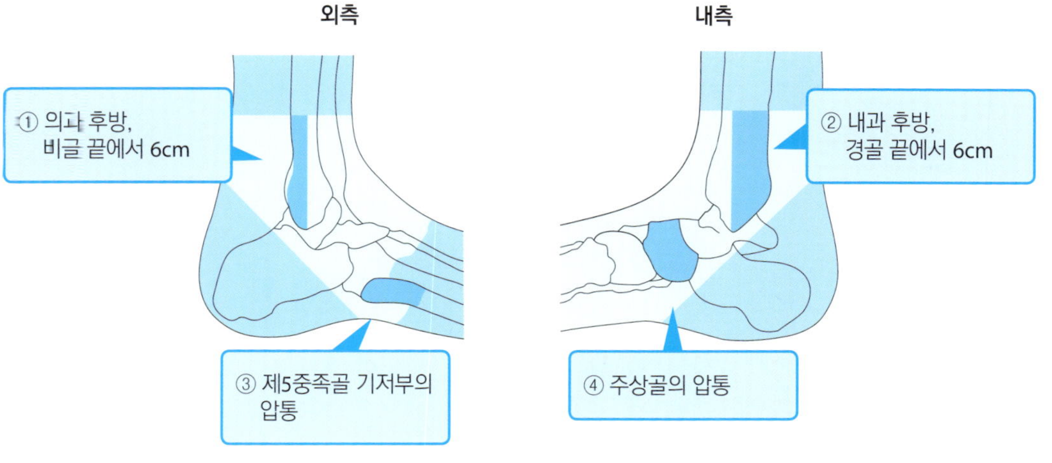

2017년 리뷰에서 족관절에서 LR+ 1.04 LR− 0.12, 족부에서 LR+ 1.73 LR− 0.14 정도입니다.

PMID: 8114236, PMID: 12595378, PMID: 28764972를 참고하여 작성

POINT 3 크로스트 레그 검사(Crossed leg test)

경골과 비골의 사이에는 원위경비인대결합(Distal tibiofibular syndesmosis)이 있습니다. 이 부위의 손상이 있으면 일반적인 인대 손상보다도 복귀까지의 시간이 더 걸립니다. 이 인대결합 손상의 신체소견이 크로스트 레그 검사입니다. 다리를 꼬아서 위에 올라온 다리로 아래에 있는 무릎을 누르도록 합니다. 이때 족관절 주변에 통증이 있는지 없는지 판별합니다.

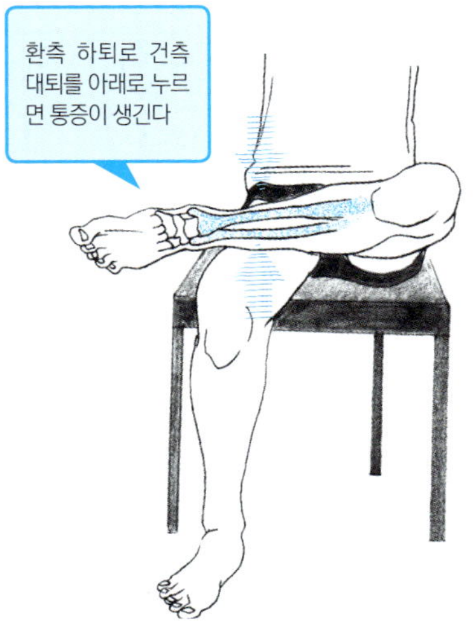

PMID: 22962897

네. 다음은 검사입니다.

질환명(빈도)	검사
족관절 염좌 빈도 ★★★★★	X-Ray Ankle(AP & Lat, or + Both obliques) 초음파검사
족관절 골절 빈도 ★★★★★	X-Ray Ankle(AP & Lat, or + Both obliques) CT
제5중족골 기저부 골절 빈도 ★★★☆☆	X-Ray Foot(AP & Oblique)

PMID: 28729007, PMID: 10845508, PMID: 25247972, PMID: 28707536

오늘 여기서 할 수 있는 것은 초음파와 X-Ray입니다. X-Ray 촬영을 보내고 결과가 나올 때까지 초음파를 해보겠습니다.

네, 그렇게 합시다.

POINT 4 족관절 X-Ray 판독 포인트

족관절의 기본적인 촬영방법입니다. 각각 촬영방법과 판독 포인트는 다음과 같습니다. 주로 족관절 골절을 의심할 때 촬영합니다.

AP	Lat
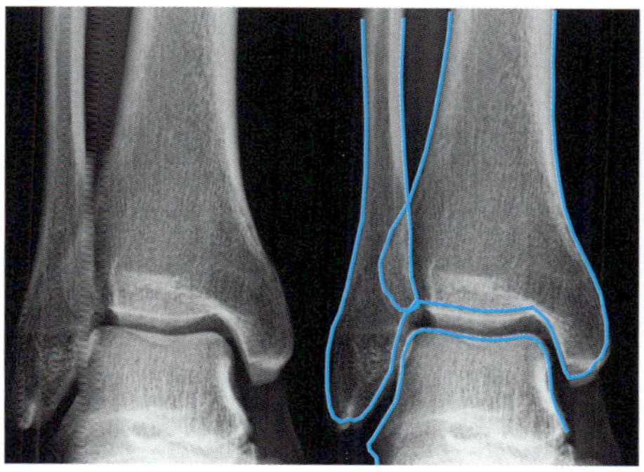	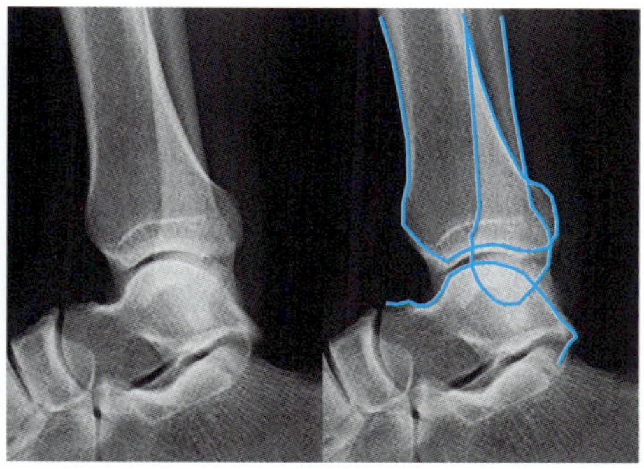
경골, 비골과 거골의 관계성(거퇴관절)을 봅니다. 족관절의 내과와 외과의 골절선과 관절간격의 협소화, 거골을 평가합니다.	거퇴관절(talocrural j.)에 더해서 거골과 종골도 평가합니다. 족관절 골절에서는 경골하단 후방의 관절면에 걸치는 골절선을 확인하는 경우가 있으므로, 족관절 Lat 영상으로 평가합니다.

POINT 5 족관절 골절의 X-Ray

족관절 골절에서는 이 영상처럼 외과와 내과에서 골절이 있습니다. 정도에 따라서는 '후과'라고 하는 경골 후방의 관절면에 걸치는 골절선을 확인하는 경우도 있습니다.

예: 오른쪽 족관절 골절(27세 여성)

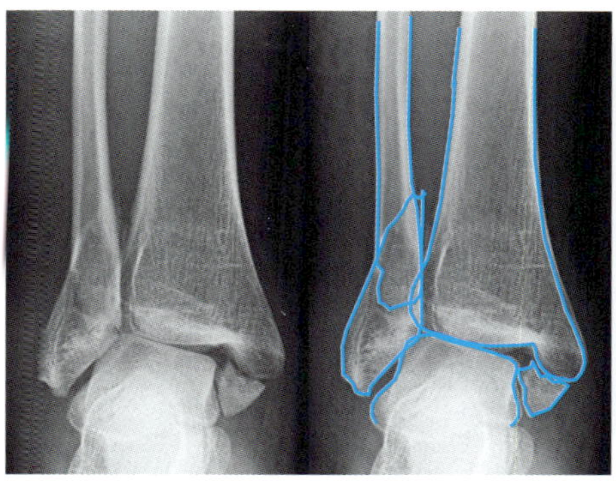

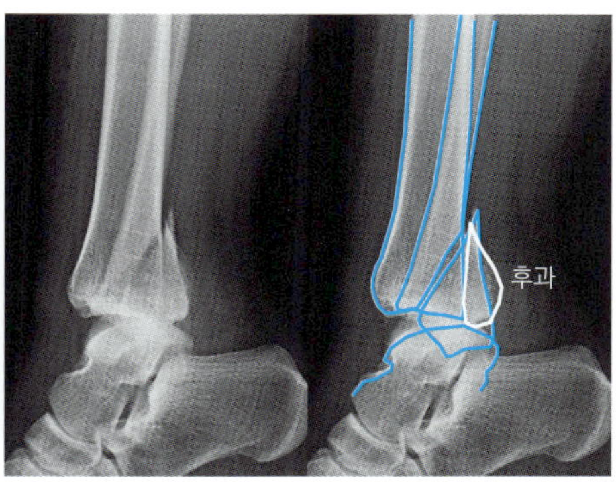

POINT ⑥ 2방향인가, 3방향인가

'X-Ray 2방향'이라는 말은 자주 들었다고 생각하지만, 3방향과 4방향, 예를 들어 AP & Lat을 기본으로 해서 Oblique, Axial 등 특수한 촬영을 추가하는 방법을 들어본 적이 있습니까?

임상에서 자주 접하는 것으로는 아프다고 하지만 X-Ray로 골절을 찾을 수 없는 상황입니다. 이럴 때는 X-Ray 추가 촬영을 하거나, 건측을 촬영해서 정밀도를 높입니다.

우측 아래 문헌에서 족관절 골절은 2방향에다 'Mortise view'라는 관절면을 드러내는 촬영방법을 추가하면 골절 진단 정밀도가 올라간다고 소개하였습니다.

PMID: 10845508

POINT ⑦ 초음파검사

전거비인대(ATFL) 손상에서는 손상을 입은 ATFL을 확인합니다.

- **탐촉방법**

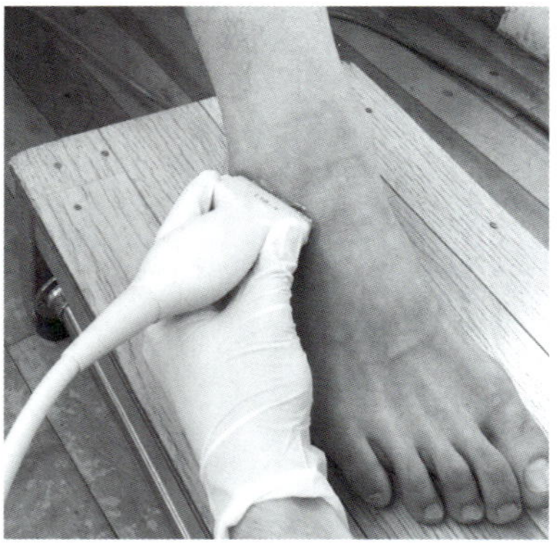

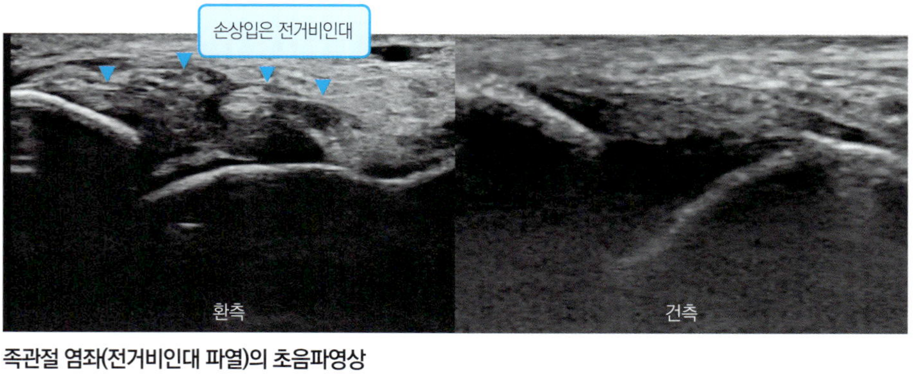

족관절 염좌(전거비인대 파열)의 초음파영상

전거비인대(AFTL)가 파열된 것으로 보입니다.

그렇군요. ATFL 파열, 즉 족관절 염좌입니다. 오늘은 발목 보호대로 배굴 0° 위치로 고정하고, 통증이 심하면 비체중부하가 되도록 하세요.

알겠습니다!

마지막으로 나중에 골절이 생기는 경우도 있기 때문에, 1주가 지나서도 통증이 여전하거나 악화하는 경우는 반드시 의료기관에서 진료를 받으라고 설명하세요!

POINT 8 족관절 염좌의 고정과 비체중부하

고정은 발목 보호대(그림)를 사용하면 간단합니다. 아니면 탄력붕대로도 대용 가능합니다.

족관절 배굴 0°(그림처럼 90°) 위치로 해서 전거비인대 길이를 적절한 상태로 유지합니다. 저굴 상태로 고정하면 전거비인대 파열 부위의 틈이 좁혀지지 않은 채로 굳어 버려서, 이른바 '습관성 염좌'가 될 가능성이 큽니다.

통증이 심해도 최초 X-Ray에서 골절을 알 수 없는 경우도 있어서, 고정을 하더라도 비체중부하를 하는 쪽이 낫습니다. 다리에 하중이 실리지 않도록 목발이 기본이지만, 젊은 사람은 잠시 '한 다리로 걷기'를 하는 것도 한 가지 방법입니다.

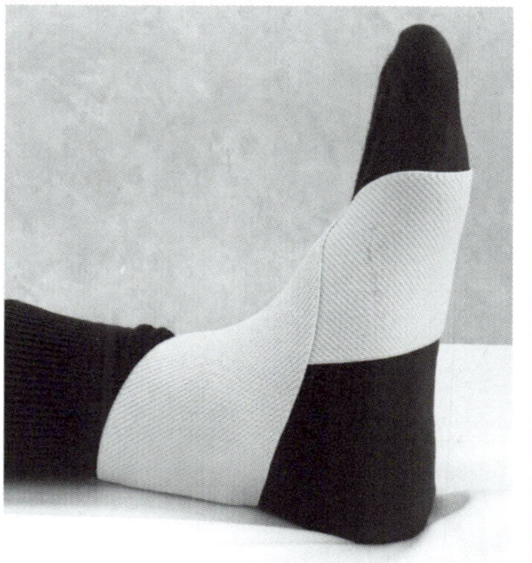

POINT 9 X-Ray 진단 정밀도를 높이려면 진찰에 집중하라

응급실 등에서 정형외과 전문의에게 상담할 때 '선생님, 이 영상에서 골절이 있나요?'라고 묻기보다도 '○○에 압통이 있는데, 이 부위의 골절일까요?'라고 묻는 쪽이 최종적으로 진단 정밀도가 높아집니다. 복부 CT 등에서도 비슷하다고 생각합니다. 소견이 있어야 비로소 진단할 수 있는 것도 있습니다.

오른쪽 아래 문헌에서는 임상소견이 있는 쪽이, 골절의 X-Ray 판독 정밀도가 올라간다고 소개합니다. 역시 신체소견이 중요합니다.

PMID: 25247972

오른쪽 족관절 염좌

30대 여성이 넘어져서 족관절이 부었다. 통증을 호소하여 당일 진료를 받았다. 병력은 안쪽으로 꺾여서 격한 통증으로 보행도 힘들어졌다. 신체소견은 전거비인대 부위에 압통이 있고, 내외과 후방에는 압통이 없어서 족관절 염좌를 의심하였다. 다만 통증 때문에 하중을 실을 수 없어서 골절을 배제(R/O)할 목적으로 X-Ray를 촬영했고, 확실하게 골절은 배제하였다. 족관절 염좌로 진단받아 발목 보호대로 고정하였고, 다음 날 정형외과 진단을 받도록 하였다.

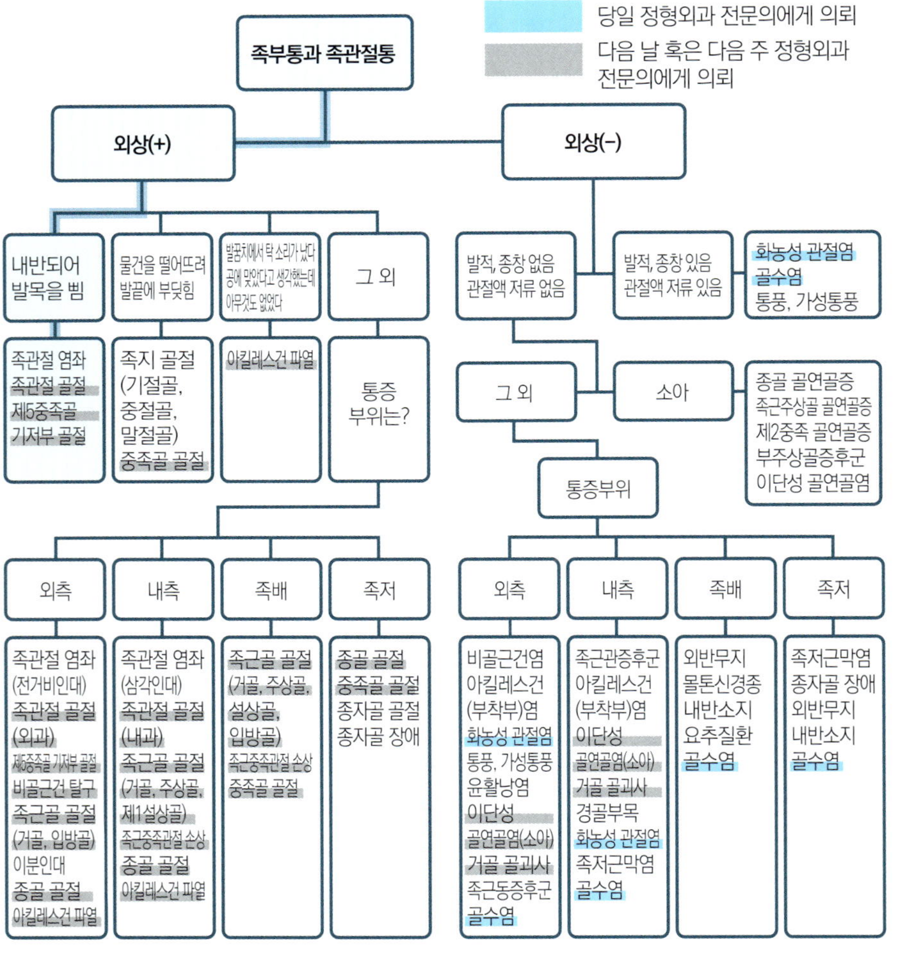

Advanced 만약 내가 외래진료를 한다면

족관절 염좌

원칙은 보존치료입니다. 수상 초기라면 RICE 처치를 해서 종창을 최소화하도록 노력합니다. 보조기(발목 보호대[p.238] 등)로 3주간 고정하고, 이후 천천히 재활을 시행합니다. 고정은 배굴이 0°가 되도록 합니다. 1주 후 통증이 개선되지 않으면 다시 정밀검사를 해서 골절을 확인합니다.

- **보존치료**
  - 통증조절(NSAIDs, PPI, 아세트아미노펜 등)
  - RICE 처치

PMID: 24559877

증례⑲ 55세 남성

왼쪽 발바닥이 아프다

Case 19:

특별한 기왕력이 없는 55세 남성. 며칠 전 자녀의 운동회에서 전력질주를 한 이후로 왼쪽 발바닥에 통증을 느꼈다. 이후 걷기에 지장이 있고, 통증이 심해져서 응급실에서 진료를 받았다.

R 발바닥의 통증입니다.

● 그렇군요. 플로차트를 보면서 갑시다.

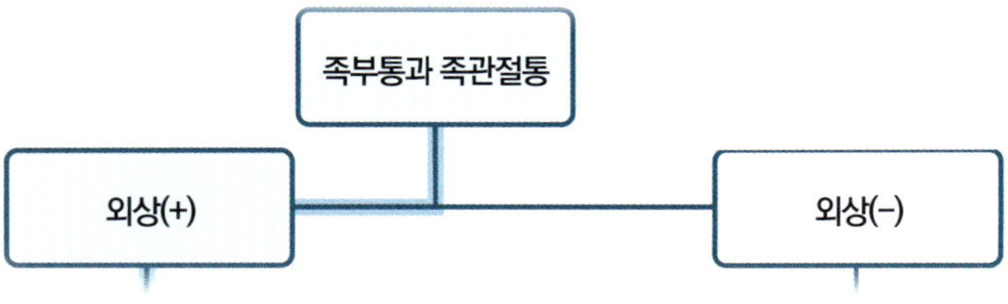

R 뛰다가 발생했으니 외상(+)으로 봐도 되겠습니까?

● 그렇습니다. 병력에서 '바로 그 순간!'을 알 수 있으면 좋겠는데요.

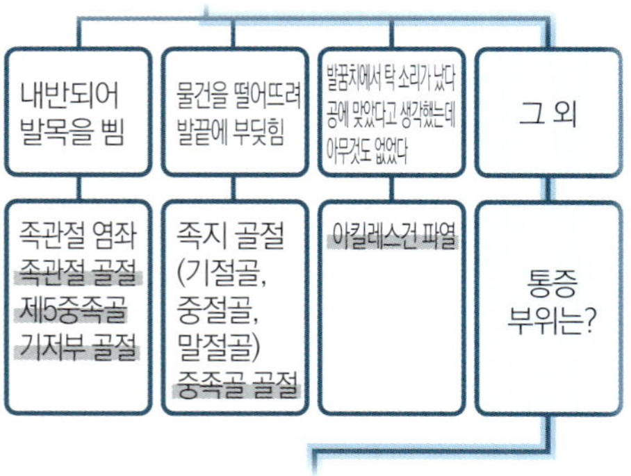

R 여기에서는 어디에도 해당하지 않습니다.

● 네, 통증부위는요?

▶통증부위와 감별질환(외상/앞쪽)

※ 푸른 부분은 체크에서 촉진 가능

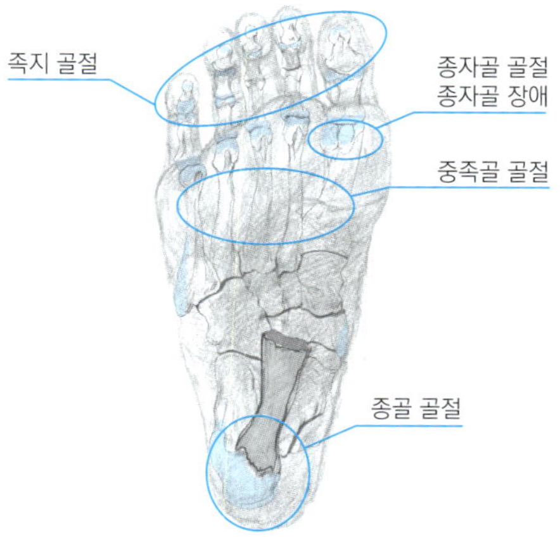

R 여기라면 종자골⑫ 골절, 종자골 장애, 중족골 골절에 해당하는 부위입니다. 족무지 쪽에 통증이 있습니다.

● 그렇다면 골절을 염두에 두고 진행합시다.

R 알겠습니다.

질환명(빈도)	병력
중족골 골절(제5중족골 기저부 외) 빈도 ★★☆☆☆	외상력(넘어짐, 굴러떨어짐 등) 갑작스러운 전력질주 보행시 통증
종자골 골절 빈도 ★☆☆☆☆	보행시 통증 장거리 보행이나 갑작스러운 전력질주
종자골 장애 빈도 ★☆☆☆☆	보행시 통증 신규보행습관 등

R 병력은 다음과 같습니다.

- 넘어지거나 굴러떨어지지 않음
- 갑작스러운 전력질주
- 보행시 통증 있음

⑫ 종자골(sesamoid b.): 족무지 중족지 절관절(MTP j.)의 족저부에 있는 작은 뼈. 족지 굴근건의 도르래 역할을 한다 (p.215).

네, 신체소견은요?

질환명(빈도)	신체소견
중족골 골절(제5중족골 기저부 외) 빈도 ★★☆☆☆	중족골 압통(p.199) 피하혈종
종자골 골절 빈도 ★☆☆☆☆	무지구 부위 압통
종자골 장애 빈도 ★☆☆☆☆	무지구 부위 압통

잘 만져보면 무지구 부위(MTP 관절⑬)에 압통이 있습니다. 중족골에는 압통이 없습니다.

⑬ MTP 관절: 중족지절관절(MetaTarso-Phalangeal joint)의 약칭.

좋습니다. 다음은 검사를 봅시다.

질환명(빈도)	신체소견
중족골 골절(제5중족골 기저부 외) 빈도 ★★☆☆☆	X-Ray Foot(AP & Oblique)
종자골 골절 빈도 ★☆☆☆☆	X-Ray Toes(AP & Axial projection)
종자골 장애 빈도 ★☆☆☆☆	X-Ray Toes(AP & Axial projection)

이번은 종자골 골절이나 종자골 장애를 의심하므로, 종자골 촬영을 하겠습니다.

네. 중족골과 족지의 골절도 배제하기 위해 우선은 기본 2방향을 촬영합시다.

알겠습니다.

POINT 10 종자골(sesamoid b.)

굴근건의 도르래 역할을 하는 뼈입니다. 외상으로 골절이 되거나, 반복자극으로 힘줄 주위에 염증을 일으키기도 합니다.

성인의 정상 족부 X-Ray(Medial oblique)

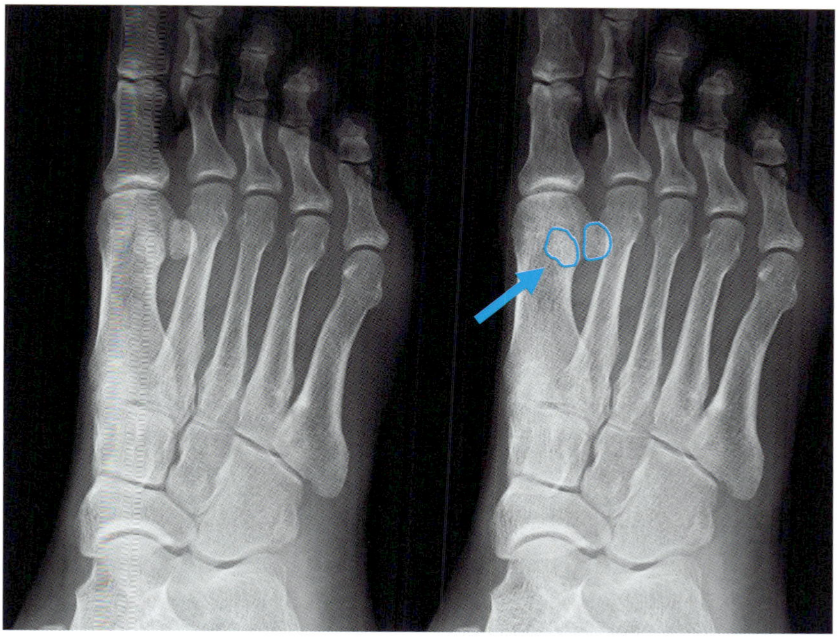

POINT 11 족부 X-Ray 판독 포인트

발의 기본적인 촬영방법입니다. 각각의 촬영방법과 판독 포인트는 아래와 같습니다.

AP	Oblique
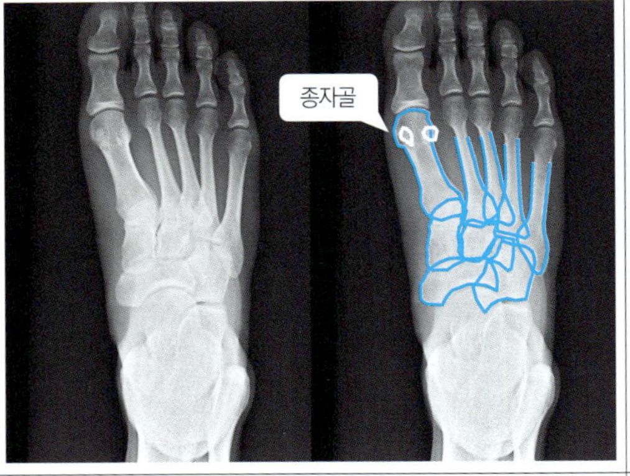	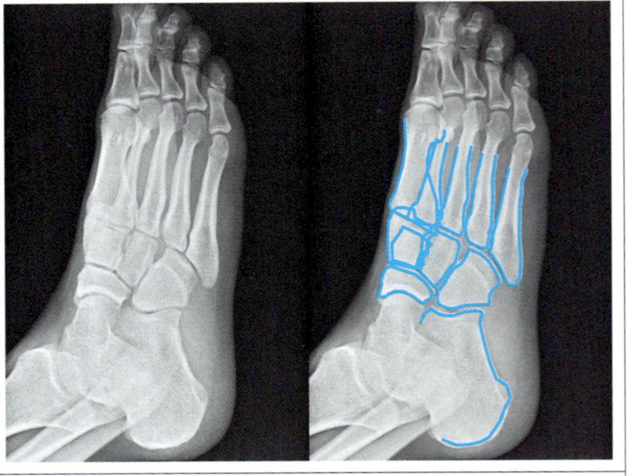
족근골과 중족골에서 말절골까지를 평가합니다.	AP와 마찬가지로, 족근골과 중족골에서 말절골까지를 평가합니다.

▶Foot AP & Oblique

Foot AP & Oblique, 화살표가 종자골

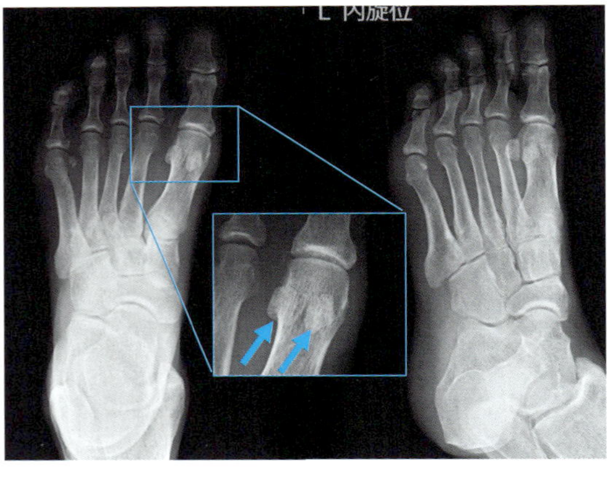

여기가 종자골입니까?

그렇습니다. 분명히 골절은 아닌 듯합니다. 그러면 종자골 골절은 아니고, 종자골 장애인 듯합니다. 기본은 보존치료(NSAIDs)이지만, 비체중부하(제5지쪽으로 걷게 한다)를 시켜보고 개선되지 않는 경우는 정형외과 진료를 지시합시다.

알겠습니다!

Diagnosis ●진단●

종자골 장애

55세 남성의 족저통. 병력은 달리고 나서 아팠다. 보행시 통증이 있다. 신체소견은 제1중족지절관절 부위의 바닥 쪽에 압통이 있어서, 종자골 골절이나 종자골 장애를 의심하였다. X-Ray로 주변 족지와 중족골의 골절, 종자골 골절을 배제(R/O)하였다. 종자골 장애로 판단하여 복약을 시켰고, 비체중부하를 하도록 해서 귀가시켰다. 개선이 없는 경우는 다음 날 정형외과 진료를 받으라고 지시하였다.

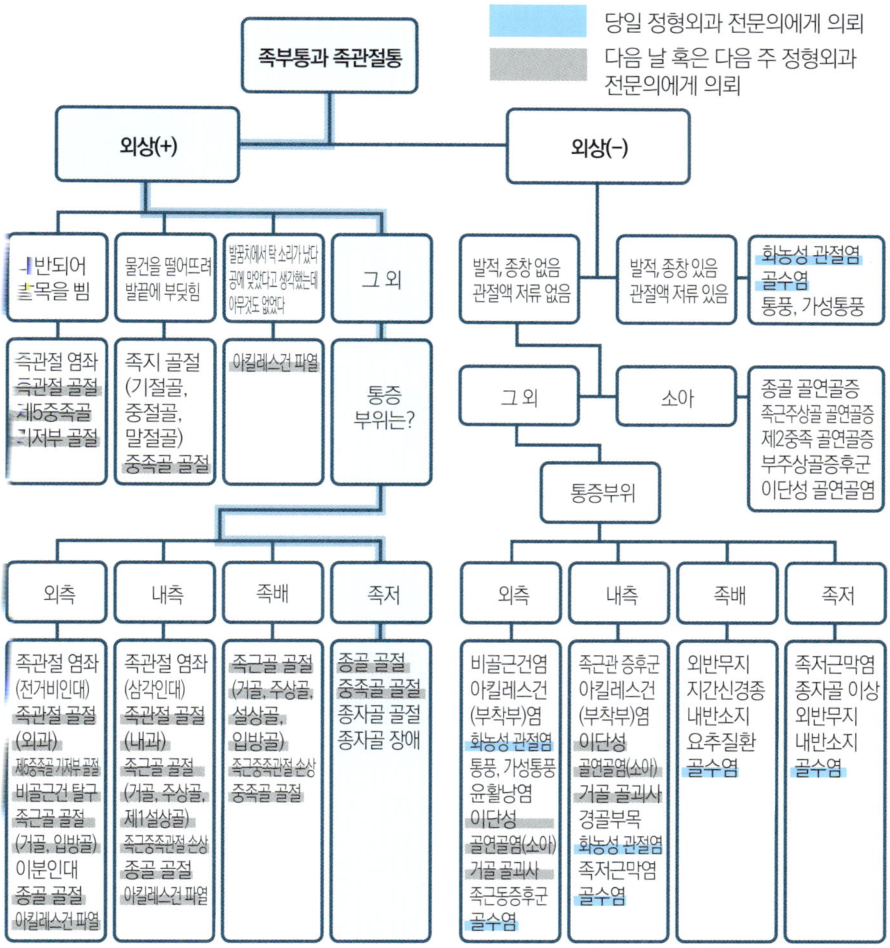

Advanced ▶ 만약 내가 외래진료를 한다면

종자골 장애

원칙은 보존치료입니다. NSAIDs를 투여하면 1주 이내에 낫는 경우가 보통입니다. 이번처럼 갑작스러운 전력질주 등으로도 발생하는 경우가 있습니다.

- **보존치료**
  - 통증조절(NSAIDs, PPI, 아세트아미노펜 등)
  - 통증을 수반하는 동작을 못 하게 함

▶족관절통과 족부통의 감별질환과 개관

질환명(빈도)	병력	신체소견	검사	치료
족관절 염좌 빈도 ★★★★★	외상력(넘어짐, 굴러떨어짐, 내반손상, 외반손상 등) 보행곤란	외과/내과 전방의 압통 (+) 외과/내과 후방의 압통 (-) 족관절 주변의 종창, 피하혈종 크로스트 레그 검사(p.206)	X-Ray Ankle (AP & Lat, or + Both obliques) (p.207, 208) 초음파검사(p.208)	보존치료 [통증조절, 고정(족부보호대, 스플린트 등), 비체중부하가 바람직](p.209)
족관절 골절 빈도 ★★★★★	외상력(넘어짐, 굴러떨어짐, 내반손상, 외반손상 등) 보행곤란	외과 전방/후방의 압통 (+) 내과 전방/후방의 압통 (+) 보통은 보행불가 족관절의 종창과 변형, 피하혈종	X-Ray Ankle (AP & Lat, or + Both obliques) CT	보존치료 [통증조절, 고정(스플린트)(p.246), 비체중부하] 수술
제5중족골 기저부 골절 빈도 ★★★☆☆	외상력 (넘어짐, 굴러떨어짐, 내반손상 등)	제5중족골 기저부 압통 (+)(p.198) 보행곤란(걸을 수 있는 경우도 많다)	X-Ray Foot (AP & Oblique) 초음파검사(p.216)	보존치료 [통증조절, 고정(스플린트), 비체중부하] 수술
족근골 골절 (거골, 주상골, 설상골) 빈도 ★☆☆☆☆	외상력 (넘어짐, 굴러떨어짐 등) 보행시 통증	족근골 압통(p.198) 보행곤란(걸을 수 있는 경우도 있다)	X-Ray Foot (AP & Oblique)	보존치료 [통증조절, 고정(스플린트), 비체중부하] 수술
중족골 골절 (제5중족골 기저부 외) 빈도 ★★☆☆☆	외상력(넘어짐, 굴러떨어짐 등) 갑작스러운 전력질주 보행시 통증	중족골 압통(p.213) 피하혈종	X-Ray Foot (AP & Oblique)	보존치료 [통증조절, 고정(스플린트), 비체중부하] 수술

질환명(빈도)	병력	신체소견	검사	치료
족근중족관절 손상 빈도 ★☆☆☆☆	외상력(넘어짐, 굴러떨어짐 등, 비교적 고에너지에 가까운 손상)	족근중족관절 압통(p.198) 보행곤란	X-Ray Foot (AP & Oblique) CT MRI	보존치료[통증조절, 고정(스플린트), 비체중부하] 수술
족지 골절 (기절골, 중절골, 말절골) 빈도 ★★★★★	외상력(넘어짐, 굴러떨어짐, 물건을 떨어뜨림, 발가락을 부딪침, 끼임 등)	족지 압통, 종창, 피하혈종	X-Ray Foot (AP & Oblique)	보존치료[통증조절, 고정(스플린트 등, 할 수 없는 경우도 많다)] 수술
비골근건 탈구 빈도 ★☆☆☆☆	외상력(넘어짐, 굴러떨어짐)	외과후방 압통 비골근이 외과전방으로 탈구	X-Ray Ankle (AP & Lat) 초음파검사 MRI	보존치료[통증조절, 고정(스플린트)] 수술
종골 골절 빈도 ★★☆☆☆	외상력(넘어짐, 굴러떨어짐, 높은 곳으로부터 착지 등)	종골부 압통, 피하혈종, 보행곤란	X-Ray Calcaneus (Lat, Axial & Anthonsen) CT	보존치료[통증조절, 고정(스플린트), 비체중부하] 수술
아킬레스건 파열 빈도 ★★★★☆	운동 중에 발꿈치에서 탁 소리가 났다 공에 맞았다고 생각했는데 아무것도 없었다	Thompson test 아킬레스건의 함몰	X-Ray Ankle(Lat) 초음파검사	보존치료[통증조절, 고정(스플린트), 비체중부하] 수술
이분인대 빈도 ★★☆☆☆	외상력(내반 손상, 외반 손상, 넘어짐 등)	이분인대 압통(p.198)	X-Ray Ankle (AP & Lat) 초음파검사 MRI	보존치료[통증조절, 족저굴곡 고정(스플린트), 비체중부하] 수술
종자골 골절 빈도 ★☆☆☆☆	보행시 통증 장거리 보행이나 갑작스러운 전력질주	무지구 부위 압통	X-Ray Toes(AP & Axial projection)	보존치료[통증조절, 고정(스플린트 등, 할 수 없는 경우도 많다), 비체중부하]
종자골 장애 빈도 ★☆☆☆☆	보행시 통증 신규보행습관 등	무지구 부위 압통	X-Ray Toes(AP & Axial projection)	보존치료[통증조절, 고정(스플린트 등, 할 수 없는 경우도 많다), 비체중부하]
화농성 족관절염 빈도 ★☆☆☆☆	안정시 통증 보행시 통증 족관절의 부종, 열감	발열 족관절의 발열, 종창 보행곤란	혈액검사(WBC, ESR 등), 관절액검사(WBC, LDH 등), 배양검사 X-Ray Ankle (AP & Lat) 초음파검사 MRI	항생제, 수술(세정)

질환명(빈도)	병력	신체소견	검사	치료
골수염 빈도 ★☆☆☆☆	당뇨병으로 궤양의 존재	피부궤양(2cm 이상이면 가능성이 높아진다) probe to bone test(탐색자로 뼈를 만진다)	혈액검사(WBC, ESR 등) X-Ray Foot(AP & Oblique) MRI 골수검사	보존치료(항생제) 수술(절단술)
통풍 빈도 ★★★★☆	안정시 통증 보행시 통증 제1족지지절관절 또는 족관절의 부종, 열감	발열 제1족지지절관절 또는 족관절의 발적, 종창 보행곤란	혈액검사(WBC, CRP, UA 등) 관절액검사, 배양검사 X-Ray Foot(AP & Lat) ※ 족관절의 경우는 Ankle(AP & Lat) 초음파검사	발적 치료: NSAIDs, 콜히친, 스테로이드 고요산혈증 치료
가성통풍 빈도 ★★☆☆☆	안정시 통증 보행시 통증 족관절의 부종, 열감	족관절의 발적, 종창 보행곤란	혈액검사(WBC, CRP, UA 등) 관절액검사(WBC, LDH 등), 배양검사 X-Ray Foot(AP & Lat) 초음파검사	NSAIDs, 관절내 스테로이드 주사
종골 골연골증(소아) 빈도 ★☆☆☆☆	8~15세 보행시 뒤꿈치 통증	종골부위 압통(p.200)	X-Ray Calcaneus(Lat) 초음파검사	보존치료[통증조절, 고정(스플린트), 비체중부하]
족근주상골 골연골증(소아) 빈도 ★☆☆☆☆	10세 미만 보행시 발목 통증	주상골 배측 압통(p.199)	X-Ray Foot(AP & Oblique) MRI	보존치료[통증조절, 고정(스플린트), 비체중부하]
제2중족 골연골증(소아) 빈도 ★☆☆☆☆	11~17세 보행시 발가락 통증	제2중족골 경부 압통(p.201) 3,4지에서도	X-Ray Foot(AP & Oblique) MRI	보존치료[통증조절, 고정(스플린트), 비체중부하] 수술
부주상골증후군(소아) 빈도 ★★☆☆☆	보행시 내과 주변 통증	주상골 내측 압통(p.198)	X-Ray Foot(AP & Oblique) MRI	보존치료[통증조절, 고정(스플린트), 비체중부하]
비골근건염 빈도 ★☆☆☆☆	외과 주변 통증 보행시 통증	외과 후방 압통	X-Ray Ankle(AP & Lat) 초음파검사	보존치료(통증조절)
아킬레스건(부착부)염 빈도 ★★★☆☆	아킬레스건 부착부(종골부) 통증 보행시 통증	아킬레스건 종골부착부 압통(p.200) 아킬레스건 압통	혈액검사(RA 정밀검사도 고려) X-Ray Calcaneus(Lat) 초음파검사	보존치료(통증조절) 국소주사(스테로이드)
윤활낭염 빈도 ★★★☆☆	족관절 주변 종창(통증이 없는 경우도)	족관절 외측~전면 종창	혈액검사, 배양검사 X-Ray Ankle(AP & Lat) 초음파검사	보존치료(통증조절) 국소주사(스테로이드)

질환명(빈도)	병력	신체소견	검사	치료
이단성 골연골염(소아), 거골 골괴사 빈도 ★☆☆☆☆	10~20대, 성인 발증도 있다 보행시 족관절통	거골 압통 (내측 또는 외측)	X-Ray Foot (AP & Oblique) MRI	보존치료[통증조절, 고정(스플린트), 비체중부하] 수술
족근동증후군 빈도 ★☆☆☆☆	보행시 족관절통(외측)	외과 전방 압통(p.200)	X-Ray Foot (AP & Oblique) CT MRI	보존치료(통증조절)
족근관증후군 빈도 ★★☆☆☆	보행시 족관절통(내측) 족부 내측 종골부~제1중족골 주변의 통증, 저림	내과 후방 압통(p.200) 압통 확인시 족부 내측 종골부~제1중족골 주변의 통증, 저림(Tinel sign)	X-Ray Ankle (AP & Lat) 초음파검사 MRI	보존치료(통증조절, 스트레치 등) 국소주사(스테로이드)
경골부목 빈도 ★★☆☆☆	보행시 경골 내측연 통증 달리기 등을 새로 시작	경골 내측연 압통(p.198) 국소열감	X-Ray Ankle (AP & Lat) 초음파검사 MRI	보존치료(통증조절, 운동제한)
족저근막염 빈도 ★★★★☆	40~60대 보행시 족저 통증 새로운 보행습관 또는 보행량 증가	족저근막 종골부착부 압통(p.200)	X-Ray Foot (AP & Lat) 초음파검사 MRI	보존치료(통증조절) 국소주사(스테로이드) 체외충격파
외반무지 빈도 ★★★☆☆	무지의 외반 변형 여성에게 많다 꽉 끼는 신발 착용 (힐, 안전화 등)	무지의 외반 변형 무지와 제2지 사이에 궤양형성	X-Ray Foot (AP & Oblique)	보존치료(통증조절, 보조기) 수술
내반소지 빈도 ★★☆☆☆	5지의 내반 변형 여성에게 많다 꽉 끼는 신발 착용 (힐, 안전화 등)	5지의 내반 변형 5지와 4지 사이에 궤양형성	X-Ray Foot (AP & Oblique)	보존치료(통증조절, 보조기) 수술
몰톤신경종 빈도 ★★★☆☆	40세 이상 보행시 발가락이 아프거나 저린 경우도 있다	제3,4지 사이 압통 (2,3지 사이인 경우도)	X-Ray Foot (AP & Oblique) 초음파검사 MRI	보존치료(통증조절) 수술 국소주사(스테로이드)
요추질환 빈도 ★★★☆☆	〈요통〉 참조	제1,2 족지 사이는 L5 고유영역으로, 이 부위의 통증과 저림의 방산은 L5 신경근 장애를 상기해야 한다.	〈요통〉 참조	〈요통〉 참조

1 진통제 사용 구분

양자택일이 아니다!

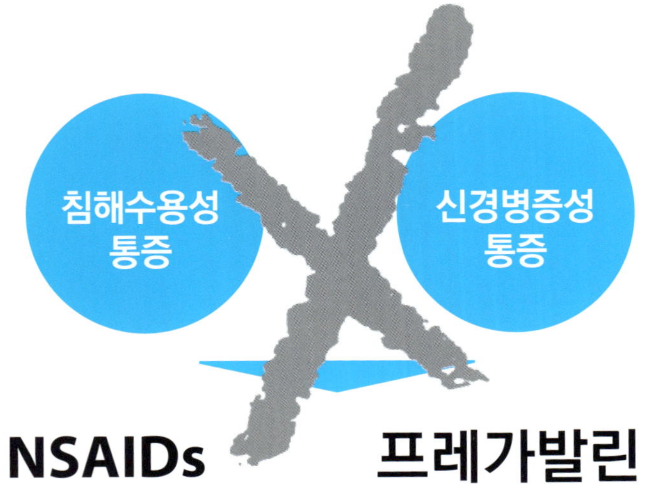

오해하지 않도록 개략적으로 설명하자면 가장 중요한 것은,

- 침해수용성 통증(Nociceptive pain)이라면 NSAIDs, 신경병증성 통증(Neuropathic pain)이라면 둘록세틴이나 프레가발린이라는 양자택일이 아니다.

라는 것입니다. 국소염증이 일으킨 통증에서도 자유신경종말(Free nerve terminal)에서 척수 후각(dorsal horn of the spinal cord)을 지나 뇌간(brainstem)과 대뇌피질로 전달되기 때문에, 어디서 어떻게 진통효과를 내는 약제인가를 고려해서 선택해야 합니다.

요추부 척추관 협착증으로 경과를 관찰하던 환자가 요추 추간판 탈출증이 합병되어 갑자기 새로운 하지통을 느끼는 경우를 예로 들어보겠습니다. 국소 신경근 압박이 일으킨 물리적 자극으로 프로스타글란딘 E(PGE) 생산을 고려해서 NSAIDs를 투여하고, 척수 후각에서의 신경전달억제를 위해 프레가발린을 추가합니다.

두 약을 함께 사용함으로써 각 약제의 투여량을 줄여서 부작용을 줄일 수 있습니다. 이것이 약제를 함께 사용하는 이점입니다. 약제는 적은 쪽이 좋지만, 진통과 부작용을 양립시키지 않으면 안 되는 상황도 임상에서는 있다고 생각합니다.

여기서는 내복약뿐만 아니라 좌약, 파스, 수액 등 다양한 진통제를 통증전달로(pain pathway)와 작용점, 부작용, 감량·중지시의 주의점이라는 관점에서 정리하겠습니다.

▶① 세 가지 관점에서 정리하는 진통제

자주 사용하는 약제를 다음 세 가지 관점에서 정리하였습니다.

- 작용점과 작용기전
- 부작용
- 감량 · 중지시의 주의점

①-1 작용점과 작용기전

각 약제의 작용점의 개관은 아래 그림과 같습니다. 정형외과에서 사용하는 일반적인 약제에 특화시켜 간략화한 그림입니다. 상세한 것은 관련 서적을 참조하시기 바랍니다. 여기에 언급하고 있는 것 외에도 여러 가지 작용점과 작용기전이 존재합니다.

진통과 관련한 약제의 작용점 개관

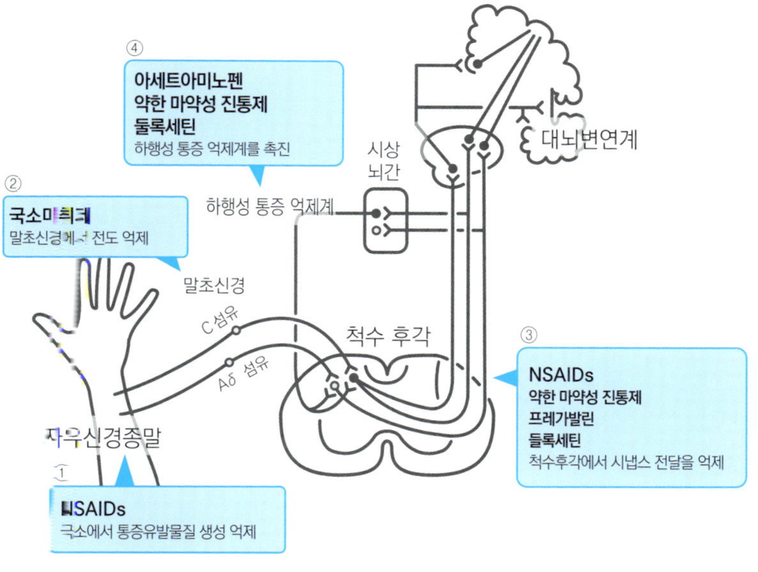

작용점은 크게 세 가지입니다.

- 말초에서 자유신경종말~말초신경 (①~②)
- 척수 후각 (③)
- 하행성 통증 억제계(뇌간~척수 후각)(④)

말초에서 자유신경종말(1차 신경세포)이 자극을 받으면, 유수신경(myelinated n.)에 있는 Aδ섬유(빠르고 날카로운 통증)와 무수신경(unmyelinated n.)에 있는 C섬유(느리고 둔한 통증)를 매개로 척수 후각에 통증을 전달합니다. 척수 후각에서는 신경 시냅스를 매개로 2차 신경세포에 통증을 전달합니다. 2차 신경세포는 시상(thalamus)과 뇌간(brainstem)을 매개로 뇌에 통증을 전달합니다. 뇌간부터는 하행성 통증 억제계(descending pain modulatory system)를 매개로 해서, 척수 후각의 시냅스 전달을 억제하는 구조가 갖추어져 있습니다.

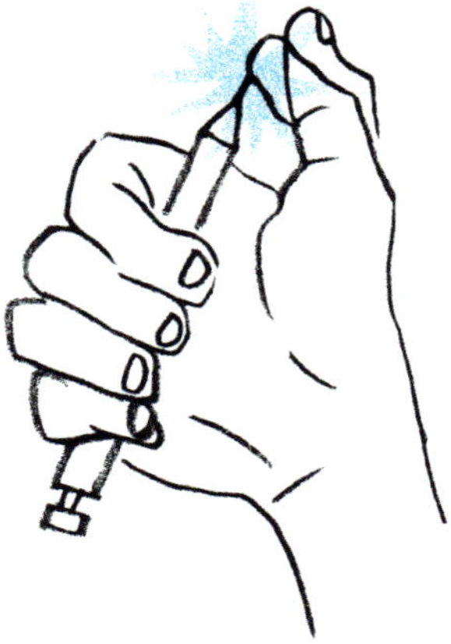

예를 들어, 실수로 볼펜심 등으로 손가락을 찔렀을 때를 가정해봅시다. 우선 날카로운 통증이 생기고, 머리에서 통증을 느끼기에 앞서 손가락을 오므립니다. 이것이 Aδ섬유의 통증입니다.

이후에 서서히 욱신욱신하는 참을 수 없는 통증이 엄습해 옵니다. 이것이 C섬유의 통증입니다.

C섬유로부터 통증의 입력이 시상을 매개로 하여 정동(Affect)을 담당하는 대뇌 변연계에 투사되기 때문에, 통증과 함께 불쾌한 감정이 일어납니다.

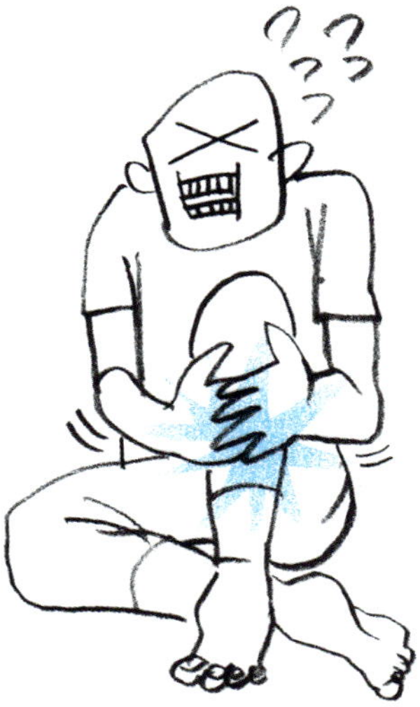

그런데 혹시 부딪친 곳을 문지르거나 한 적은 없습니까? 통증이 없어지는 것은 아니지만, 조금 나아진 것 같은 느낌이 듭니다. 대략적으로 말하자면 이것이 하행성 통증 억제계입니다. 가볍게 문지르는 자극으로 대뇌와 뇌간을 통해 척수 후각에서 억제성 전달물질(세로토닌[serotonin]과 노르아드레날린[noradrenaline] 등)이 나옵니다. 물론 문지르기 외에도 하행성 통증 억제계의 경로는 존재합니다.

이후 부딪친 데가 붓습니다. 이것이 염증입니다. 국소 손상을 입은 조직(이번 상황으로 말하자면 부딪힌 지방조직, 피부, 인대 등)을 회복하기 위해, 혈류가 잘되도록 모세혈관이 확장됩니다. 혈관이 확장하므로 붉게 붓습니다. 이른바 발적과 종창을 확인할 수 있습니다.

염증 부위에는 다양한 통증유발물질이 존재합니다. 프로스타글란딘 E(PGE)와 P 물질(substance P), 히스타민, 각종 사이토카인 등입니다. 이 물질들이 자유신경종말을 계속 자극하여 통증이 지속됩니다.

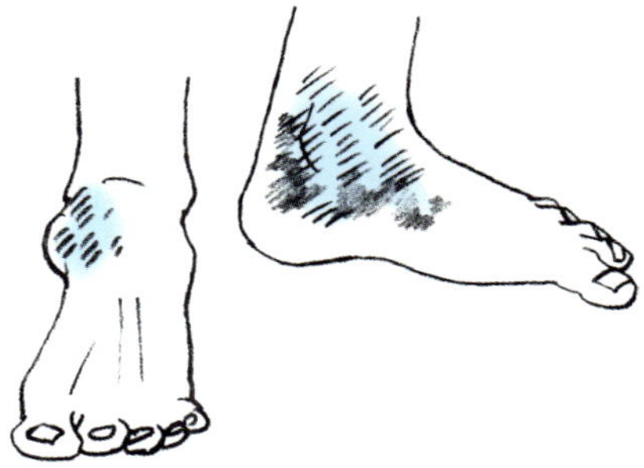

이것이 통증 전달의 구조입니다. 이 가운데 말초에서 자유신경종말, 척수 후각, 하행성 통증 억제계의 세 포인트를 억제해 보면 각 약제의 이해가 더 쉬워질 겁니다. 다음 표는 각 약제의 작용점과 작용기전입니다.

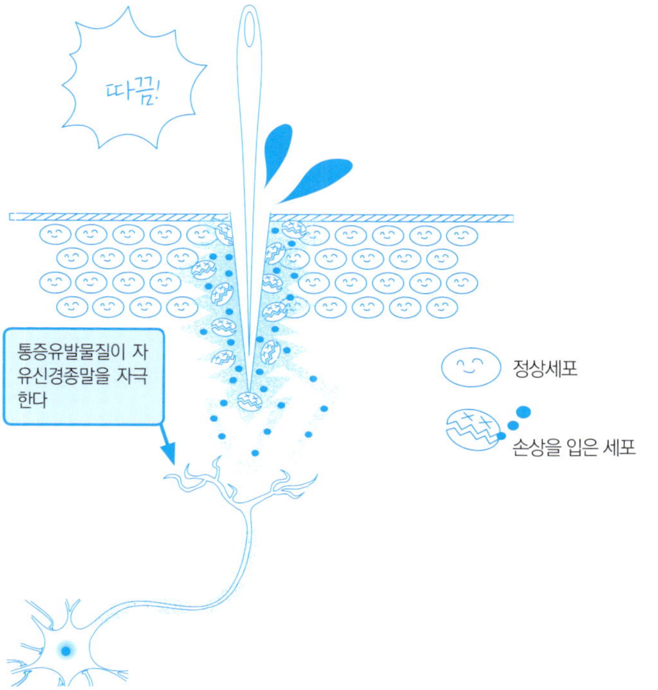

각 약제의 작용기전

약제	작용점	기전
NSAIDs(록소프로펜, 제포정/주, 쎄레브렉스 등)	자유신경종말(국소) 척수 후각	국소출혈과 염증으로 발생하는 프로스타글란딘E(이하 PGE) 생성을 억제한다. 그에 따른 자유신경종말의 칼륨과 나트륨 통로(K & Na Channels)를 매개로 해서 막전위를 낮추고, 통증유발물질(P물질과 브래디키닌 등)로 활동전위를 나가기 어렵게 한다.
아세트아미노펜(타이레놀)	하행성 통증 억제계	작용기전이 아직 밝혀지지 않은 약제이다. 하행성 통증 억제계의 세로토닌성 신경세포에 작용하고, 세로토닌 방출을 증가시켜서(세로토닌은 척수 후각에서, 시냅스 앞에서의 신경전달물질 방출억제와 시냅스 뒤에서의 전달억제를 한다) 진통효과를 발휘하는 것으로 예상한다.
약한 마약성 진통제(트리돌, 울트라셋, 레놀판 등)	척수 후각 하행성 통증억제계	진통 작용점은 척수 후각과 하행성 통증 억제계에 있다. 척수 후각에서는 μ수용체에 결합하고, 칼륨 통로를 매개로 시냅스 앞에서는 전달물질 방출을 억제하고, 시냅스 뒤에서는 막전위를 저하시켜 활동전위 발생을 억제한다. 하행성 통증 억제계에서는 세로토닌성 신경세포를 매개로 해서 진통효과를 발휘한다.
둘록세틴(심발타 등)	척수 후각 하행성 통증억제계	하행성 통증 억제계를 뇌간에서 활성화시키고, 척수 후각에서 하행성 통증 억제계의 세로토닌성 신경세포와 노르아드레날린성 신경세포의 신경종말로부터 방출된 세로토닌과 노르아드레날린이 신경종말로의 재흡수를 막는다. 세로토닌은 시냅스 앞뒤에서 칼륨 통로를 매개로 해서 막전위를 저하시켜 전달을 억제한다. 노르아드레날린은 시냅스 앞에서는 칼슘 통로를 매개로 해서 신경전달물질 방출을 억제하고, 시냅스 뒤에서는 활동전위의 발생을 억제한다.
프레가발린(리리카 등)	척수 후각	척수 후각의 시냅스 앞에서 칼슘 통로를 매개로 해서, 신경전달물질의 방출을 억제한다.

PMID: 31073921

POINT 1 중추성 감작: 염증이 가라앉았는데 아프다, 아무것도 하지 않아도 아프다는 것은 무엇을 의미합니까?

손가락 상처 등의 처치 이후에 상처는 아물고 있는데도 계속 아파하는 사람과 대상포진 이후에 통증만 남은 사람을 진료해본 적이 없습니까?

이것들은 중추성 감작(central sensitization)이 관련되어 있습니다. 축삭발아와 탈수초부위에서의 단락입니다. 말초신경(1차 신경세포)에 모종의 손상과 통증자극이 지속함으로써 일어납니다. 대응책으로 초기에 확실하게 진통하는 것이 중요합니다.

- **축삭발아(axonal sprouting)**

Aδ섬유와 C섬유는 척수 후각의 다른 부위에서 접속하고 있습니다(Aδ는 Ⅰ, Ⅲ층, C는 Ⅱ층). 통증자극이 계속되면서 Aβ섬유(촉각)로부터 C섬유의 접속부위가 있는 Ⅱ층으로 새로운 축삭이 파고드는 것을 축삭발아라고 합니다. 원래대로라면 촉각을 전해야 할 Aβ섬유가 통증을 전달합니다. 이른바 사소한 자극(접촉자극)으로도 통증을 느끼는 이질통증(allodynia)이 생깁니다.

축삭발아 개념도

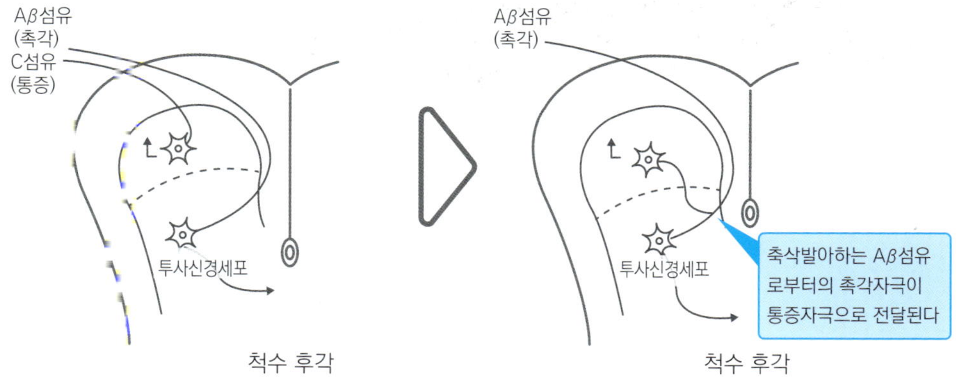

- **탈수초(demyelination) 부위에서의 단락**

  모종의 손상으로 Aδ섬유와 Aβ섬유(촉각)가 탈수초가 되고, C섬유와 전기적, 화학적으로 단락(short circuit)을 일으키는 것을 말합니다. 이것도 원래 촉각자극이지만, 척수 후각에서 II층으로 들어가는 통증을 느끼게 됩니다.

탈수초 단락 개념도

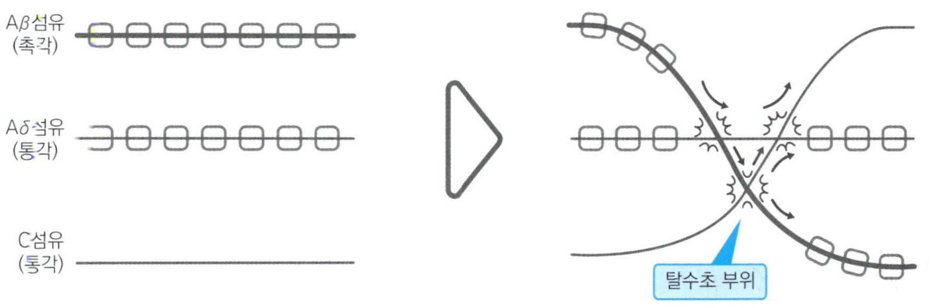

①-2 구체적인 약제의 사용 구분

모두에서 서술하였지만, 침해수용성 통증이면 NSAIDs, 신경병증성 통증이면 둘록세틴이나 프레가발린이라는 양자택일이 아니라는 것입니다.

국소염증이 일으킨 통증에서도 자유신경종말에서 척수 후각을 지나 간뇌, 대뇌피질로 전달되기 때문에, 어디서 어떻게 진통효과를 내는 약인가를 고려해서 선택해야 합니다. 여기서는 두 가지 예를 들어 해설하겠습니다.

【예① 족관절 염좌의 통증】

손상 직후에는 염증이 일으키는 통증을 떠올려야 합니다. 국소 조직손상으로 염증이 발생하고, 국소 자유신경종말이 자극을 받아 침해수용성 통증이 생깁니다. 거기에 대하여 비교적 진통효과의 시작이 좋은 NSAIDs와 아세트아미노펜을 사용합니다.

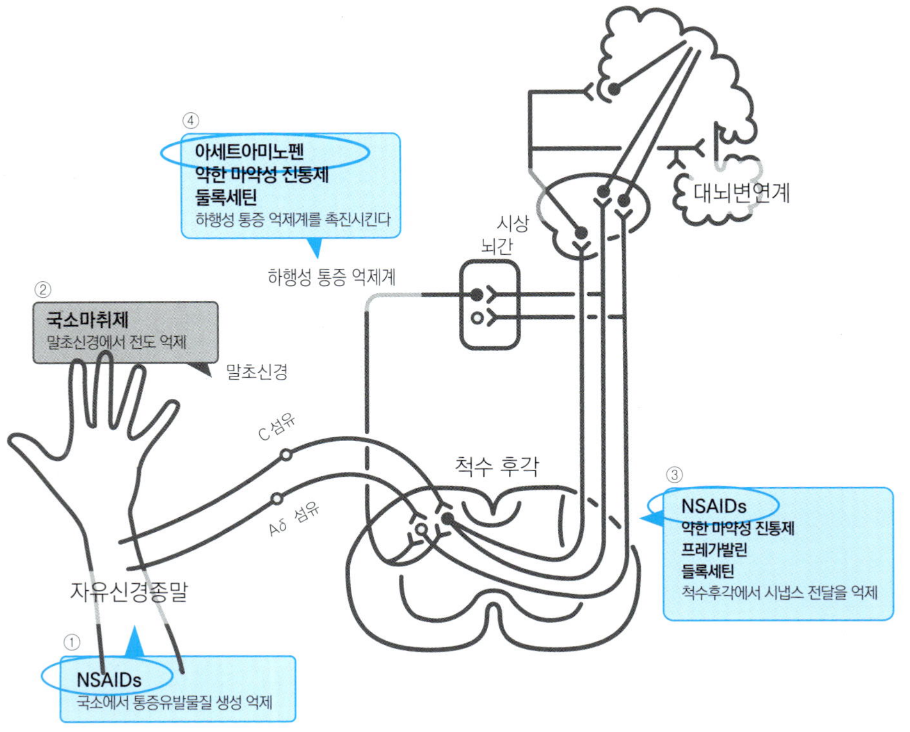

NSAIDs와 아세트아미노펜의 작용부위가 다르므로 통증에 맞춰 함께 사용하는 경우도 있습니다.

【예② 요추추간판 탈출증이 일으킨 좌골신경통】

통증의 원인은 1차 신경세포의 물리적인 압박(추간판탈출이 일으킨 신경근 압박)입니다. 압박으로 신경근으로 가는 혈류장애가 발생합니다. 거기에 수반해서 국소에서 염증(초기), 또 압박이 일으키는 신경섬유자체의 손상(신경병증성 통증)을 고려해야 합니다.

거기에 대하여 NSAIDs, 아세트아미노펜(±약한 마약성 진통제, 프레가발린)을 사용합니다.

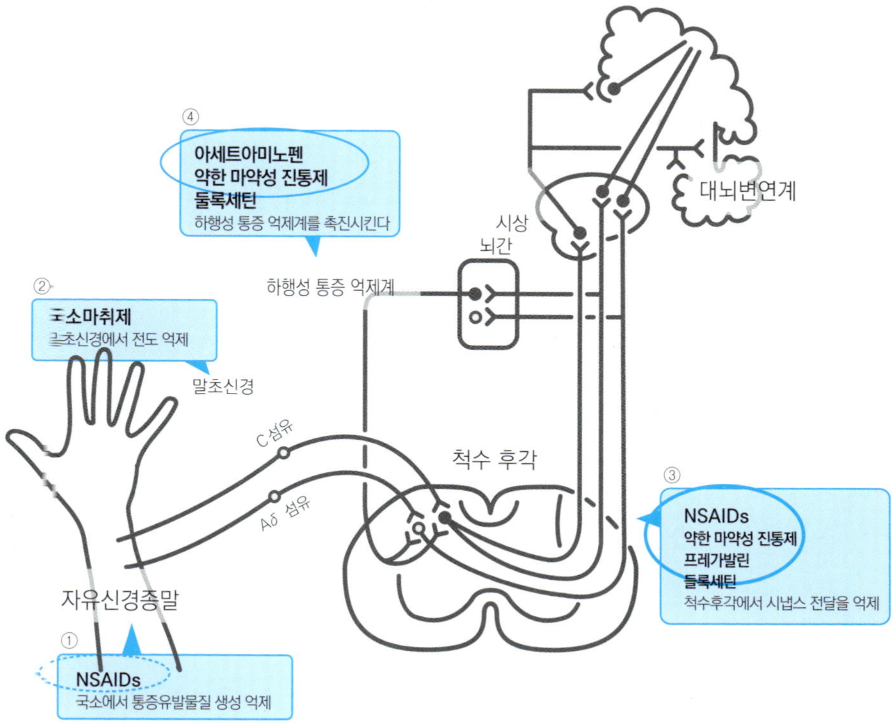

NSAIDs는 신경손상부위 국소에서 항염증 작용을 목표로 하고, 또 척수 후각에서 전달억제를 목표로 합니다. 아세트아미노펜은 하행성 통증 억제계를 매개로 하고, 프레가발린은 척수 후각에서의 시냅스 전달억제를 매개로 해서 진통목적으로 사용합니다. 약한 마약성 진통제는 척수 후각과 하행성 통증 억제계 양쪽으로 작용합니다.

또 3개월 이상 경과한 만성통증의 경우에는 둘록세틴도 고려합니다.

①-3 부작용과 감량 · 중지 시의 주의점

약제 선택의 이유에 더해서 다음 두 가지가 이해되면 어떤 약제를 중지할지 검토할 수 있습니다.

- 부작용
- 감량·중지 시의 주의점

중요 사항은 다음 표에 정리했습니다. 정확한 사항은 첨부문서 등을 참조하십시오.

각 약제의 작용점, 부작용, 중지에 관련한 정리

약제	작용점	주요 부작용	돌연 중지
NSAIDs	국소, 자유신경종말	소화관궤양, 신장손상, 간손상, 심혈관손상	○
아세트아미노펜	하행성 통증 억제계	간손상	○
약한 마약성 진통제	척수 후각, 하행성 통증 억제계, 대뇌 변연계 등	구역, 변비	X※
둘록세틴	하행성 통증 억제계	구체적인 이유는 없지만 막연한 죽음을 원하는 상태, 졸림	X※
프레가발린	척수 후각	어지러움, 졸림	X※

※ 갑작스러운 중지를 피하고, 1주 이상에 걸쳐 서서히 중지

PMID: 28764659, PMID: 28242110

이런 부작용을 고려해서 복수의 약제를 함께 사용하고, 각 약제의 투여량을 감량하거나 합니다.

예를 들어 소화성궤양의 위험성이 있는 사람은 NSAIDs 투여량을 줄이면서 프레가발린이나 아세트아미노펜을 증량하거나, 프레가발린 부작용인 어지러움이 심하게 나타나는 사람은 NSAIDs나 아세트아미노펜을 증량하거나 합니다.

만성화된 경우에는 추가적으로 약한 마약성 진통제와 둘록세틴을 고려하고, 다른 약제의 투여량 감량을 검토해야 합니다.

▶② 파스는 왜 효과가 있는가?

파스의 효과는 흔히 위안이라고 말하지만, 통증의 전달경로로 살펴보면 두 가지의 효과를 생각할 수 있습니다.

- 대뇌, 뇌간을 매개로 하는 하행성 통증 억제계가 척수 후각에서의 전달억제
- Aβ섬유를 매개로 하는 척수 후각에서의 전달억제(관문조절이론)

하행성 통증 억제계는 ①에서 설명하였으므로, 관문조절이론(Gate control theory)을 설명하겠습니다.

보통은 신경아교세포가 통각자극을 조절

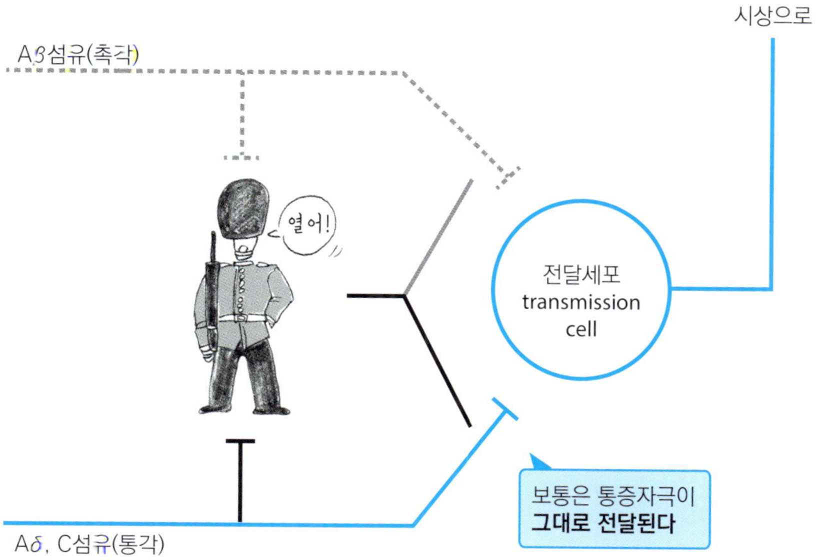

촉각자극이 들어가면 통각자극이 억제된다

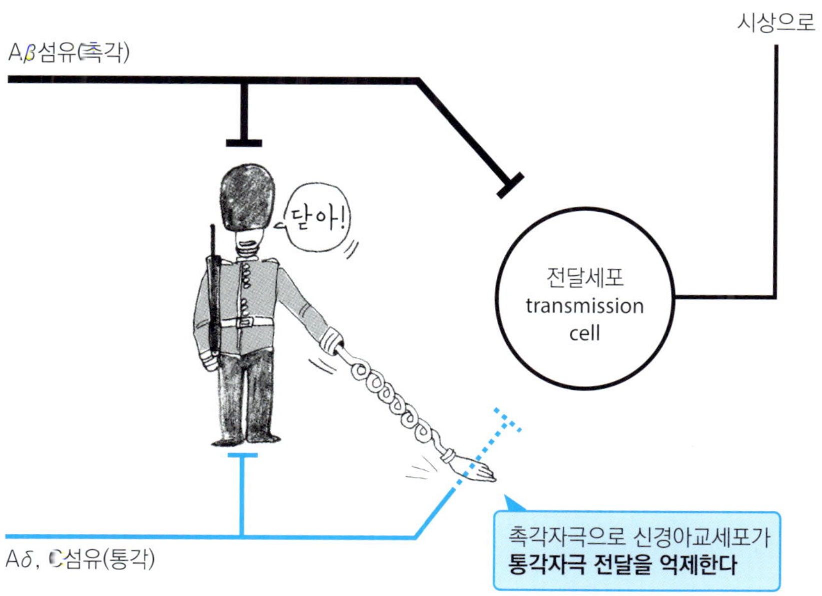

아픈 데를 문지르면 통증이 풀리는 경험이 있으리라 생각합니다. '할머니 손은 약손' 같은 겁니다. 촉각을 자극하면 Aβ섬유를 매개로 신경전달이 일어납니다. Aβ섬유가 척수 후각에 들어가면 척수 후각에서 억제계에 있는 개재신경세포(interneuron, 아교세포)를 매개로 Aδ섬유와 C섬유에서의 통증 전달을 억제합니다. 이것을 관문조절이론이라고 합니다. 상세한 내용은 관련 서적을 참조해주셨으면 합니다. 대략적으로 말하자면 Aβ섬유(촉각)를 자극하면 위 두 가지 경로에서 통증자극이 억제된다는 것입니다.

파스를 국소에서의 통각자극이라고 치환해보면 이해하기 쉽습니다. 사람에 따라 파스의 효과가 다른 것은 이 통증자극의 전달억제만은 아닙니다. 앞에서 소개한 감작과 국소에서의 염증과 통증자극의 정도 등 복수의 요인이 있기 때문입니다. 위안이 아니라 제대로 그 효과를 설명하는 것도 중요합니다(일부 경피흡수를 통해 진통제의 혈중농도를 상승시켜 진통효과를 내는 파스도 있습니다).

주요 파스의 리스트는 다음과 같습니다.

상품명	크기	색	향	신축성	온랭
록소닌S®테이프L 100mg	14×10cm	갈색	적다	적다	없다
록소닌S®테이프 50mg	10×7cm	갈색	적다	있다	냉
모러스®테이프 20mg	10×7cm	갈색	있다	있다	없다
모러스®테이프L 40mg	14×10cm	갈색	있다	있다	없다
모러스®파프 XR 120mg	14×10cm	백색	있다	있다	냉
모러스®파프 XR 240mg	20×14cm	백색	있다	있다	냉
아도피드®파프 40mg	14×10cm	백색	있다	적다	없다
로코아®테이프	14×10cm	백색	약간 강하다	있다	없다
MS냉습포®	14×10cm	백색	강하다	적다	냉
MS온습포®	14×10cm	백색	강하다	적다	온

※ 록소닌(ロクソニン, Roxonin), 모러스(モーラス, Mohrus), 아도피드(アドフィード, Adofeed), 로코아(ロコア, Loqoa)

▶③ 통증유발점 주사와 신경차단술은 왜 효과가 있는가?

주사로 사용하는 약제는 국소마취제로 리도카인 등의 나트륨 통로 차단제(Sodium channel blocker)입니다. 신경섬유에 작용하여 세포막 나트륨 통로를 차단함으로써 활동전위의 발생을 억제합니다. 주사로 통증 자극이 소실 또는 줄어들어서, 일단 리셋(reset)시키는 이미지입니다. 그럼으로써 반복되는 통증을 일단 없애고, 장기적인 통증의 경감을 목표로 합니다.

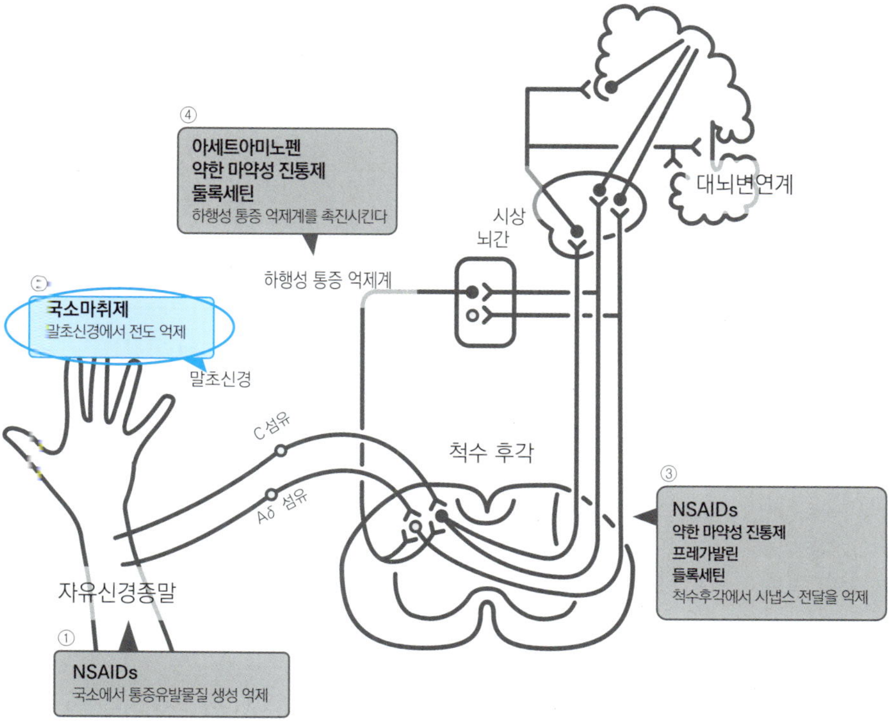

- **통증유발점 주사(Trigger Point Injection, TPI)**

통증유발점(Trigger point)이라는 손가락으로 압박하면 통증이 심해짐을 느끼는 부위가 존재하는 경우에 시행합니다.

병태가 근육수축과 근육긴장의 항진이 원인으로 근육내의 국소에서 통증유발물질이 증가하고, 자유신경종말을 자극함으로써 생깁니다. 이른바 침해수용성 통증입니다.

여기에 국소마취제를 주사함으로써 자유신경종말의 활동전위 발생을 억제합니다.

자주 사용하는 네오 비타카인(Neo Vitacain®)은 디부카인(Dibucaine)에 살리실산(Salicylic acid)을 함유하고 있고, 국소에서 항염증작용과 국소마취제로 신경전달을 차단하는 두 가지 효과를 가지고 있습니다.

- **신경 차단술(Nerve Block)**

압박받고 있는 신경의 주변에 국소마취제를 주사합니다. 위치에 따라 나뉘는데, 말초신경 차단술, 신경총 차단술, 신경근 차단술 세 가지입니다.

효과는 말초신경의 신경세포에서 나트륨 통로를 차단시켜 활동전위의 발생을 억제합니다. 굵은 신경일수록 효과가 나타나기까지 시간이 걸립니다.

여기까지 진통제 사용 구분, 파스와 주사에 관해서도 설명하였습니다. 환자 한 사람 한 사람에게 맞는 진통제를 검토해보세요.

Advanced 말초신경 차단술에 한걸음 더

말초신경 차단술은 이러한 통증을 치료하는 데 사용하는 것 외에, 수술 같은 외과처치의 진통 등에도 사용할 수 있습니다. 예를 들어 광범위한 사지의 상처처치 등에도 말초신경 차단술을 사용할 수 있으면, 국소마취의 양을 줄일 수 있을 뿐만 아니라, 국소마취와 비교해서도 현격히 높은 진통효과를 얻을 수 있습니다. 반드시 익혀두세요.

→ 〈더 배우고 싶은 사람들을 위해서〉(p.249)를 참조

【참고문헌】

1) PMID: 31073921

2) PMID: 28764659

3) PMID: 28242110

4) PMID: 30496082

5) PMID: 26824399

6) PMID: 26806188

7) 本郷利憲, 他監. 標準生理学 第6版. 医学書院: 2005.

8) 丸山一男. 痛みの考えかた. 南江堂: 2014.

9) 각 약제 첨부문서

2 고정방법

'다음 날 정형외과 진료'를 앞둔 환자 가운데, 골절이나 염좌로 움직이면 통증이 있는 상황에서는 환지를 안정시킬 목적으로 고정(외부고정)이 필요합니다. 여기서는 고정 적응증부터 고정 재료, 고정방법을 정리하였습니다. ① 적응증에서는 목적에 맞는 진통과 국소안정에 관해서 설명하고, ② 재료에서는 스플린트, 손가락 부목, 보조기(무릎 보호대, 발목 보호대)에 관해서 설명합니다. 마지막으로 ③ 고정방법에서는 기능적 지위(Functional position)와 2관절 고정의 개념을 시작으로, 대표적인 세 가지 질환에 대한 스플린트 고정을 소개합니다(① 요골하단 골절(삼각건 포함), ② 하퇴골 골절, ③ 족관절 염좌 또는 족관절 골절).

▶① 고정 적응증

고정으로 얻을 수 있는 것은 두 가지입니다. 이것들이 필요할 때에 고정을 합니다.

- 진통
- 국소안정(치료촉진)

진통이 가능한 이유는 국소에서 자유신경종말의 자극을 억제하기 때문입니다. 예를 들어 골절은 골절부위가 움직일 때마다 골막에 분포한 자유신경종말이 자극받아 심한 통증이 생깁니다. 골절부를 고정시켜 조금이라도 움직일 수 없도록 함으로써 자극받는 빈도를 줄입니다. 다만 염증에 의한 자유신경종말의 자극은 약물치료와 국소냉각이 아니면 억제할 수 없습니다.

국소안정(치료촉진)은 고정을 함으로써 국소 손상조직(연부조직, 골조직)의 치료가 된다는 겁니다. 국소의 움직임을 제한함으로써 신생혈관이 생기기 쉬워지고, 백혈구와 혈장성분의 공급이 늘어납니다. 그럼으로써 조직수복이 촉진되고 섬유화가 일어납니다. 조직화에 따른 국소 고정성이 더 늘어나고 통증도 좀 더 줄어듭니다.

예를 들어 족관절 염좌를 살펴보면, 전거비인대가 파열되어 국소에서 혈종이 생깁니다. 족관절을 움직이면 파열부위를 자극해서 통증이 생깁니다. 고정으로 파열부위의 자극을 제거하여 통증을 줄입니다. 또 전거비인대를 적절한 위치에서 고정함으로써 국소에서 조직수복을 위한 신생혈관이 생기기 쉬워지고 파열부위의 섬유화를 촉진합니다.

이처럼 진통과 안정이 가져오는 치료촉진을 고려해서 고정할지 말지를 결정하지만, 응급실 등에서 고정할지 말지 망설이는 상황도 있으리라 생각합니다. 예를 들어 앞의 족관절 염좌의 경우, 실제 임상에서 자주 있는 일은 족관절 골절을 배제(R/O)할 수 없는 상황입니다. 이런 경우 단기적으로 고정하더라도 나쁜 것은 전혀 없습니다.

▶② 고정 재료

재료로는 다양한 것들이 있지만, 응급실에서 자주 사용하는 것은 다음의 세 가지 종류입니다.

- 스플린트
- 손가락 부목
- 보조기(무릎 보호대, 발목 보호대)

②–1 스플린트(splint)

수경화성 합성수지를 사용한 고정 재료를 부직포로 감아 놓은 것(Orthoglass®)입니다. 범용성이 높고 사지의 다양한 상황에서 활용할 수 있습니다.

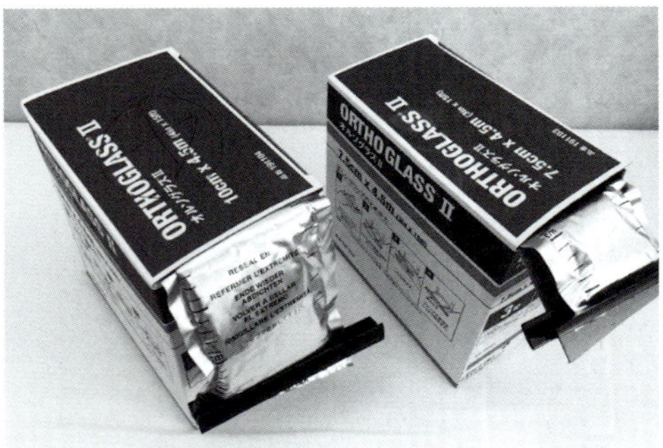

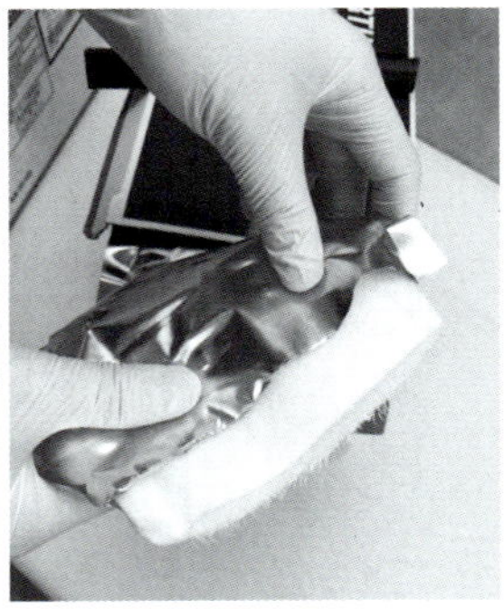

②–2 손가락 부목(finger splint)

알루미늄과 스펀지의 조합으로 된 고정 재료입니다. 주로 손가락 고정에 사용합니다.

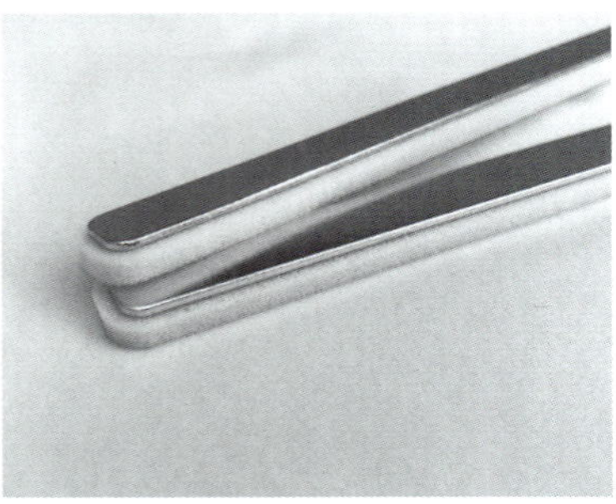
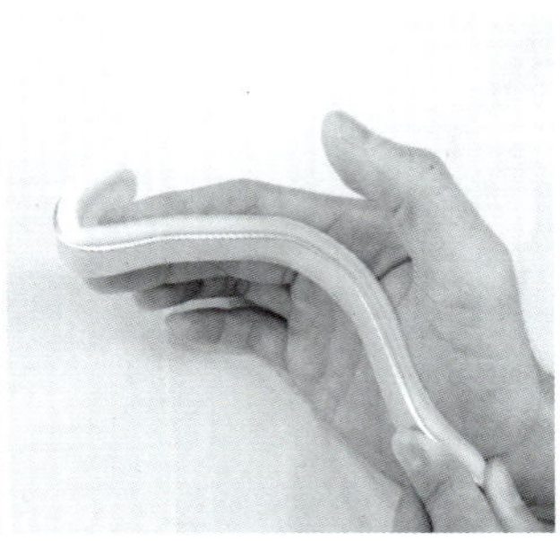

②–3 보조기(무릎 보호대, 발목 보호대, 쇄골 보호대)

벨크로 테이프로 탈착이 가능한 기성품 보조기도 유용합니다. 무릎 보호대는 슬관절 고정에, 발목 보호대는 족관절 고정에 사용합니다. 발목 보호대의 고정성은 그다지 강하지 않아서 족관절 염좌일 때만 사용할 수 있습니다.

POINT 1 무릎 보호대

[적응증] 슬개골 골절, 슬개인대 손상 등

슬관절의 신전을 유지하는 보조기입니다. 벨크로 테이프로 탈착이 가능해서 옷 위에도 착용할 수 있습니다. 안에 있는 프레임을 굽히면, 굴곡한 상태로 고정하는 것도 가능합니다.

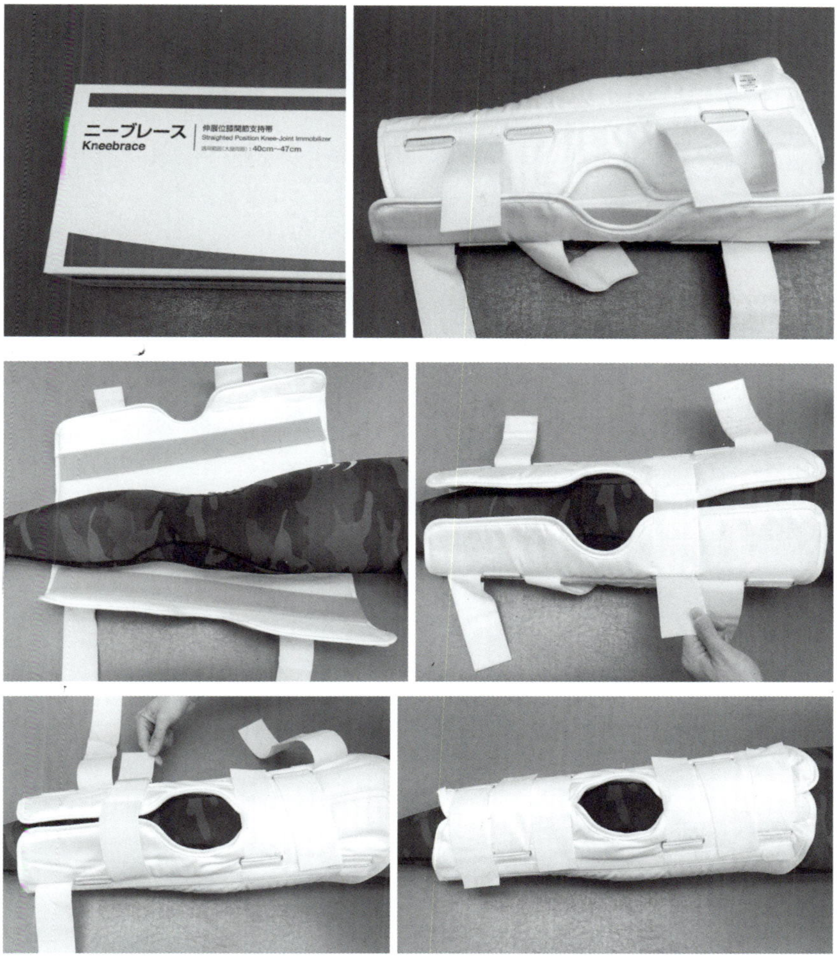

POINT 2 발목 보호대

[적응증] 족관절 염좌

족관절을 배굴 0°(걷보기에는 90°)에서 고정합니다. 스플린트보다 고정성이 낮지만, 샌들이나 한 치수 큰 신발을 신을 수 있고, 일상생활에 가능한 지장을 주지 않으려는 경우에 사용합니다.

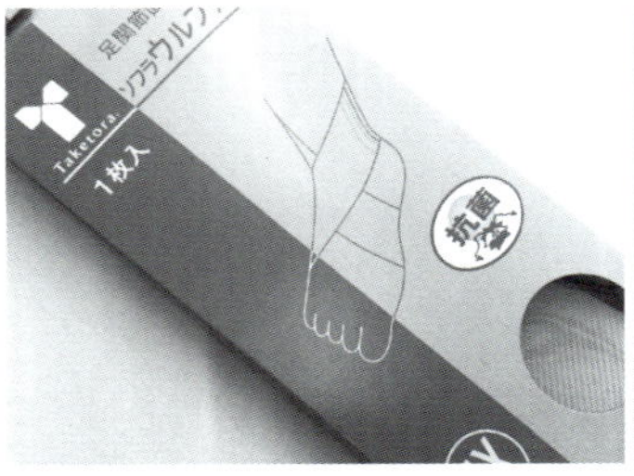

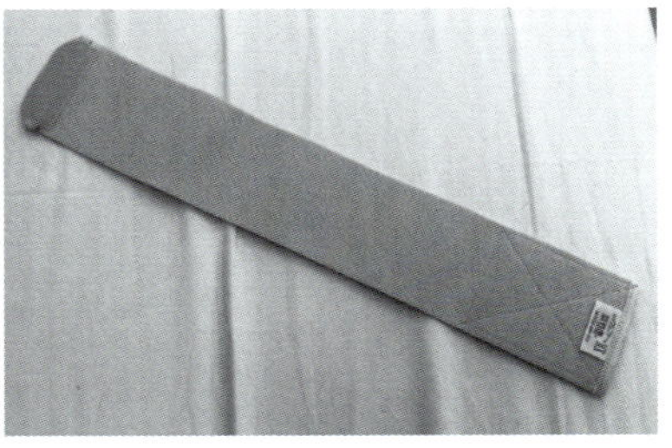

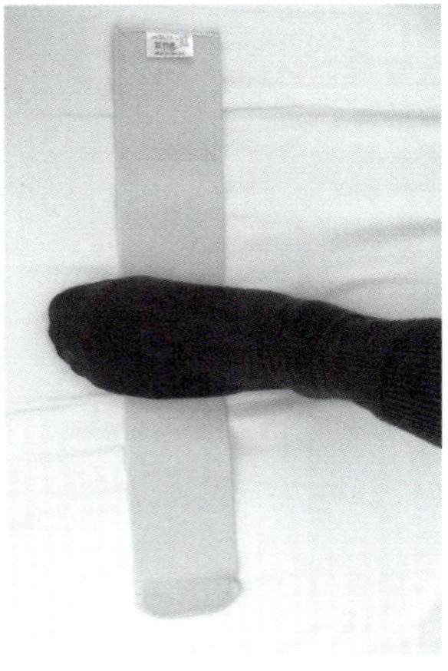

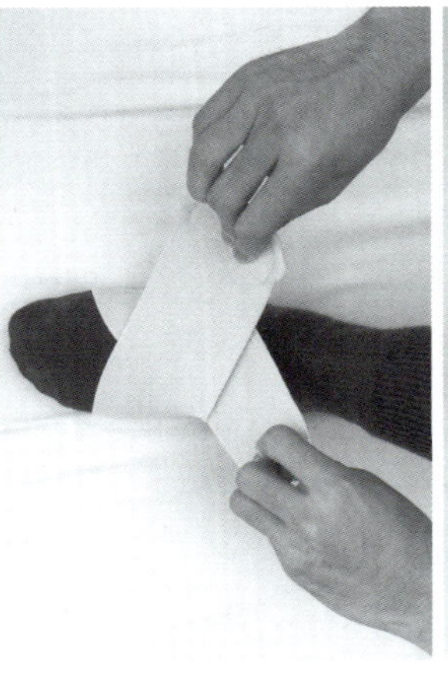

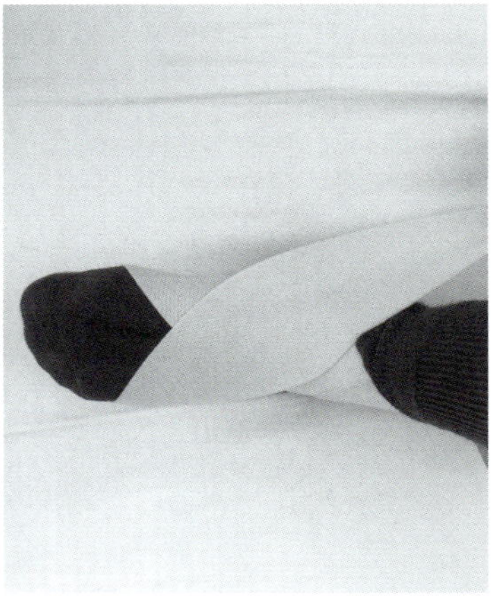

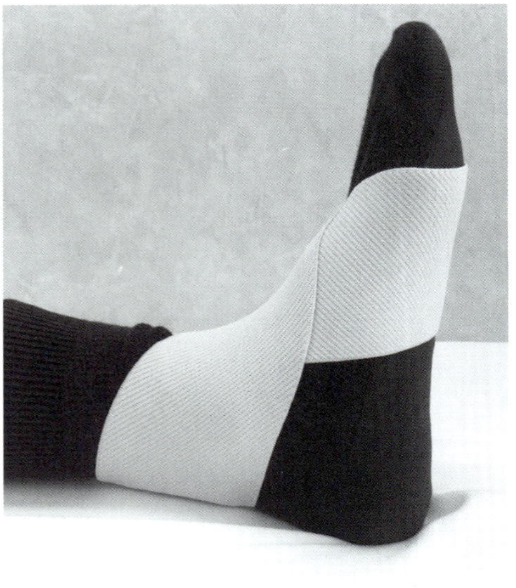

POINT ③ 쇄골 보호대

[적응증] 쇄골 골간부 골절

가슴을 펴서 쇄골의 단축을 예방하는 정렬을 맞추는 효과가 있지만, 착용감이 불편하여 적응하기가 안 좋은 것이 단점입니다.

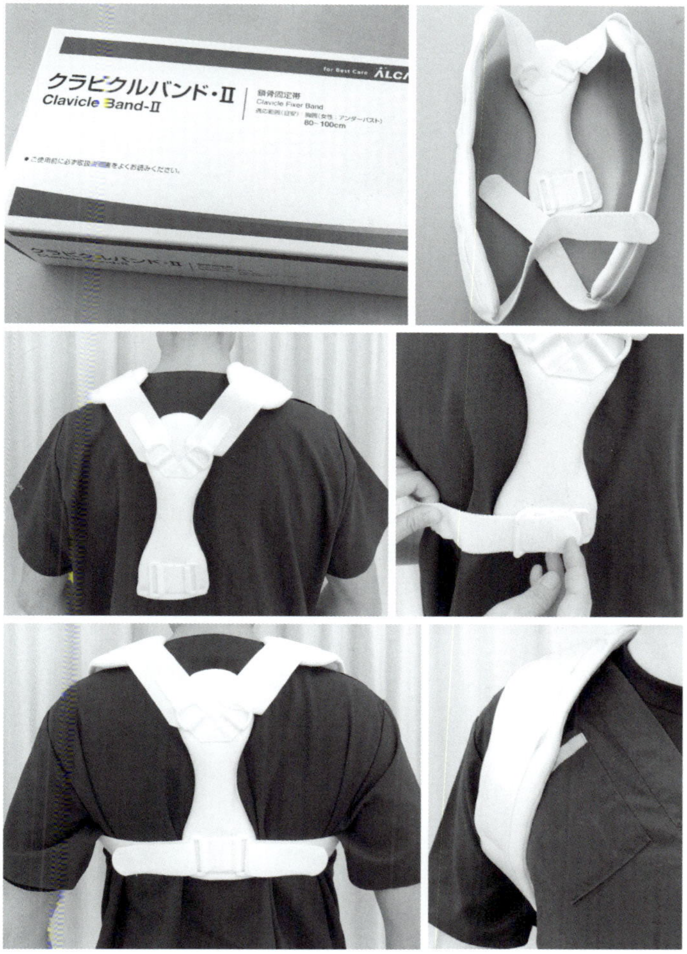

▶③ 고정방법

고정할 때 유의점은 다음 두 가지입니다.

- 기능적 지위
- 2관절 고정

기능적 지위는 고정할 때 근육의 긴장을 최적화하는 관절의 각도와 회전 정도의 지표입니다. 고정 후의 구축에 의해 일상활동(ADL)의 불편을 최소화하기 위해 사용합니다.

구체적으로는 그림과 같은 자세입니다.

2관절 고정은 골절 고정에서 골절부 근위와 원위 2관절을 고정한다는 기본 개념입니다. 예를 들어 하퇴골 골절에서 슬관절과 족관절을 고정하는 경우입니다.

POINT 4 기능적 지위(Functional position)

각 관절의 기능적 지위는 그림과 같습니다. 손가락에서는 공을 쥐는 듯한 지위를 기능적 지위라고 하지만, 아래에서는 '내재근 양성 지위(intrinsic plus position)'라는, 고정 후에 손가락 인대의 구축이 최소한이 되도록 하는 것을 기능적 지위라고 합니다.

또 슬관절은 신전위에서 고정을 하지만, 임상적으로는 20° 정도 굴곡하는 쪽이 고정 후에 재활이 자연스러운 이미지입니다.

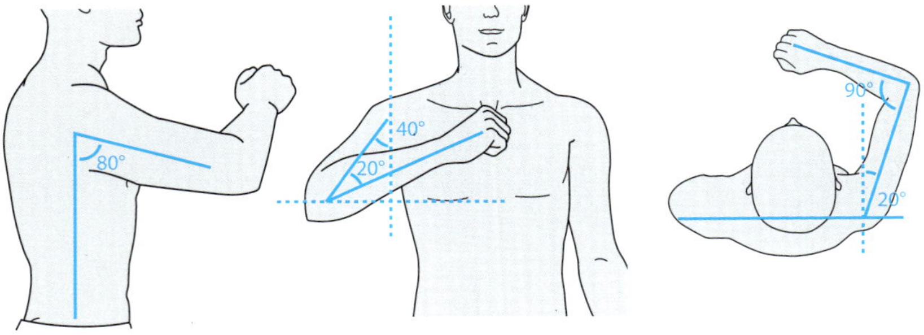

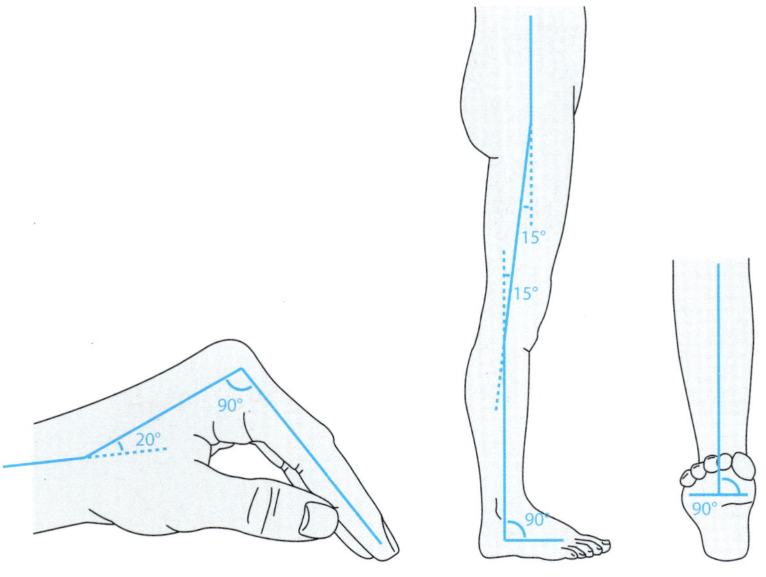

Dresing K, et al. Casts, Splints, and Support Bandages: Nonoperative Treatment and Perioperative Protection. Thiems; 2014를 참고해서 작성

마지막은 구체적으로 스플린트(Orthoglass®)를 사용해서 요골하단 골절, 하퇴골 골절, 족관절 골절의 고정을 실제로 해봅시다. 유리섬유를 부직포에서 꺼내거나, 붕대를 감는 방법 등은 시설차이, 지역차가 있어 일정한 규정이 없습니다.

POINT 5 요골하단 골절에 스플린트 고정

① 물품준비(스플린트, 가위, 물, 장갑, 탄력붕대)

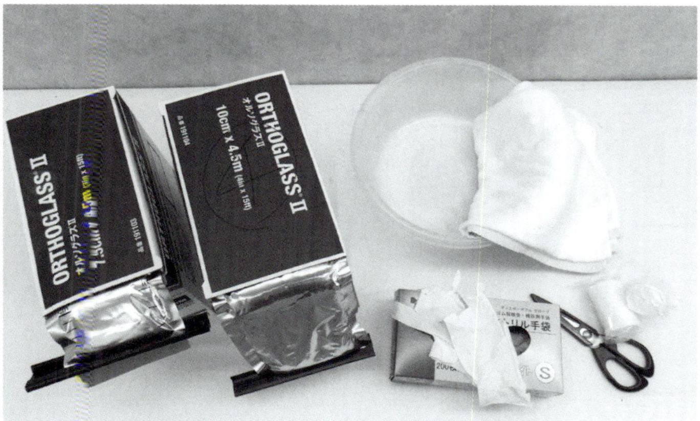

※ 유리섬유를 짤 때 타월을 사용하는 기관도 있다.

② 스플린트의 길이를 정해서 자른다.

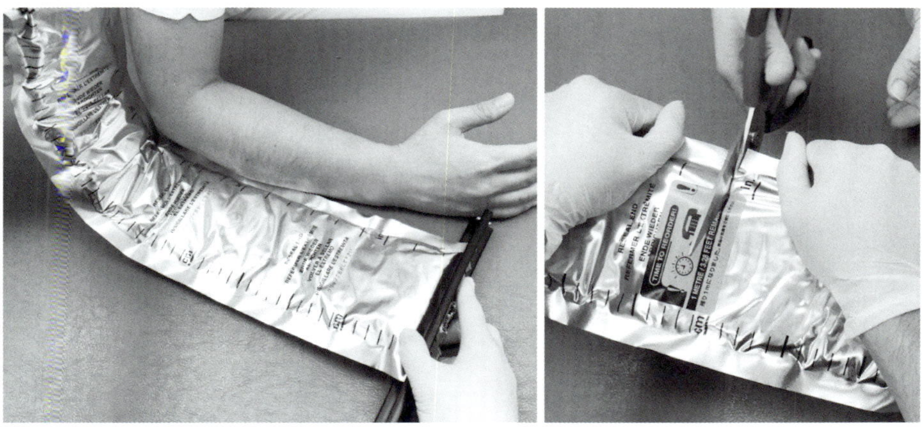

③ 유리섬유를 꺼내서 물에 담그고 짠다.

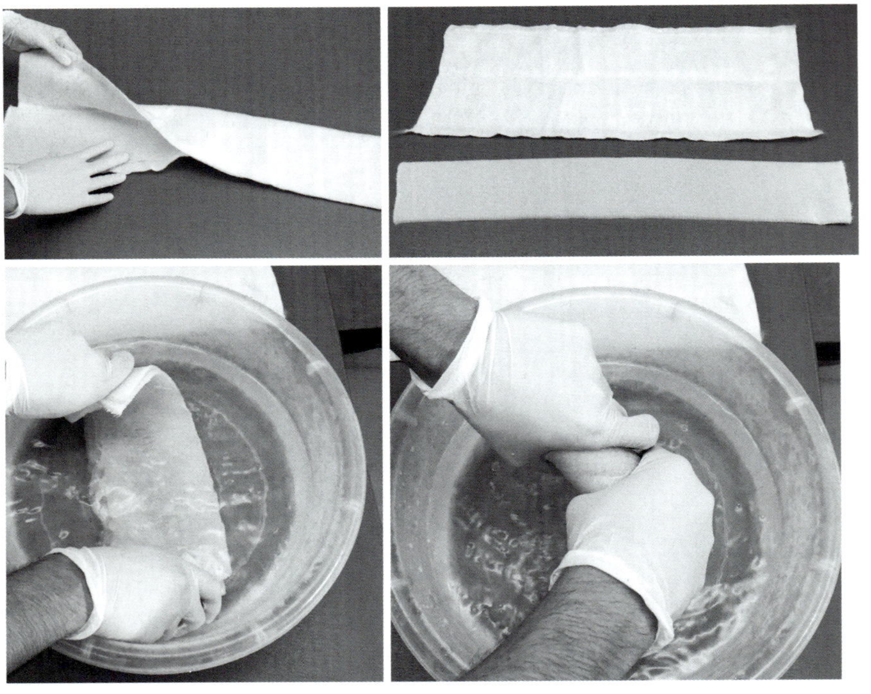

④ 유리섬유를 패드에 놓는다.

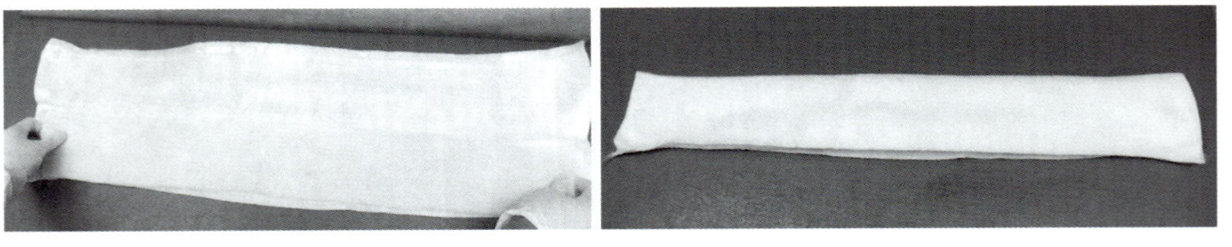

⑤ 기능적 지위 상태에서 아래에서부터 탄력붕대를 감는다.

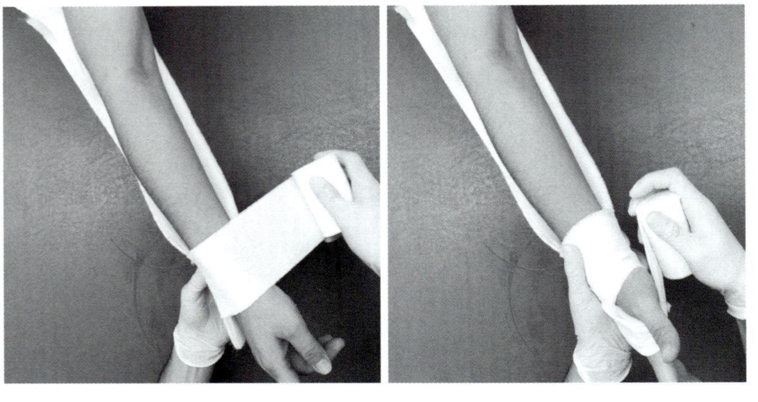

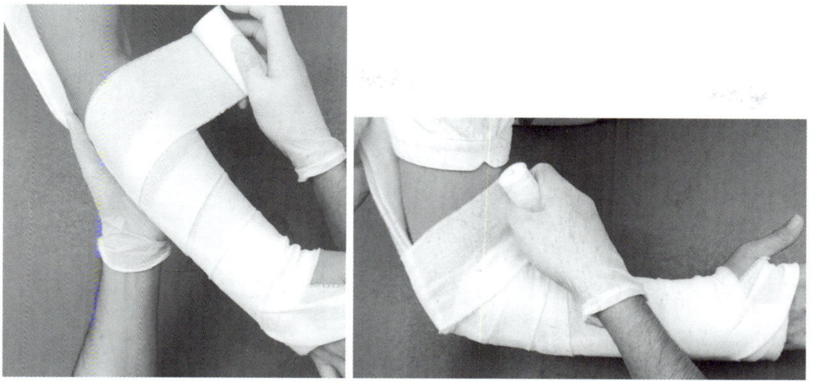

⑥ 기능적 지위를 유지하면서 성형(molding)한다.

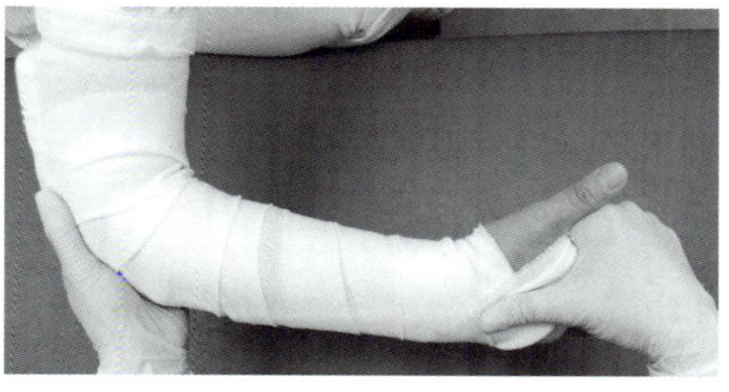

POINT 6 삼각건

[적응증] 상완골경부 골절, 견관절 탈구 정복 후, 상지 골절 고정 후

앞에서 요골하단 골절에서 스플린트 고정을 할 때, 스플린트가 무거운 환자의 부담을 덜어주는 삼각건 고정을 추가합니다. 또 상완골경부 골절과 견관절 탈구 정복 후에는 보존치료로 삼각건을 사용할 수 있습니다.

① 삼각건을 펴서 반으로 접는다.

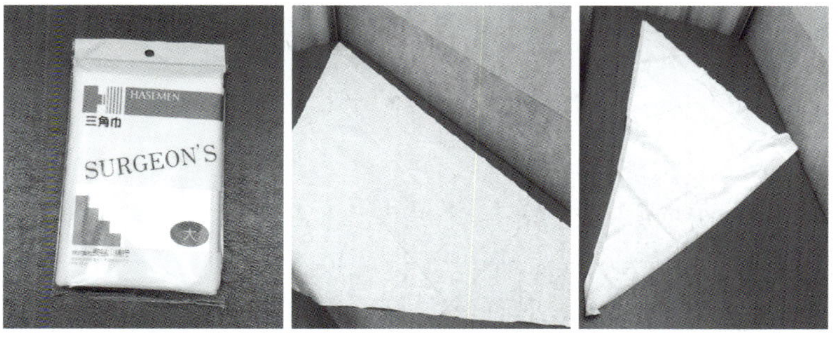

② 사진처럼 접은 주름을 오른손으로, 삼각건의 끝을 왼손으로 잡고, 주름에 손목이 오도록 삼각근의 끝으로 감싼다.

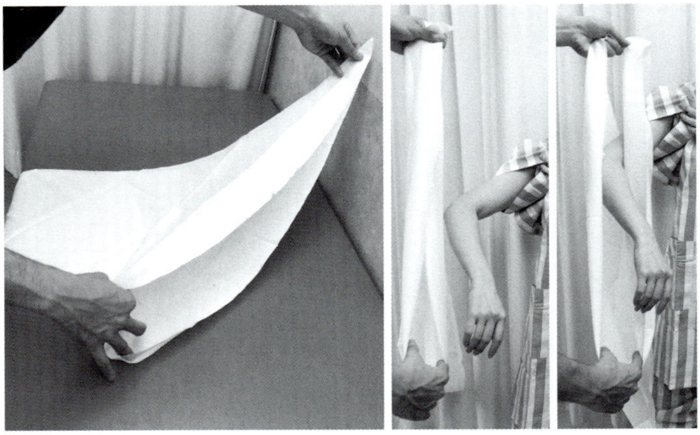

③ 주름의 끝이 손목에 걸리도록 한다. 자연스레 팔을 내리고 편한 위치에서 목 뒤로 삼각건의 끝을 묶는다.

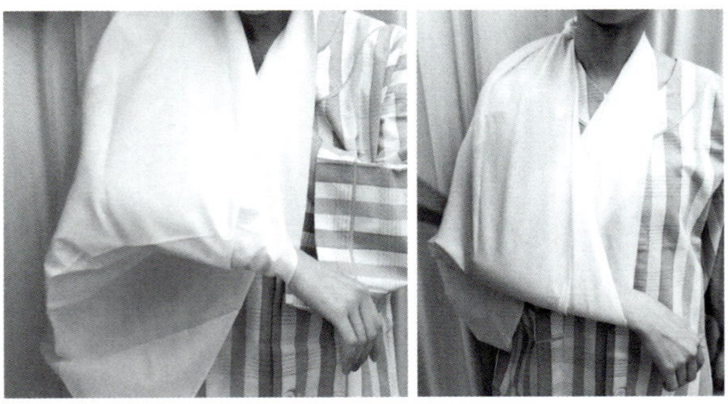

④ 팔꿈치 쪽에 삼각건의 끝이 남으므로 하나로 모아 묶는다.

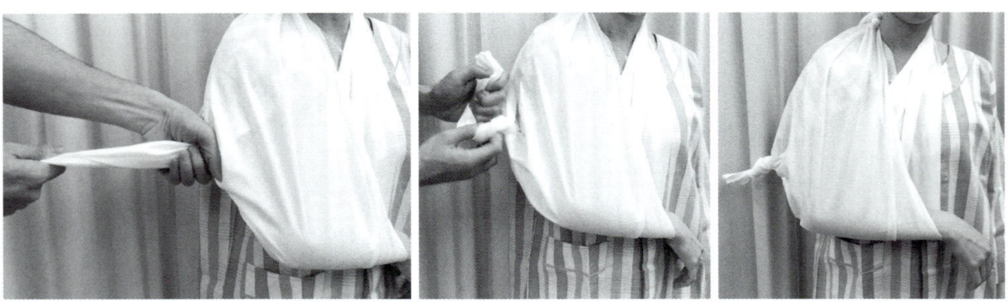

POINT 7 하퇴골 골절에 스플린트 고정

요골하단 골절의 ④까지는 요골하단 골절과 동일한 과정이다. 하지의 스플린트 사이즈는 4호를 사용한다.

⑤ 사진처럼 복와위를 하고, 발끝부터 스플린트를 감는다. 골절이나 염좌일 때는 아프기 때문에 조심스럽게 한다.

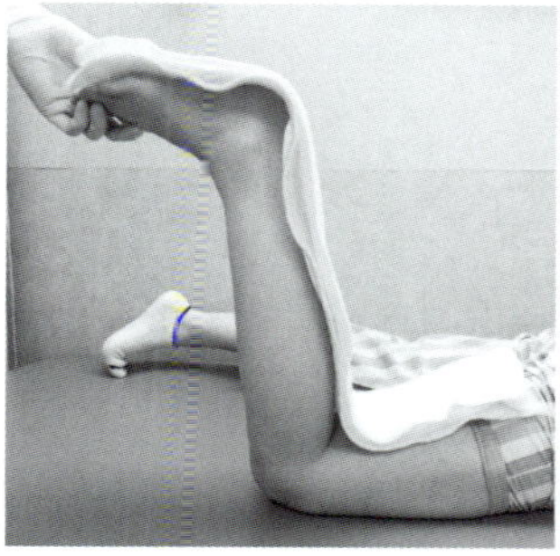
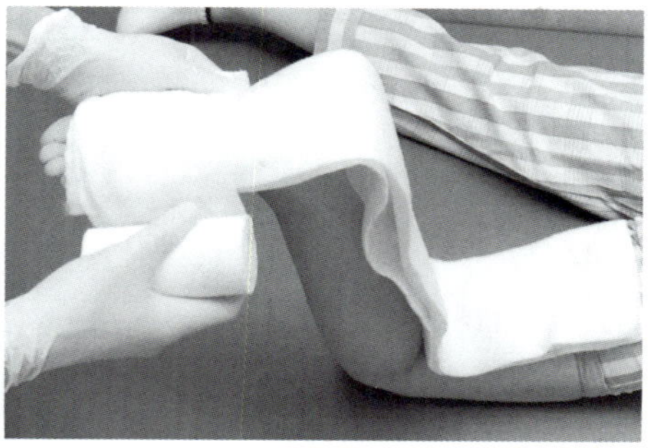

⑥ 마지막으로 성형할 때에 족관절을 기능적 지위로 하면 좋기 때문에, 우선은 일정 정도의 각도에서 무릎 위까지 감는다. 대퇴부에서 남은 스플린트는 되접어 꺾는다.

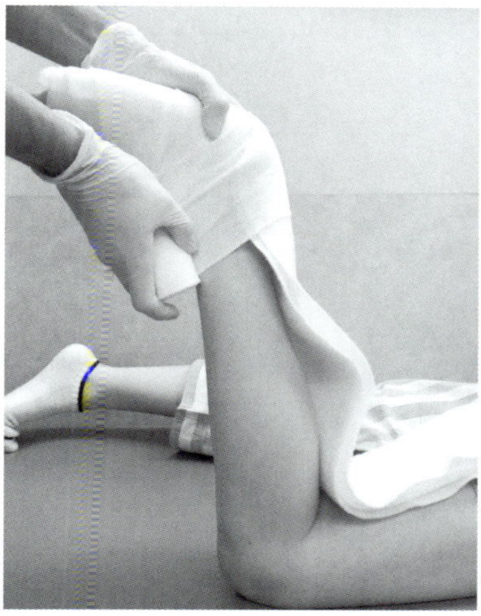
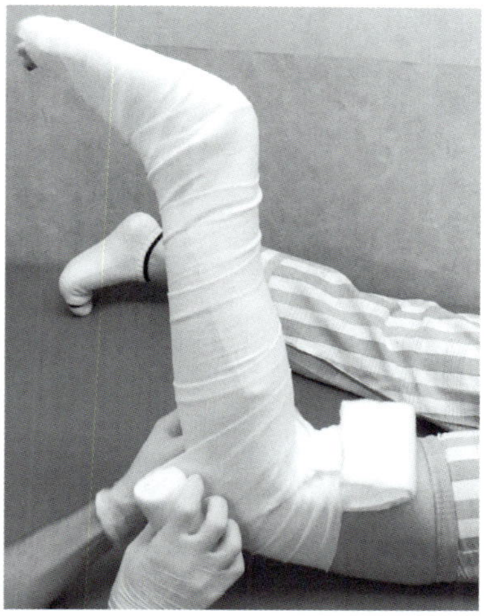

⑦ 대퇴부까지 감기를 마치면 기능적 지위(족관절 배굴 0°)로 고정한다. 슬관절 각도는 원래는 신전위지만, 하퇴골 골절에서는 비복근에 의한 전위를 막기 위해 60° 정도까지 굴곡시켜도 좋다.

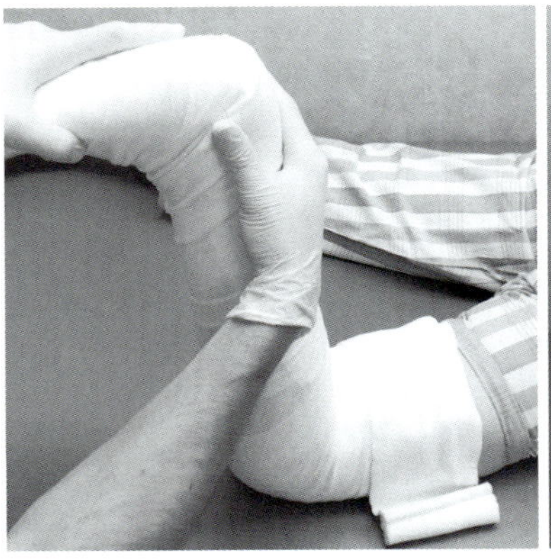

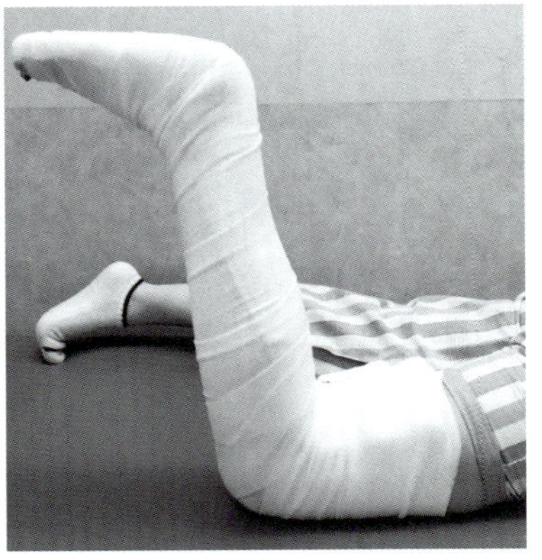

POINT 8 족관절 염좌와 족관절 골절에 스플린트 고정(U자 캐스트)

지역에 따라 '모나카' 등으로 부르는 경우도 있다. ④까지는 요골하단 골절의 스플린트 고정과 동일한 과정이다.

⑤ 스플린트 정중앙을 발바닥에 맞춘다. 이때 스플린트가 중족지절관절(MTP j.) 주변에 걸리도록 한다. 이 상황에서 내과와 외과를 감싸듯이 스플린트를 붙인다.

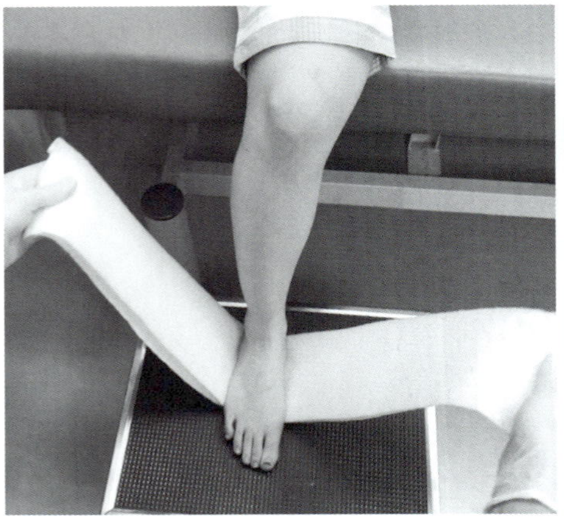

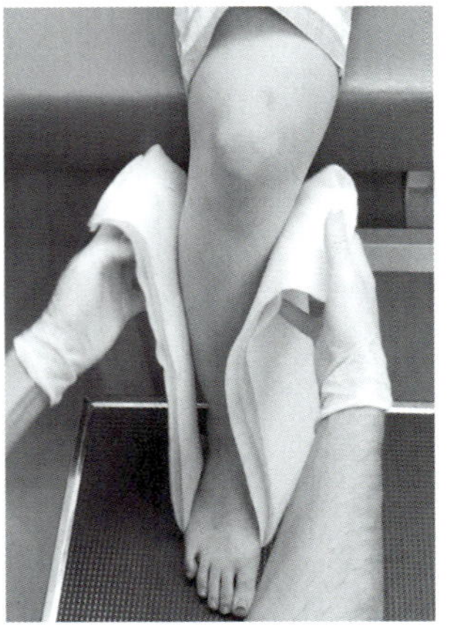

⑥ 아래에서부터 탄력붕대를 감는다. 이때 발끝의 스플린트가 뒤꿈치 쪽으로 미끄러지지 않도록 주의한다. 감아올릴 때 스플린트가 하퇴를 내·외측에서 감싸도록 한다.

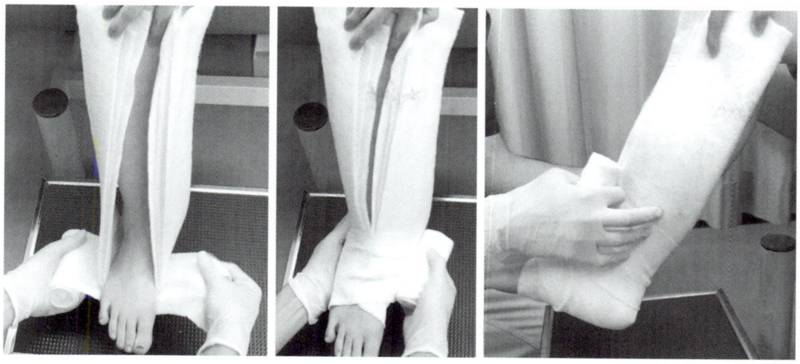

⑦ 비골신경마비를 피하기 위해 비골두보다 5cm 정도 아래에서 나머지 스플린트를 되접어 꺾고 감는다.

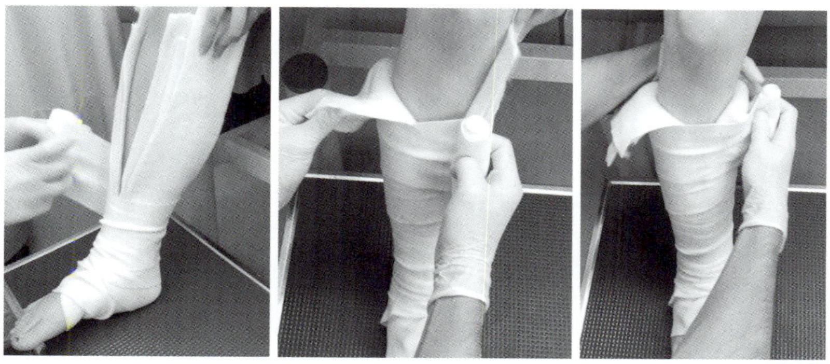

⑧ 감아올리고 나서 기능적 지위(족관절 배굴 0°)에서 아치 부분(발바닥)과 뒤꿈치 부분의 성형을 한다.

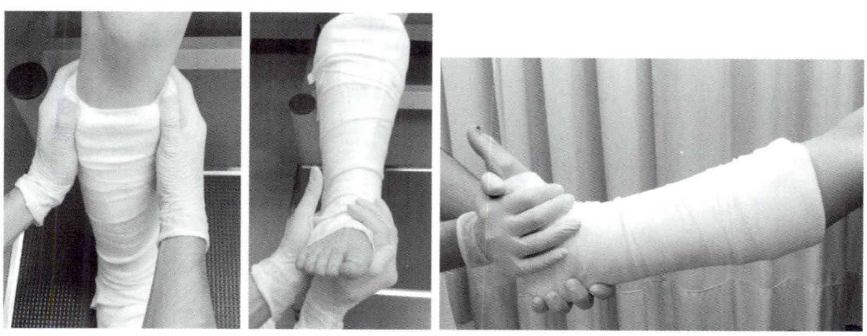

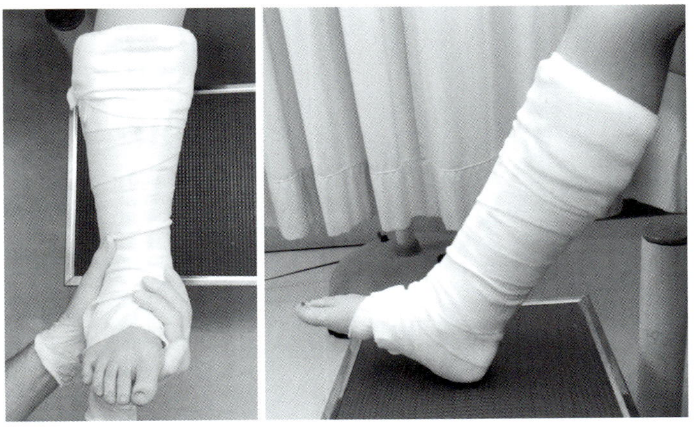

여기까지 응급실이나 개원의에서 실행하는 고정의 적응증, 재료, 방법을 설명하였습니다. 이런 기본적인 개념을 바탕으로 하여 실제 눈앞의 환자에게 고정이 필요한지 아닌지, 어떻게 고정하는 것이 좋은지를 검토해보세요.

참고문헌

더 배우고 싶은 사람들을 위해서

이 책을 계기로 '정형외과를 더 배우고 싶다!'라고 생각하는 독자에게, 필자가 정형외과 전문의로 지내오면서 읽거나 참고한 10개 분야의 서적 등을 소개하겠습니다.

【신체진찰】

신체진찰을 영상으로 배울 수 있다. 교재 포함.

- Physiotutor

  유럽 물리치료사가 만든 신체소견을 수집하는 방법의 동영상 웹 페이지. 유투브와 서적도 있다.

  http://www.physiotutors.com

【골절】

골절 진단과 치료 총론을 배울 수 있다.

- AO法骨折治療総論 第3版

  Richard E Buckley, Christopher G Moran, Theerachai Apivatthakakul(著).

  田中 正, 澤口 毅(編集). 医学書院; 2020

  ※ AO Foundation은 스위스에 있는 골절치료 연구 그룹으로 세계적으로 AO가 만든 분류와 치료법이 실제 사용되고 있습니다. 'AO Surgery Reference'라는 스마트폰과 web 어플리케이션도 있으므로 검색해보세요.

  ※ 한국에서는 《골절치료의 AO 원리》라는 제목으로 "AO Principles of Fracture Management(2001)"을 출판하였다.

【석고붕대 고정】

석고붕대 고정을 종합적으로 배울 수 있다.

- 骨切ギプスマニュアル

  日本骨折治療学会教育委員会. MEDICAL VIEW; 2014

- Casts, Splints, and Support Bandages: Nonoperative Treatment and Perioperative Protection.

  Klaus Dresing, Peter G Trafton. AO Education AO Foundation. Davos: AO Publishing; 2014

【소아정형외과】

소아정형외과의 실제 지식을 배울 수 있다.

- これが私の小児整形外科診療～適切な診療への道しるべ～

  西須 孝(著). 南山堂; 2018

【응급외상】

외상 초기진료를 배울 수 있다.

- 外傷初期診療ガイドラインJATEC改訂第5版
  一般財団法人日本外傷学会。へるす出版; 2016

【통증조절】

통증을 구조부터 배울 수 있다.

- 痛みの考えかた しくみ · 何を · どう効かす
  丸山一男(著). 南山堂; 2014

【저림】

저림에 접근하는 방법을 배울 수 있다.

- 非専門医が診るしびれ
  塩尻俊明(著). 羊土社; 2018

【정형외과 초음파검사】

정형외과 초음파 활용을 배울 수 있다.

- 超音波でわかる運動器疾患-診断のテクニック
  皆川洋至(著). MEDICAL VIEW; 2010

【말초신경 차단술】

정형외과에서 필요한 말초신경 차단술을 배울 수 있다.

- うまくいく! 超音波でさがす末梢神経-100%効く四肢伝達麻酔のために
  仲西康顕(著). 田中康仁 (監修). MEDICAL VIEW; 2015

【감염】

정형외과 관련 감염증에 대해서, 외과적 대응을 포함해서 망라되어 있는 필독서.

- レジデントのための感染症診療マニュアル 第3版
  青木 真(著). 医学書院; 2020

찾아보기

(카)

(타)

(파)

(하)